재발과 전이를 막는 새로운 암 치료 패러다임

암세포를 정상세포로

후성유전학과 암(Epigenetic and Cancer)

추천의 글

새로운 암 치료의 이정표

통합의학을 통해 암을 치료하는 의사로서 오랜 동안 환자를 보면서 어딘가 한쪽 구석이 허전함을 느껴 왔다. 현대의학에 의한 암치료는 한계가 있고, 답이라고 생각되지 않았다. 암을 치료하는 데 있어 통합의학만이 답보 상태에 빠진 치료의 한계를 넘어서는 유일한 길이라고 생각한다.

그러나 통합의학을 통한 암 치료는 범위가 매우 넓고, 다양하며 즉각적인 효과가 나타나지 않는다는 답답함을 토로하지 않을 수 없는 것 또한 현실이었다.

BRM연구소의 박양호 실장님을 만나 암이란 다세포에서 단세포로 전환되어 가는 과정 즉 발생과정의 퇴행이라는 것, 그리고 여기에 관여하는 다양한 유전자의 관여를 파악해 한방, 천연물로 유전자의 발현을 조절함으로써 암을 치료할 수 있다는 강의를 듣고 '이것이 앞으로 암 치료가 나아갈 진정한 방향이고, 내가 앞으로 추구할 방향'이라는 생각을 하게 되었다.

    이 책에서는 암이란 어떤 것이며, 암치료가 어떤 방향으로 가야 하는지를 알려주는 새로운 이정표를 제시하고 있다. 암을 극복할 수 있는 새로운 희망을 제시한 이 책과 BRM연구소의 노력에 거듭 감사를 드린다.

문창식 임상통합의학 암학회 회장

추천의 글

임상사례와 함께 알린 암 치료의 최신지견

　오늘날 모든 분야가 마찬가지이지만, 특히 암 연구에 대한 최신 연구 결과들이 하루에도 수 천, 수 만 편이 쏟아져 나온다. 하루가 다르게 암의 발생 기전과 분화, 전이의 신호전달물질들에 대한 새로운 정보들이 출현하고 있다.

　하지만 정작 임상의사의 입장에서는 이러한 새로운 지식들을 환자치료에 적용할 수 없다는 한계에 부딪히게 된다. 언론 매체에 암 치료의 획기적인 물질을 발견했다는 뉴스가 보도되는데 실상은 그 획기적인 물질을 암환자에게 사용하기까지는 해결해야 할 과제들이 한둘이 아니다. 우선 제약업계에서 이를 신약개발 품목으로 선정해야 하고, 선정된다고 하더라도 임상시험 과정에 소요되는 시간과 경비 등을 고려하면 요원하기만 하다. 최근 연구에 의해 규명된 새로운 의학정보들이 임상의사와 환자들에게는 그림의 떡이라고 해도 과언이 아닐 것이다.

　BRM연구소 박양호 실장님은 종양학, 면역학 분야의 최신 연구 결과들을 집약하고 이를 실제 임상에 적용하기 위한 다학제적 학문융합을 실현해 오고 있다. 종양학, 면역학, 영양학, 독성학, 약물학, 유전학, 발생학, 후성유전학(Epigenetic) 등을 망라해 암의 발생에서부터 분화와 전이에 이르는 전달체계를 확립하고, 천연물에서 차단 혹은 촉진 물질을 찾아 이를 임상에 접목하는 방식이다. 분과학문에 익숙한 임상의사들로서는 이러한 시도와 접근방식이 난해해 쉽게 이해하지 못하고 때로는 배척하는 경우도 심심치 않았다. 하지만 이러한 접근방식이야말로 미국, 독일 등 여러 나라에서 이미 활발히 이루어지고 있는 현대의학의 패러다임이다.

박양호 실장님을 알게 된 지 벌써 십 수년이 되어간다. 그동안 여러 차례 초빙해 세미나, 초청강의 등을 열었고, 개인적인 만남을 통해 많은 대화와 토론의 기회도 가졌다. 이렇게 학문적, 개인적 만남의 시간이 쌓여갈수록 박양호 실장님의 삶과 인격에 깊이 감화되기 시작하였다.

제주대학교 정동기 교수와 공동으로 집필된 이 책에는 임상사례들과 함께 암 치료의 최신지견이 두루 수록되었다. 암세포란 정상세포의 역분화 과정이다. 암의 발생학적 발생기전을 연구함으로써 앞으로는 꿈의 치료라고 할 수 있는 '암세포를 정상세포로' 되돌리는 치료도 가능하리라 기대해 본다.

송창훈 조선대학교 의학전문대학원 산부인과 교수

머리말

암 극복의 시작은 병을 아는 것부터!

 태초 지구가 생성되고 생명체가 만들어지면서 그 속에 있는 DNA가 우리의 생명을 조절할 때부터, 불완전한 시스템이 고장나고 고쳐지기를 계속 반복하면서 우리가 지금 말하는 '암'이라는 질병으로 발전한다.

 대부분의 환자들은 암이라는 불청객이 찾아왔을 때 절망 속에서, 그리고 무지 속에서 우왕좌왕한다. 그러다가 의료진의 도움으로 생명을 건지는 이도 있고, 더 어려운 상황을 맞기도 한다. 가장 불행한 경우는 스스로가 암에 대해서 제대로 알지 못하고, 더 나은 방법이 있는데도 불구하고 잘못된 선택으로 어려움을 겪는 이들이다.

 시중에 나와 있는 많은 암 관련 책들을 찾아 읽었다. 필자가 암으로 투병하면서 가장 눈에 들어오는 책은 암에 대한 전문지식만 설명하거나 치료수기보다는 정확한 설명으로 희망을 갖게 하는, 그리고 누구나 쉽게 따라 할 수 있는 방법을 제시하는 책이다. 그리 많지 않지만 그런 책은 몇 번이고 읽고 또 읽고 해서 거의 외울 지경이 되었다. 다만 이런 책들도 여전히 필자와 같은 전문가들이 이해할 수 있는 전문적인 내용이 대부분이라는 것이 아쉽다.

그러던 중에 환자들이 쉽게 암에 대해 이해하고, 치료 메커니즘을 알 수 있는 책을 집필해 보자는 제안을 받았다. 암환자들에게 꼭 필요한 책이라는 생각에 곧바로 승낙하고 집필에 들어갔다. 그러나 필자 역시 다른 책의 저자들과 같은 오류에 계속 빠지면서 진도가 나가지 않았다. 해를 넘겨서, 정말 오랜 시간을 보내고 원고를 넘긴 후에 초고본을 받아들었다. 가능하면 쉽게 쓰려고 애를 썼지만 '그래도 독자들이 어려워하면 어떻게 하나?'하는 걱정이 앞선다.

필자에게 암이 발견되었을 때 내 귀에 들어온 첫 글자가 희망과 용기였다. 그것을 토대로 해결책을 찾았고, 나름의 연구를 진행하면서 치유의 기쁨도 맛보고 어려운 분들에게 희망을 전달하는 역할을 할 수 있다는 기쁨에 모든 것에 감사하는 마음이다.

암(癌)이라는 단어는 한자로 바위같이 단단한 세포 덩어리라는 의미이지만, 얼음과 같이 환경이 바뀌면 녹아서 그 실체가 눈에 보이지 않는 상태가 된다. 이 글이 암환자들에게 이런 방법을 찾아내는 희망이 되고, 그 희망이 건강의 모태가 되었으면 하는 바람으로 조심스럽게 글을 마무리한다.

정동기 제주대학교 생명공학부 교수

머리말

유전자를 조절하는 통합치료가 희망이다

세계적으로 권위를 인정받는 과학저널 〈네이처〉, 〈사이언스〉를 비롯해 각종 암학회지에 매달 발표되는 암세포에 대한 새로운 분자기전(molecular mechanism)과 조절하는 약물, 천연물, 한방에 대한 수십 편의 논문을 읽다 보면 깊은 산속에서 길을 찾아 헤매고 있는 심정이다.

암세포를 다스리는 근본 원리를 이해하기 위해서는 집을 건축하는 과정부터 생각하기를 바란다. 집을 짓기 위해서는 첫째, 설계도를 그리고 그 다음 건축에 필요한 자재인 벽돌, 창틀, 기둥, 기와, 전깃줄, 수도관 등을 필요한 장소에 순서에 따라 정확히 건축해야 집이 완공된다. 암치료도 이와 같다. 암세포에 대한 유전적, 후성유전적 변화에 대한 검사(설계도)를 통해서 내 몸속에 형성된 암세포의 정확한 분자기전 즉 성장인자(Growth Factor), 신호전달 경로(Signal Transduction), 암억제유전자(Tumor Suppressor), 암유전자(Oncogene), 분화(Differentiation)도에 따라서 변형된 기전을 조절하는 약물과 한방, 천연물(재료)을 종류와 용량을 적절히 섭취할 때 암세포를 다스릴 수 있다.

성경 말씀을 통해 비유하면 기원전 870년이 엘리샤의 영감의 시대로, 암치료에서는 몇 백년 전 유전자에 대해서 인류가 아무 지식이 없을 때 암환자가 무엇을 먹으면 낫는다고 하는 시대이다. 다음은 기원전 627년 에레미야의 눈물의 시대로, 누가 무슨 약물이나 식물을 먹고 나았으니 먹어 보라는 시대이다. 이후 유명한 병원, 유명한 의사를 찾는 요한의 시대를 거쳐 지금은 그리스도의 시대 즉, 내 몸속에 만들어진 암세포의 변형된 유전자를 찾고 그 유전자를 조절하는 약물, 한방, 천연물로 맞춤치료가 가능한 시대이다.

BRM연구소에서는 사람 몸속의 변형된 암유전자를 조절할 수 있는 물질을 80%까지 찾아내는 것을 목표로 하고 있다. 이 책에 담긴 내용이 많은 암환자들이 희망을 찾는 길잡이가 되었으면 한다.

이 책을 내면서 두려운 것은 같은 암이라도 개개인에 모두 다른 변형된 유전자를 갖고 있고, 말기로 갈수록 변형된 유전자 수가 약 20개 정도로 증가된다. 하지만 이 변형된 유전자를 조절하는 물질을 모두 찾아내지 못한 상태이므로 누구나 유전자 맞춤식 치료에 성공하는 것은 아니라는 점이다.

박양호 BRM연구소 실장

차례

02 · 추천의 글
　새로운 암치료의 이정표 … 문창식
　임상사례와 함께 암치료 최신지견 소개 … 송창훈
06 · 머리말
　암 극복의 시작은 병을 아는 것부터! … 정동기
　유전자를 조절하는 통합치료가 희망이다 … 박양호

Part 1. 암을 극복한 사람들

18 · 01 예병식 | 신장 부신암과의 오랜 공존
28 · 02 오애자 | 재분화요법으로 이겨낸 담낭암
38 · 03 안광수 | 간암 시한부 인생, 칠순의 블로거가 되다
48 · 04 황효철 | 20cm 간암이 사라졌다
58 · 05 장귀숙 | 난소암 수술 후유증, 식이요법으로 다스렸다
68 · 06 김종우 | 수술 않고 사라진 간암과 간경화
78 · 07 이상래 | 간암 이기고 B형간염 항체까지!
86 · 08 통합치료로 호전된 암환자 사례

Part 2. 쉽게 풀어쓰는 암이 생기는 이유

102 · 01 암은 왜 생기나?
113 · 02 암이 발생되었을 때 활동을 시작하는 유전자
125 · 03 암이 발생되었을 때 활동이 중단되는 유전자
135 · 04 암줄기세포는 어떤 방법으로 암치료를 방해하나?
140 · 05 암줄기세포를 분화시키는 기술이 있는가?
162 · 06 암줄기세포 역분화 기술이 있다면
           암줄기세포는 어떻게 될까?
170 · 07 태아 발생과 암줄기세포의 같은 점 vs 다른 점
176 · 08 암치료를 위해 노력해야 할 것들

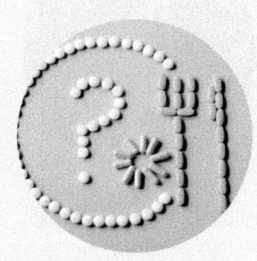
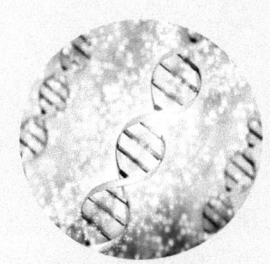
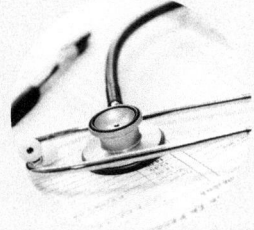

Part 3. 숨어 있는 1%의 암줄기세포를 잡아라

184 · 01 진화론에서 본 암세포
191 · 02 바이러스와 감염 그리고 암
207 · 03 후성유전학과 메틸화
220 · 04 만암의 근원이 되는 암줄기세포
272 · 05 천연물로 암줄기세포를 억제한다

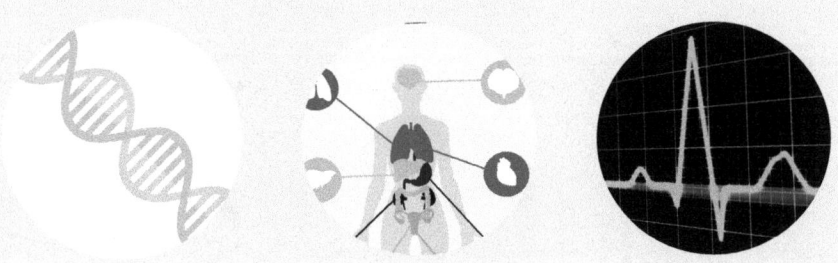

Part 4. 암 투병 Q&A

284 · 01 항암제와 표적치료제,
　　　　방사선 치료에 따른 증상관리는?
291 · 02 암환자가 고기를 먹어도 될까?
294 · 03 암치료 중 체력을 보충하는 방법이 있다면?
301 · 04 암치료 중 체중관리 방법은?
303 · 05 암환자들과 운동의 관계는?
304 · 06 활성산소를 없애주는 천연물은?
309 · 07 천연물로 염증을 막을 수 있나?
310 · 08 천연물을 이용한 암치료는 어떻게 이루어지나?

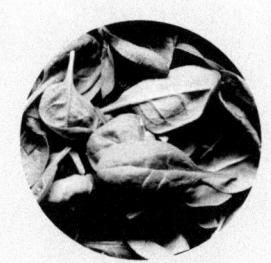
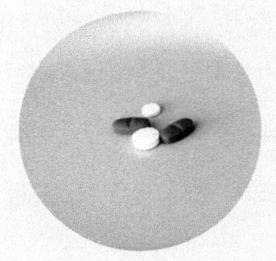
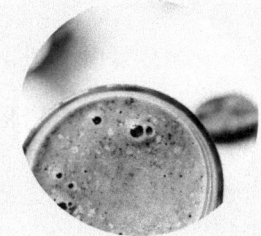

암 치료, 이렇게 시작하세요

01. 나을 수 있다는 '확신'은 정말로 낫게 한다

치료를 통해 나을 수 있다고 확신하면, 치료 효과가 극대화됩니다. 이러한 현상을 현대 과학이 완벽하게 설명할 수는 없지만, 신념과 치료 효과의 상관관계는 실제 치료 현장에서 어렵지 않게 확인할 수 있습니다. 신중하게 치료 방법을 선택했다면, 그 치료를 통해 나을 수 있다고 굳게 믿으십시오. 그리고 조금씩 건강해지는 자신의 모습을 상상하십시오. 그 모습대로 변해 가는 자신을 발견할 수 있습니다.

02. 암에 관한 올바른 지식을 갖도록 노력한다

암에 대해 자세히 알고 암 진단을 받는 사람은 거의 없습니다. 암에 대해 열심히 공부하십시오. 암의 정체와 치료법에 대해 정확히 알면 두려움이 훨씬 가벼워질 수 있습니다.

또 잘못된 정보에 쉽게 현혹되지 않아야 합니다. 암에 대한 기사나 책을 읽을 때는 반드시 가장 최신 내용을 선택하십시오. 또한 인터넷 등의 발달에 따른 정보의 홍수 속에 암에 관한 여러 가지 정보들이 있으므로 과학적으로 증명되지 않거나 잘못된 정보들이 섞여 있습니다.

03. 가족 가운데 선장을 정한다

암과 싸우는 여정은 크고 작은 망설임들의 연속입니다. 그때마다 환자와 가족은 중요한 선택을 해야 합니다. 우선, 가족 중에 선장을 정하십시오. 암을 진단 받으면 긴 투병기간 동안 주변에서 엄청난 정보가 쏟아지고, 다들 훈수를 둘 것입니다. 이럴 때 현명한 판단을 내리며 방향을 잡아갈 선장이 필요합니다.

중요한 결정을 하기 전에는 주변에서 재촉하더라도 충분한 시간을 갖고 깊이 고민하십시오. 그러나 긴 여정의 선장이 따로 있다고 해도 건강과 관련해 가장 중요한 사람은 바로 나 자신임을 잊지 마십시오.

자료 | 국가암정보센터

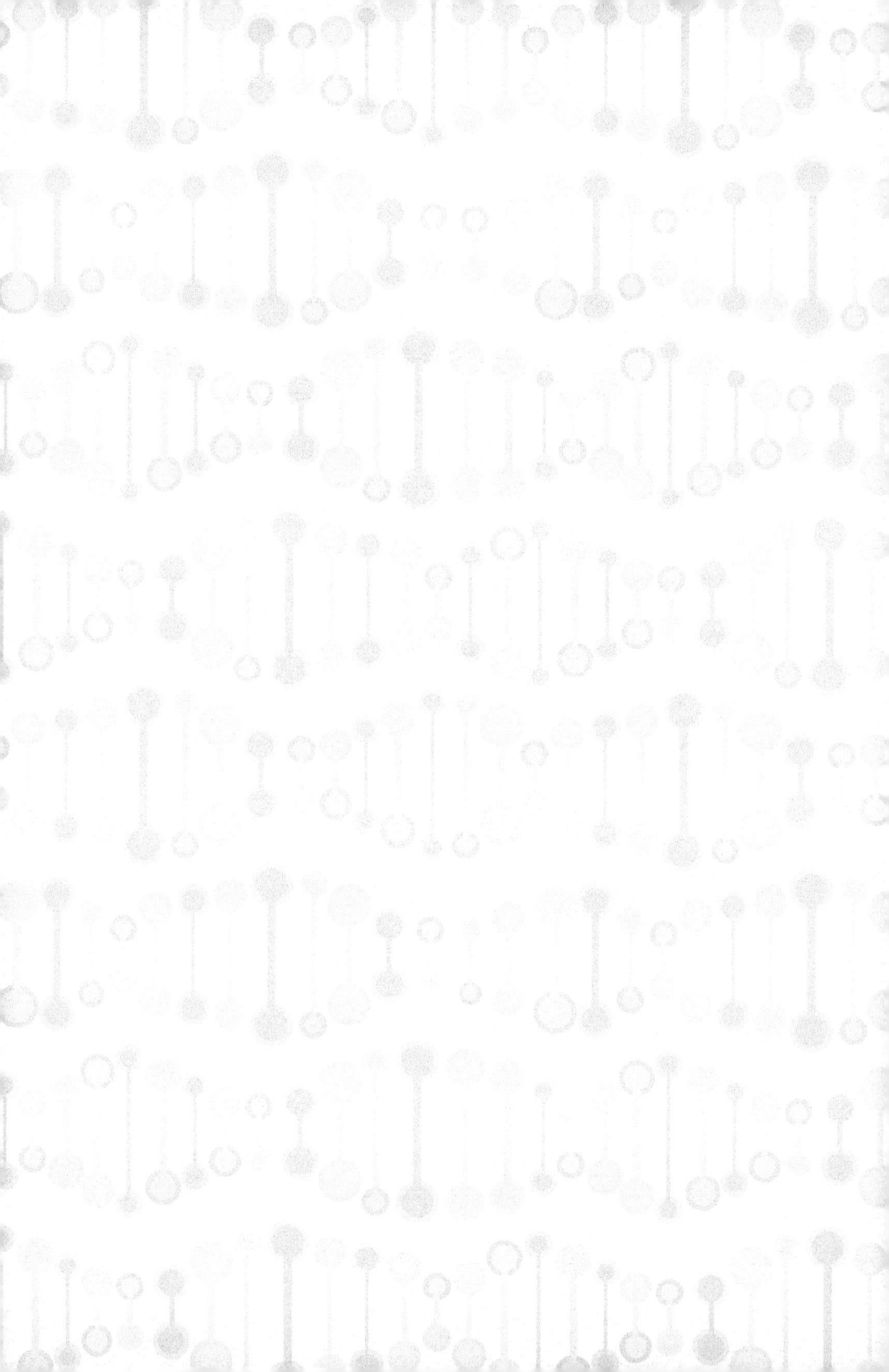

Part 1

암을 극복한 사람들

01 신장 부신암과의 오랜 공존

> 암의 종류가 달라도 이겨내는 원리는 같다. 누구처럼 빨리 낫지 않으면 '나는 안 되는구나!' 하는 절망감으로 자포자기하는 것은 건강을 회복하는 데 어떤 도움도 되지 않는다. 몸속에 암이 자리를 잡는 데 20~30년씩 오랜 기간이 걸리니, 낫는 것도 서서히 해야 무리가 없다는 생각으로 투병하는 것이 좋다. 오늘 하루를 얼마나 움직이고, 얼마나 행복하게 보낼까 최선을 다하며 살면 하루하루가 감사하고 즐겁다.
>
> **예병식**(77·수원시 장안구 조원동)

혈뇨로 인한 정밀검진, '암이구나!'

2001년 12월 매서운 바람만 기억되던 날, 평소 건강체질이라고 자만하기까지 하던 나였지만 일주일이 넘도록 감기를 쫓아내지 못하고 약을 먹으면서 견디고 있었다.

그러던 어느 날 아침, 혈뇨가 나왔다. 가슴이 덜컥 내려앉았다. 어디든 몸에서 피가 보이면 큰 병이라는 생각에 곧 수원에 있는 병원에서둘러 입원을 하였다. 엑스레이, 초음파, CT 검사를 받는 동안 알 수 없는 두려움이 밀려들었다.

아니나 다를까, 주치의는 검사결과를 보호자에게 알리겠다고 했다. 아내는 나와 눈을 마주치지 못했고, 나는 큰 병원으로 옮겨졌다.

암이었다. 신장 부신에 이미 5.5cm가 넘는 커다란 암 덩어리가 퍼져 있었고 조영술까지 마치자 병원에서는 수술을 서둘렀다. 아무도 내게 암이라는 사실을 말해주지 않았지만, 뒤돌아서서 울먹이는 아내를 보면서 또 신장조영술을 받으면서 직감하였다.

'암이구나!'

너무나 겁이 나고 병원에 있다는 것만으로도 참기 힘들었다. 어서 집으로 돌아가고 싶은 마음뿐이었다. 주치의에게 사정사정해서 집으로 돌아오니 그나마 마음이 놓였다. 수술 날짜를 잡아놓은 채 잠시 집에 들른 것이었는데, 어쩐지 '병원에서 내 암을 고치기는 힘들다'는 생각이 자꾸만 들었다.

수술조차 못하고 통증과 싸우던 나날들

이때 집에 있던 잡지에 소개된 내용을 우연히 보게 됐다. 유명 여성잡지의 부록으로 나온, 일본의 방사선 전문의가 지은 《자연요법으로 나는 말기암을 고쳤다》라는 제목의 책이었다. 책의 내용에서 눈을 뗄 수 없었던 나는 책을 덮으면서 결심했다.

'내 병은 병원에서 고칠 수 없다!'

이와 함께 우리나라에서도 식이요법으로 암을 치료한다는 BRM연구소의 《암을 고친 사람들》이라는 책을 더 찾아냈고, 병원에 다시 들어가기 전에 이미 내 마음은 흔들리고 있었다.

수술 날짜가 다가올수록 암담하였다. 같은 방을 쓰던 환우 가운데 수술실에 들어갔다가 암이 퍼져 그냥 나오는 경우를 보았는데 이상하게 남의 일 같지가 않았다. 직감이었던 것 같다.

드디어 수술 날이 다가왔다. 내가 할 수 있는 것은 그저 간절하게 기도하는 것 뿐이었다.

수술이 끝나 회복실에서 통증과 싸우는 동안 마음속으로 내내 궁금한 것이 있었다.

"수술은 잘 됐대?"

힘없는 내 물음에 아내 역시 힘없이 고개를 끄덕였다. 하지만 배만 열었을 뿐 이미 퍼져 있는 암 때문에 수술하지 못하고 덮어버렸다는 사실은 나중에야 알았다. 신생혈관과 동맥 사이에 어지럽게 얽힌 암세포를 떼어낼 수가 없어 배만 열었다가 다시 닫은 수술이었다. 아내는 후에 '당신은 폭탄'이었다면서 수술을 하지 못할 수도 있다는 의사의 말을 우스갯소리처럼 던지곤 한다.

암 선고 3개월, 약을 버리고 식이요법을 시작하다

이후 나는 일체의 병원 치료를 받지 않았다. 약 한 알, 항암치료 한 번 받지 않고 15년 동안 이렇게 버티고 있는 것이다. 아니 엄밀하게 말해서 암과 함께 사이좋게 살고 있는 셈이다.

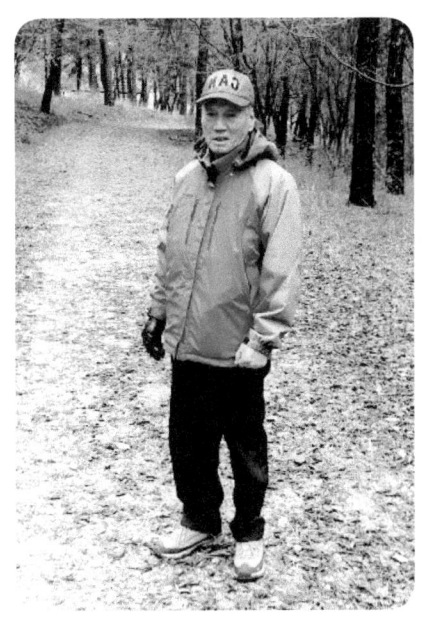

퇴원을 하고 나서 며칠 동안은 낮이고 밤이고 수술 부위가 아리고 저리는 무시한 통증과 싸워야 했다. 잠시 통증이 사라지면 그대로 누워 '과연 이대로 주저앉을 것인가?' 저절로 흐르는 눈물을 삼키며 기도했다.

"하나님, 제발 저를 빨리 데려가 주십시오."

암 선고를 받은 지 석 달 만에 73kg이었던 몸무게는 15kg이나 줄어 누가 봐도 내 모습은 완연히 병에 찌든 모습이었다. 더 지체할 이유가 없었다.

식이요법 연구소를 찾아 자세한 상담을 받은 후 내게 맞는 맞춤식단을 받았다. 잡곡밥을 먹으면서 녹즙을 꾸준히 마시고 몇 가지 건강기능식품으로 몸의 면역력을 높여주는 식이요법이었다. 막연히 뭘 먹으면 좋다더라가 아니라 과학적인 식이요법이라는 사실에 놀랐다.

식이요법 9개월 만에 성장이 멈춘 암세포

아내의 하루는 내 식사 준비로 시작되었다. 식사 시간 전에는 여러 가지 채소로 만든 녹즙을 한 잔 마시고 밥은 현미, 율무, 보리, 팥, 강낭콩(또는 작두콩) 5가지를 기본으로 넣은 현미잡곡밥을 먹었다. 여기에 대두, 좁쌀, 검정쌀 등 여러 가지를 넣고 밥을 지어서 꼭꼭 씹어 먹었다.

식이요법연구소의 맞춤식단대로 철저히 식이요법을 하면서 서서히 몸이 좋아지는 것을 느낄 수 있었다. 누워서만 지내던 내가 공원을 서서히 걷는 것으로 시작해 집 뒤의 광교산 입구, 중턱까지 조금씩 운동거리를 늘리다가 드디어 산에까지 오르게 되었다. 몸 상태가 좋아지는 것이 눈에 보이니, 식이요법은 내 삶의 일부가 되었다.

```
<< 방사선 검사 판독 소견 >>

환자 ID :        애방식        M / 61   진료과/주치의: GS   최수윤        072#-38-02
Film No.:                    판 독 일: 02/01/31    판독의사 : 이은주
Order    : C-T Abd.Routine c Contrast Dynamic

판독 소견
           6cm sized solid mass lesion is noted on retroperitoneum,
           posterior aspect of inferior vena cava and just medial
           aspect of Rt kidney.
           Calcifications are noted within central portion of mass
           lesion and diffuse inhomogenous contrast enhancement
           are noted.
           Both adrenal gland are grossly normally visualized.
           Margin between Lt kidney medial portion and mass lesion was
           disrupted.
           No definite focal mass lesion on lower lung base, liver,
           spleen, GB, pancreas.
           No definite significant size L/N on retroperitoneum and
           pelvic cavity.
           Visualized both renal pelvis, ureter and bladder are
           grossly normal.

           Conc) Solid mass lesion with central calcification on
                 Rt retroperitoneum, posterior aspect of inferior
                 vena cava and just medial aspect of Rt kidney.
                 R/O 1. Extraadrenal pheochromocytoma.
                     2. Paraganglioma
                     3. Smooth muscle tumor from renal capsule or
                        IVC wall.
                     4. Less likely lymphoma.
```

병원치료는 일절 받지 않겠다고 결심하고 식이요법을 시작한 지 6개월, 검사를 위해 병원에 들렀다. 주치의를 비롯해 병원 사람들 모두

걸어서 들어오는 내가 신기하다는 듯한 반응을 보였다. 검사결과를 본 의사는 "암이 사라지지는 않았지만 성장을 멈춘 채 힘이 약해지고 있다"고 했다. 내 몸이 암을 이겨내고 있다는 확신이 증명되니 이후로는 더 열심히 식이요법을 했다.

정기적으로 병원검진을 하러 가면 주치의는 나만 보면 "자존심이 상한다"고 했다. 현대의학이 풀지 못하는 숙제를 잘 풀어내고 있는 나를 기적쯤으로 생각하고 있는 모양이다. 하지만 나는 안다. 이 모든 것이 기적이 아님을!

이후로도 식사는 현미잡곡밥에 육류는 거의 먹지 않고 흰살생선을 가끔 먹고, 채소 위주의 식사를 유지하고 있다. 녹즙도 하루에 2~3잔은 꾸준히 마시고 있다. 처음에는 질경이나 돌나물, 돌미나리 등 야생초 위주를 낸 녹즙을 마시다가 요즘은 밀싹, 당근, 브로콜리, 비트 같은 제철 채소와 과일로 낸 녹즙을 마신다.

'그래, 몸속의 암과 같이 살자!'

식이요법을 계속 하던 어느 날, 산에 있는 소나무를 보면서 문득 생각하였다.

'사람도 아닌데 꼭 한자리에서 내 친구가 되어 주다니, 더 든든한 위로가 되어 주다니… 그래! 내 몸 속의 암아! 같이 살자. 서로 괴롭히지 말고 함께 살자.'

암에 걸린 대부분의 사람들은 죽을 날만 생각한다. 그러나 이런 절망감은 나 자신과의 싸움이고, 내 몸을 사랑하듯이 잘못된 세포인 암도 사랑하는 마음으로 거두면 차차 동화되면서 내게 해코지를 하지 않는 것은 아닐까. 내 항암치료의 기본은 식이요법이지만 그것만큼 중요한 것은 바로 이런 마음이다.

투병하는 동안 아내 대신 집안일을 돌보면서 내 삶을 더 사랑하게 되었다. 그래서인지 아내와의 사랑도 더 커지고, 내가 다 갚을 수 없는 고마움도 새삼스레 갖게 됐다. 비가 오나 눈이 오나 365일 산에 다녀오는데, 조금이라도 아내를 돕고 싶어 산에 가기 전에 세탁기를 돌리고, 돌아와서는 세탁이 끝난 옷을 탈탈 털어서 넌다.

텃밭에서 직접 기른 채소로 녹즙을 만들어 마시고, 밥을 지으면서 예전에 느끼지 못하던 잔잔한 행복을 맛본다.

듣기에도 생소한 신장 부신암으로 투병을 하면서 참 책도 많이 읽고 소위 '카더라'며 좋다는 식품에 대한 이야기를 들으면서 갖게 된 한 가지 소신이라면 '자신의 마음이 원하는 한가지에 평생 최선을 다하고 기도하라'는 것이다.

이제부터는 다른 환자를 위해 봉사하며 살자!

그동안의 투병생활이 신문기사나 방송에 몇 차례 소개된 이후 나와 같은 신장 부신암으로 고생하는 이들에게 연락이 오는 경우가 왕왕 있다. 물론 다른 암으로 고생하는 환자와 가족들도 어떻게 암과 공존하는지 궁금해 한다.

그때마다 기꺼이 내 투병생활과 건강에 대해 암환자들과 이야기를 나누고 용기도 주기 위해 노력한다. 희한하게도 너무나 귀찮을 것 같은 일이지만 누군가에게 힘이 될 수 있다는 사실이 나에게 큰 위안이 되고 있다. 그래서 투병생활에 대해 묻는 이들에게 환자라고 집에만 있지 말고 자신보다 더 중한 환자들을 위해 봉사하라고 말한다.

나와 같은 암이든, 그렇지 않든 암을 극복하는 원리는 같다는 게 내 생각이다. 암환자들에게 가장 많이 듣는 질문은 "뭐를 먹고 나았느냐?"는 것이다. 그럼 나는 "그것을 알면 얼마나 좋겠느냐? 병원에서 암이라는 진단을 받고, 설사 아무런 방법이 없다는 말을 들었더라도 죽는다는 생각부터 버려야 한다. 나도 좋아질 수 있고 건강해질 수 있다는 희망을 가지는 것이 중요하다."고 강조한다.

암은 관리를 하지 않으면 폭탄과 같이 언제 터질지 모르는 존재이다. 하지만 식이요법, 믿음으로 이겨낸다면 행복한 내일을 이룰 수

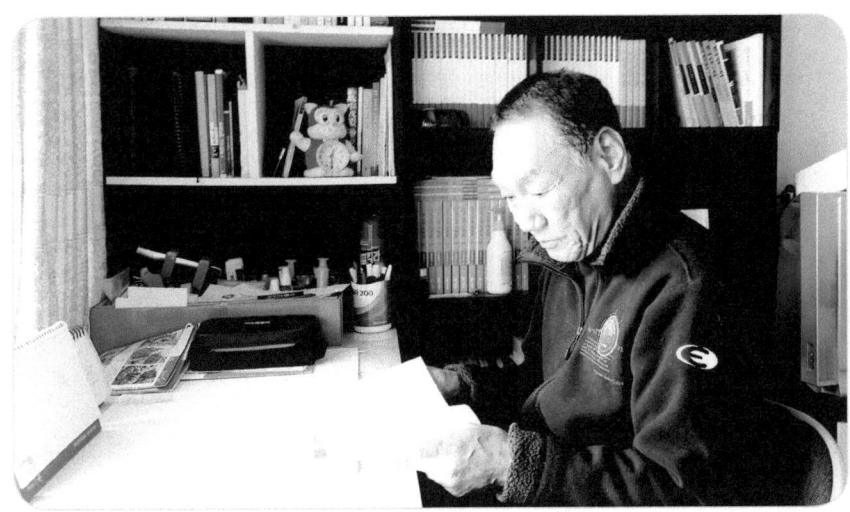

있다.

 한 가지, 밥을 먹을 때는 충분히 씹어서 삼키는 것이 중요하다. 침은 소화에 좋을 뿐만 아니라 면역력까지 지니고 있다. 나를 찾아온 환자들에게 물어보면 대부분 밥을 숟가락으로 먹고 있는데, 나는 젓가락으로 밥을 조금씩 먹으면서 충분히 씹는다. 주로 젓가락으로 식사하면 국을 먹을 때도 건더기만 먹으니 국물에 있는 염분은 섭취하지 않게 된다.

몸을 움직여야 낫는다

 다만 '빨리빨리'라는 조급함은 빨리 버릴수록 좋다. 누구처럼 빨리 낫지 않으면 '나는 안 되는구나!'하는 절망감으로 자포자기하는 것은 건강을 회복하는 데 어떤 도움도 되지 않기 때문이다. 몸속에 암이 자리를 잡는 데도 20~30년씩 오랜 기간이 걸리는데, 낫는 것도 서서히 해야 무리가 없다는 생각으로 투병하는 것이 좋다. 오늘 하루를 얼마나 움직이고, 얼마나 행복하게 보내는지에 최선을 다하며 살면 하루하루가 감사하고 즐겁다.

 또한 몸을 움직여야 산다고 말한다. 몸에 기운이 없어도 자꾸 몸을 움직여야 면역력을 기를 수 있다. 요즘도 나는 매일 4km 이상 걷는다. 해가 떠 있는 시간에 운동을 하는 것을 원칙으로 오전 10시 정도에 집을 나서면 오후 1~2시까지 꼬박 3~4시간 정도 공기 좋은 곳에서 걷는다. 이렇게 몸을 꾸준히 움직인 덕분에 팔굽혀펴기를 30개 정도는 거뜬히 하고 50개 이상도 가능하다.

살아 있으니 행복하다. 녹즙을 만들어 마시고, 산에 올라 소나무와 대화하는 오늘이 감사하다. 암과의 오랜 공존을 가능하게 해준 BRM 연구소에도 늘 감사한 마음이다. 오늘도 아픈 이들을 위해 기도하고 있다. 암으로 인해 생의 끝까지 가본 나였기에 암환자들을 위해 봉사하며 살고 싶다.

02 재분화요법으로 이겨낸 담낭암

> 병원을 옮겨서 입원, 검사에 검사가 거듭됐다. 방사선과, 내과, 외과를 거치며 여러 가지 검사를 받았다. 침대에 실려 이곳저곳을 누비는 동안 만감이 교차했다. '도대체 뭐란 말인가?' 아무도 내게 정확한 병명을 알려주지 않으니 '뭔가 큰 문제가 생겼다'는 직감뿐이었다. 나중에 알고 보니 담낭에서 간, 임파선까지 전이된 암이라는 진단을 받은 것이 당시의 상황이었다. 의사는 간병을 하고 있는 아들에게 "수술을 해도 죽고, 안 해도 죽는다"고 말했다고 한다.
>
> 오애자(74·서울시 마포구)

소화불량으로 찾은 응급실, 검사 또 검사

1997년 9월 5일은 잊을 수 없는 날이다. 딸과 자장면을 먹다가 3분의 1도 먹지 못한 채 숨이 막히고 가슴이 터질 것처럼 괴로웠다. 소화불량인가 싶어 병원 응급실에 가게 된 나는 몇 가지 검사를 받았다. 소화가 안 돼 동네 병원에 가면 신경성 소화불량이라 했고, 그때마다 소화제를 먹어 왔기에 이때까지만 해도 큰 걱정을 하지 않았다.

하지만 이때는 통증이 심해 칼로 베는 듯했는데, 진통제를 맞으면서 응급실, 중환자실에서 며칠을 보냈다. 원인을 찾아내기 위해 견디어야 하는 힘든 시간이었다.

3일 동안 꼼짝없이 누워서 검진을 받았다. 도대체 무슨 일인지 알아야 했다. 하지만 "도대체 무슨 병이냐?"고 들어오는 의사마다 물어봐도 '아직 모른다'는 말 뿐이었다. 처음 병원에 들어올 때는 진통제를 맞으면 몇 걸음 걸어서 화장실에 갈 수 있었지만 며칠이 지나니 도무지 몸을 뒤척일 힘도 없을 정도로 기력이 나빠졌다.

당시의 간수치는 1830, 혈압 580으로 높았다. 병원에서는 오늘을 넘기기 힘들다는 말까지 했고, 가족들은 오열했다.

담낭에서 간, 임파선까지 전이된 암

병원을 옮겨서 입원, 검사에 검사가 거듭됐다. 방사선과, 내과, 외과를 거치며 여러 가지 검사를 받았다. 침대에 실려 이곳저곳을 누비는 동안 만감이 교차했다. '도대체 뭐란 말인가?' 아무도 내게 정확한 병명을 알려주지 않으니 '뭔가 큰 문제가 생겼다'는 직감뿐이었다. 나중에 알고 보니 담낭에서 간, 임파선까지 전이된 암이라는 진단을 받은 것이 당시의 상황이었다. 당시 의사는 간병을 하고 있는 아들에게 "수술을 해도 죽고, 안 해도 죽는다"라고 말했다고 한다.

복부 CT검사를 하니 담낭이 암으로 차 있고 주변의 간에 전이 소견이 있고, 임파선 종대도 발견된 상태였다. 조직검사결과 담낭의 미분화 선암이었다고 한다.

검사를 마치고 조용한 1인실로 옮겼다. 며칠을 살지조차 알 수 없으니 가족들과의 시간을 충분히 가지라는 의사의 권유에 따른 것이었다.

```
Name: 오○○자                           Path.No. s-6607-97
                                       Hosp.No. 1103271
Requested by:        Sex: M  Age: F/54  Dept: GS   OPD  602
                          F                        Ward
                                       Specimen received on: 1997. 10. 21.

Specimen ; Gallbladder and liver

The specimen consists of a segment of liver and attached gallbladder, measuring
7x6.5x4.8cm in liver, 3x3x6cm in gall bladder. The fundus of the gall bladder
shows a gray polypoid and infiltrative mass, measuring 2x1.6cm in main part.
The mass seems to infiltrate to the liver and extend to the entire wall grossly.
The specimens, clinically labelled as retroperitoneal mass, common hepatic,
posterior pancreatic, hepatoduodenal, and hepatoduodenal anterior lymph nodes,
are separately sent.
A.Y.Park,M.D.

Dx; Gallbladder and liver, cholecystectomy and segmental resection;
1. Gallbladder; Adenocarcinoma, poorly differentiated extending to the entire
wall and extension to the adjacent liver.
2. Resection margin; Free of the tumor.
3. Lymph nodes, clinically labelled as common hepatic (0/5), posterior pancreatic
(0/3), hepatoduodenal (0/1) and anterior hepatoduodenal (0/1), sepately sent;
     Reactive hyperplasia without tumor metastasis (0/10).
4. Fibroadipose tissue, clinically labelled as retroperitoneal mass, sepately
sent; Fat necrosis with chronic nonspecific inflammation.
```

짐작만 할 뿐 아무것도 모르는 나를 두고 어떤 말도 못하고 목이 메어 있는 가족들, 멍하니 누워 있는 나… 아침이면 의사들은 기력이 없어 눈조차 뜰 수 없을 정도인 나를 보기 위해 살았는지 체크하듯이 드나들었다.

입원 한 달, 딸의 결혼식을 치르다

어느 날, 아들이 드디어 입을 열었다.

"어머니, 쓸개에 염증이 크게 생겨 수술을 해야 한다네요."

"수술? 수술은 무슨 염증만 없애면 되지. 아빠 가신 후에 신경을 많이 쓰고 힘들어서 엄마가 잠깐 아픈 걸 거야. 걱정 마."

아들은 내 눈을 똑바로 보지 못한 채 눈물을 닦고 있었다. 평소 잘 웃고 장난, 유머가 많던 아들의 이런 모습을 보니 '혹시 암인가?' 하는 생각을 했다. 미국으로 유학 가려고 준비 중이던 아들, 교통사고로 아버지를 잃은 지 1년도 되지 않아 어머니마저 병으로 누웠으니 얼마나 기가 막혔을까.

정확한 병명을 모르는 나는 '쓸개의 염증만 없애면 되지 무슨 수술일까?' 싶었다. 암에 대해 무지하고 내 병을 잘 모르니 어쩌면 당연했다. 그러면서도 술은커녕 기름진 식사도 멀리할 정도로 몸에 나쁘다는 것은 하지 않았기에 병원 침대에 누워 있는 나 자신이 스스로도 기가 막혔다. 꿈도 많고 하고 싶은 것도 많은 시절에 모든 것을 접고 결혼해 40년 동안 목회자의 아내로 살며 밤잠도 교회에서 잘 만큼 독실한 신앙생활을 했다. 교통사고로 세상을 뜬 남편 또한 장기기증으로 여러 생명을 살리고 갔는데 왜 나에게 이런 일이 생길까 싶었다.

눈만 뜨면 침대에 실려 이런저런 검사를 받으면서, 침대에서도 항상 기도했다. 입원한 지 한달이 넘었다. 163cm의 키에 몸무게 62kg이던 몸이 51kg으로 줄었다. 생사의 갈림길에 선 상황에서도 딸의 결혼식을 미루지 않고 진행했다. 일이 어찌 되더라도 살아 있는 동안 딸의 결혼식을 치르고 싶었다.

10월 3일, 딸의 결혼식장으로 향했다. 일어나지도, 앉지도, 서지도 못하던 내가 비어 있는 남편의 몫까지 다해야 한다는 마음으로 결혼식장으로 향했다. 밥 한끼 제대로 먹지 못해 산 송장이 따로 없었지만 무슨 힘으로 결혼식장인 전주까지 내려갔고, 용케 그 시간을 버텼는지 모른다. 공휴일이니 차들이 많아 1시 결혼식이 2시 반에야 진행됐다.

물론 몸이 성치 않으니 결혼식만 참석했을 뿐 신랑집 부모님과 상견례도 못했다. '엄마'라는 존재는 내 한계보다 강하고도 질기구나 싶었다. 언제 죽어도 이상하지 않은 환자가 딸의 결혼식이라니, 주변 사람들의 시선이 쏟아졌지만 개의치 않았다.

수술 결정, 14시간에 이른 대수술

딸의 결혼식을 그렇게 치르고 나서 다시 병원으로 돌아오니 수술 일자가 잡혔다. 아들이 "누나 결혼도 했으니 수술을 생각해 봤느냐?"고 해서 "기도해 보고 대답할게."라고 했다.

수술을 집도할 외과 주치의가 찾아왔다.

"반나절 이상 걸리는 대수술입니다. 마취에서 깨어나지 못할 위험도 있습니다. 가족들을 위해 미리 유언을 준비해 두시는 게 좋을 듯합니다."

그날 밤, 눈물로 기도했다. 눈물을 흘릴 기력도 없었지만 정신은 어느 때보다 또렷했다.

'하나님, 이 수술을 꼭 해야 하는지 답을 주세요.'

간절한 마음으로 기도하다 비몽사몽 선잠이 들었다. 꿈에 남편이 나오더니, 부드러운 미소로 나를 바라봤다. 마침 식탁 위의 하얀 접시에 있는 빵에서 구더기가 버글거렸다. 빵에 웬 벌레가 있나 싶어 놀라는 나를 보며 남편은 "내가 치울 테니 걱정 말라"고 했다. 현실처럼 생생한 이 꿈을 꾸고 나서 수술을 받기로 했다. 신기하게도 이 시간 만큼은 통증도 잊을 수 있을 정도로 몸과 마음이 편했다.

새벽 6시에 아들을 불러 "수술을 받겠다"고 하니 아들이 의사와 미리 수술날자를 잡은 터라 바로 준비가 시작됐다. 나중에 들으니 수술은 14시간 가까이 걸렸다. 수술이 끝나갈 무렵, 아들은 밖에서 기다리다 수술실 문을 박차고 들어왔다고 한다. 담낭과 간의 암덩어리를 들어내고 가슴으로 오는 임파선을 절제하는 큰 수술이었다.

"항암제는 안 됩니다"

다음날 새벽 4시, 의식이 돌아온 나는 딸이 내 뺨을 만지면서 부르는 소리를 들었다.

"엄마, 엄마, 나야!"

"딸, 딸, 성미야!"

웅성대는 가족들의 소리가 들렸지만 눈을 뜨려고 하니 눈꺼풀이 천근만근 무겁고, 몸에 달린 기구들이 불편했다. 다시 잠이 들었다. 아침이 되어서야 제대로 정신이 들어 회진을 도는 의사들을 만났다. 일어나서 운동을 해야 회복이 빠르다는 의사의 말에 "선생님 같으면

이 몸으로 운동을 할 수 있느냐"고 물으며 "참 야박하기도 하다"고 되받아치기도 했다.

말은 그렇게 하면서도 의사가 나간 후에 몸이 빨리 좋아진다면 뭐든 해야지 싶어 이를 악물고 몸을 움직였다. 바로 주저앉고 일어서기를 반복하며 조금씩 나아졌다. 간호사인 막내 올케는 나를 돌보기 위해 매일같이 왔다.

2주 정도가 지나니 어느 정도 회복돼 코에 끼운 호흡기와 목을 뚫어 만든 주사 통로가 어찌나 아픈지 얼른 집에 가고 싶은 생각뿐이었다. 이미 날짜도 12월이었다.

수술 부위가 아물어 내과로 옮기니 주치의가 말했다.

"오애자 씨는 이 몸에 항암제를 맞으면 죽습니다. 절대 안 됩니다."

이 말을 듣고 퇴원 날짜를 잡으니, 올케가 퇴원하면 꼭 간병을 해주고 싶다고 했다. 말기암이라는 사실은 이때서야 올케를 통해 알게 되었다. 올케는 자신의 생활을 모두 접고 내 병수발을 했다. 소중한 사람들의 노력 때문이라도 건강해져야 했다. 쌀쌀한 겨울 날씨였지만 운동을 시작했다. 첫날은 공원 가는 길의 반을 목표로, 3일째는 공원 입구까지, 1주일 후에는 공원 끝까지 갔다.

라디오에서 들은 식이요법을 시작하다

올케의 따뜻한 보살핌으로 그렇게 2주를 보내고 집으로 돌아왔다. 남편의 추도식이 이즈음이었다. 어느날 라디오 방송에서 식이요법에 대한 내용이 나왔다. 병원에서 치료가 어렵다는 말을 들었던 암환자가 식이요법으로 건강해졌다는 것이었다. 식이요법에 대해 이것저것 알아본 올케도 내게 식이요법을 여러 차례 권했다.

BRM연구소를 찾아 상담을 받았다. 내 경우 소화기 암이니 소화가 나빠 현미, 율무, 강낭콩, 팥 등을 넣어 밥 대신 죽을 끓여 먹었다. 식전에 녹즙을 마시고 나서 한두 시간이 지나 죽을 먹었다. 한 번 한다면 하는 성격이라 철저하게 식이요법대로 따랐다. 항암치료도 어렵고 내게는 이것이 살 길이라는 생각을 하니 악착같이 했다. 처음에는 면역요법이 생소했지만 조금씩 나아졌다.

아침과 점심, 저녁밥을 현미, 율무, 팥, 강낭콩을 넣은 현미잡곡밥을 먹고 녹즙은 하루 3번 300cc씩 식전에 마셨다. 연구소에서 짜준 식단대로 암줄기세포 재분화를 돕고 면역력을 높여주는 몇 가지 보조식품

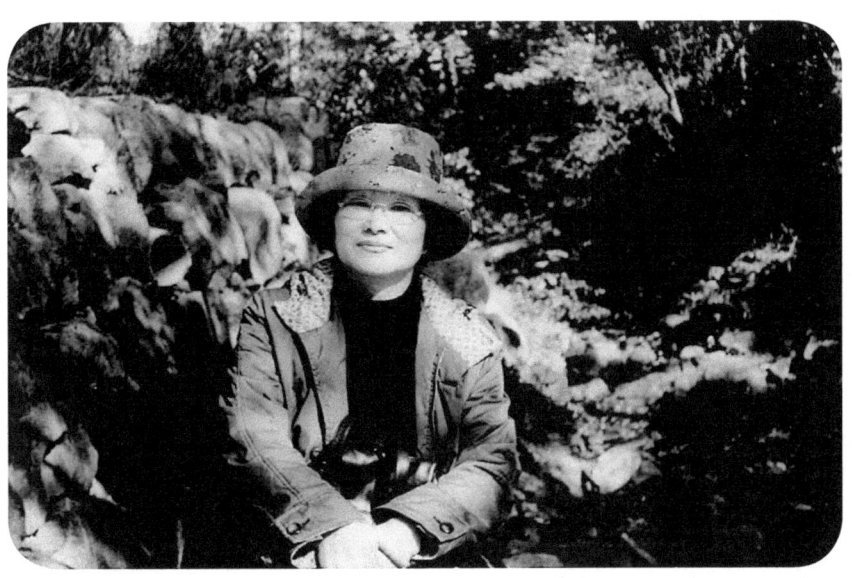

과 달인물도 꾸준히 먹었다.

식이요법 2개월 만에 정기검진을 위해 병원을 찾았다. 살아 있는 나를 신기한 듯이 보는 의사의 표정, 우르르 몰려온 간호사들, 그때의 기분이라니… 어이가 없으면서도 이해가 갔다. 며칠을 넘기기 힘들다는 사람이 멀쩡하게 걸어서 병원에 오니 그럴 만도 했다.

초음파와 몇 가지 검사를 마치고 주치의가 물었다.

"그동안 뭘 드셨습니까?"

의사의 말에 나는 머뭇거림 없이 BRM연구소의 식단을 보여주었다. 지금 생각하면 대단한 용기였는데, 당시에는 그런 생각이 전혀 들지 않았다.

"이런 풀들을 먹고 좋아지고 있다니 환자분에게 맞나 봅니다. 연구해야겠네요."

소 견 서						
연 번 : 35						
성 명	오애자	성 별	여	연 령	68	세
주 소			주민등록번호			
상병부위 및 상 병 명						
발병 (신고) 일시			시		분	
소견서 내용	상기환자는 1995년 담낭암 진단받은후 담낭절제술 시행한 환자임. 지금까지 재발소견 없으며 정기적인 검사상 전이및 특이 소견 없으며 16년째 재발없는것으로 보아 완치된걸로 사료됨.					

내 말을 들은 의사는 뜻밖에도 이렇게 말했다. 별난 환자에 별난 의사였다.

나눌수록 커지는 힘, 환자들과 나누고 싶어

이후에는 2개월마다 건강검진을 하며 식이요법을 지속했다. 시간이 지날수록 몸이 점점 좋아져 항체가 1만 마리나 생겼다며 병원에서도 놀라워했다. 그렇게 암은 내게서 한 걸음씩 멀어졌다.

'내 세포들아, 건강해져라!'는 기도가 주문이 되어 하늘에 닿았을까. 다들 어렵다는 담낭암에 전이된 암까지 깨끗해졌다. 아프기 전보다 감사하는 마음으로 사니 웃을 일이 많고, 원래 노래를 좋아하는 나는 시간이 날 때마다 찬송가를 부르며 지낸다.

2004년 10월, 병원에서 받은 복부 CT와 초음파 검사결과, 수술로 인한 조직의 결손 소견은 있으나 암의 재발증후는 없다고 했다. 이후로는 6개월마다 혈액검사를 하고 있다. '암이 재발하면 어쩌나?' 하는 불안을 없애준 식이요법은 지금도 꾸준히 하고, 운동도 매일 거르지 않으려고 애쓴다.

물론 혼자서라면 이 모든 것을 이겨낼 수는 없었으리라, 눈물로 기도하던 순간순간에 나를 지켜준 가족들과 하나님의 사랑이다. 나누면 나눌수록 줄어들지 않고 커지는 그 힘, 사랑을 나누어 주신 더 많은 분들! 큰 고통과 어려움 뒤에 생겨나는 몸속의 항체처럼 건강을 되찾고 더 강건해진 몸과 마음으로 이제는 나누며 살고 싶다.

03 간암 시한부 인생, 칠순의 블로거가 되다

> 오늘도 사무실에 나와 열심히 일하고 있다. 사는 게 하루하루 즐겁다. 간암 말기 판정부터 완치까지 인연을 맺은 BRM연구소의 목동지회를 운영하며, 일흔이 넘은 나이에 블로그를 배워 간암 완치 투병담을 틈틈이 글을 써서 올리고 있다. 그동안 방송은 물론 신문, 잡지, 책 등에 소개된 내 이야기를 본 환자들에게 꾸준히 연락이 온다.
>
> 안광수(80·서울시 서초구 반포4동)

체력 떨어지고 숙취, 소화불량도 시작

병마가 찾아온 것은 1991년의 일이었다. 평상시 운동을 좋아해 8시간 산행에도 끄떡없던 내가 조금만 산을 올라도 숨이 차고, 땀이 비 오듯 흘러 수건을 짜면 물이 주르륵 나오는 일이 생기기 시작하였다. 또 술을 아무리 마셔도 다음날이면 거뜬했는데, 전에 없이 술 때문에 다음날까지 고생하는 일이 생겼다. 온몸이 울긋불긋해지고 가려운 증상까지 있어 맘 한편이 꺼림칙하였다.

여러 가지 증상이 내심 걱정스러웠던 나는 미룬 숙제를 하듯 병원을 찾았다. 얼마 전부터 속이 더부룩하면서 영 소화가 시원찮아 '혹시 위암이 아닐까?' 하는 기우마저 들었다. 병원 문을 들어서는데 '이렇게 내 발로 병원에 가게 되는구나.' 싶어 착잡했지만 더 늦으면 안 될 것 같은 무거운 마음이었다.

간염보균 무시하다 간경화, 동맥조영색전술을 받다

몇 가지 검사를 받고, 이틀 뒤에 결과를 보러 다시 병원에 간 나는 의사와 마주 앉았다. 그런데 의사의 표정이 예사롭지 않았다.

"더 검사를 해봐야 알겠지만 현재로서는 간경화로 생각됩니다. 입원을 해서 검사를 더 받으셔야겠습니다."

'내가 간경화라니, 위암이라면 몰라도… 술 때문에 드디어 탈이 났구나.'

그러나 이때만 해도 내가 얼마나 무지했는지 간경화를 그저 술병 정도라고 생각하였다. 이보다 3년 전인 1988년, 회사에서 정기검진을 받고 나서 간염보균 판정이 나왔다. '수시로 검사를 해서 간의 상태를 체크하라'는 이야기를 들었지만 대수롭지 않게 여기고는 전혀 신경을 쓰지 않았다. 간염보균이 얼마나 무서운 것인지 알았더라면 그토록 담담할 수 있었을까.

"입원은 무슨, 검사결과만 보러 왔습니다. 잘 알겠습니다."

이런 내 말에 간호사는 펄쩍 뛰면서 입원은 빠르면 빠를수록 좋다고 신신당부를 하였다.

'빠르면 빠를수록 좋다고? 별것도 아닌데 병원에서는 왜 이렇게 호들갑일까?'

결국 나는 꺼림칙한 마음이 가시지 않아 3일 뒤 정밀검사를 위해 입원을 했다. 간호사들의 안쓰러운 눈빛을 뒤로 한 채 혈액검사부터 초음파, 조직검사가 이어졌다. 검사를 하는 데만 열흘 정도 걸렸다.

검사를 마친 다음날이었다. 의사가 '바로 치료를 시작해야 한다'는 것이 아닌가. 허벅지 위쪽을 잘라 동맥을 따라 호스를 간까지 보내서 촬영을 하고 치료도 한다는 설명이었다. 뒤에 알게 되었지만 이것이 간암 환자에게 시술하는 동맥조영색전술이었다.

치료를 받고 나니 너무 힘이 들었다. 소화가 더 안 되고 가슴이 뜨끔거려 견디기가 힘들었다. 두 번 다시 이런 치료는 받지 말아야겠다고 생각할 만큼 고통스러웠다.

"다시 색전술을 하지 않으면 위험합니다"

색전술을 받은 지 이틀 후, 회사를 더 비워두면 안 되었기에 일으키기도 힘든 몸을 아내에게 겨우겨우 지탱해 약만 받아들고 퇴원을 했다.

한 달이 흘러 다시 병원에 입원을 했다. 검사를 통해 그동안의 경과도 보고 다시 치료를 받아야 했다. 이때 의사는 다시 색전술을 해야 한다는 게 아닌가.

"지난번에 너무 고생을 했는데… 다른 방법은 없을까요?"

그러자 의사가 버럭 화를 냈다.

"무슨 말씀을 하시는 겁니까? 그러려면 왜 입원을 하셨습니까?"

그때까지 우리들에게 정확한 병명을 얘기하지 않았던 의사는 조용히 아내를 불렀다.

"지금 남편분은 위험한 상태입니다. 색전술이라도 받지 않으면 몇 개월을 살지 알 수 없습니다."

"예?"

의사는 아내에게 간경화가 아니라 간암으로, 크기는 5cm가 넘는 것과 작은 종양이 두 개나 더 있다는 이야기를 했다. 이대로 두면 길어야 6개월을 못 넘긴다는 청천벽력같은 이야기였다.

처음에 색전술을 받으며 겪은 고통이 극심했던지라 지레 겁을 먹었지만 의사와 아내의 권유가 거듭되니 더 이상 뿌리칠 수는 없었다.

눈을 질끈 감고 다시 방사선과로 향했다. 불만에 찬 표정으로 너무 아프지 않게 해달라며 여의사에게 한마디 툭 던졌더니 여의사에게 충격적인 말이 돌아왔다.

"선생님, 혹시 무슨 병인지 아세요?"

"예? 간경화지요."

"이 약은 들어가서 닿기만 하면 나쁜 세포는 물론 정상세포까지 다 죽이는 독한 약입니다. 그래서 이 약이 위장으로 흘러들어가지 않도록 하지만 흘러 나온 약이 위로 들어가 위세포를 죽여서 그렇게 힘든 거예요."

한참을 알아들을 수 없는 단어를 써가며 설명하는 의사의 말을 곰곰이 되뇌여 보니 내 병은 간경화가 아니었다. 그건 바로 암이었다.

'그래, 암이구나. 그렇게 힘들었던 이유가 암이었어.'

그때서야 나도 내 병명을 알게 되었다.

색전술 다음날에는 예상했던 대로 심한 고통이 밀려왔다. 하지만 그것보다 힘든 건 내가 암에 걸렸고, 결국 죽을 수밖에 없을 거라는 극심한 공포였다.

회진을 하러 온 주치의에게 따져 물었다.

"제 병이 간경화가 아니고 암이군요. 안 그렇습니까? 선생님!"

이 말을 듣고서야 의사는 사실대로 말해 주었다.

암이라는 사실을 알고 나니 아이들 얼굴부터 자꾸 어른거렸다. 이제야 큰 아이를 대학 보내고 고등학교를 다니는 아이들인데, 어쩌나 하는 생각이 들면 저절로 눈물이 흘렀다. 절망 그 자체였고 사방이 어둠뿐이었다.

'좀 더 살아야 한다. 하지만 지금으로서는 방법이 없다!'

마지막 희망, 식이요법을 시작하다

내가 암에 걸렸다는 막막한 이야기를 알게 된 가족들이 여기저기 수소문까지 했고, 식이요법으로 암을 고친 사람들의 모임이 있다는 이야기를 했다. 그곳이 바로 BRM연구소의 재분화요법으로 암이 나은 환자들의 모임인 '밀알회'이다. 병원에서 이미 세상이 다 끝난 것과 같은 절망을 맛본 아내와 나는 식이요법으로 간암과 간경화를 이겨낸 사람들이 너무나도 많다는 사실에 들떠 있었다.

1991년 9월, 아내의 손에 이끌려 BRM연구소를 찾았다.

"색전술을 받으셨네요? 잘 하셨습니다. 병원 치료를 잘 받으셨으니 이제는 암줄기세포의 재분화를 돕는 식이요법을 함께 하면 간암은 얼마든지 좋아질 수 있습니다."

"정말 나을 수 있을까요?"

"예, 믿고 해보십시오."

병원에서는 돈이 드는 치료를 받으면서도 죽을 사람이라고 생각하는 것 같아 속상했는데, 얼마든지 살 수 있다는 말에 세상 모든 것을 얻은 아이처럼 기뻤다. 암이라는 이야기를 듣고 처음으로 꼭 살아야겠다는 용기가 불끈불끈 생겼다. 신념, 용기, 희망이 한꺼번에 밀려들었다.

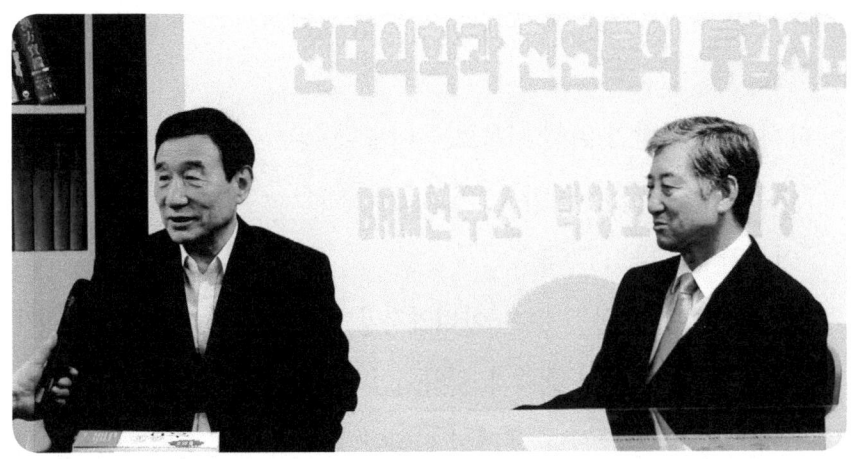

BRM연구소의 박양호 실장이 짜준 식단표는 내게 생명줄이었다. 현미잡곡밥에 자연식 식사를 하면서 녹즙 재료와 기능식품에 대한 믿음이 생겨서 그 길로 이미 나는 반 나은 사람이었다. 새삼 건강에 대한 감사함도 느끼고, 살아야겠다는 엄청난 의욕이 생겨나니 녹즙도 잘 챙겨 마셨다.

시골생활하며 식이요법으로 줄어든 암

다음날부터 맑은 공기를 쐬고 직접 기른 신선한 채소로 녹즙을 만들어 마시며 치료하려는 생각으로 여동생이 사는 경북 봉화로 아내와 함께 내려갔다. 이때만 해도 녹즙 기계가 제대로 보급되지 않아 끼니때마다 녹즙을 찧고 빻느라 아내의 고생이 이만저만이 아니었다. 지금 생각해도 눈물 나도록 고맙기만 하다.

2개월의 시간이 그렇게 흘렀다. 시골에서의 생활은 평온했고 별 통증 없이 식사도 잘 하는 편이어서 내가 암환자라는 사실만 빼면 꼭 여행을 간 것 같았다.

다시 검사를 받기 위해 서울로 돌아왔다.

"좋은 일이 있을 것 같아요. 여보."

"어, 그러게! 나도 그래."

내심 걱정이 안 되는 것은 아니었지만 병원에 가는 발걸음이 왠지 마음이 편안했다. 다시 검사가 시작되었다. 혈액검사에서 CT검사까지 몇 가지 검사를 받은 결과, 생각이 현실이 되었다. 작은 종양 두 개는 이미 없어졌고, 5cm였던 큰 종양이 3.8cm로 줄어 있었다.

'식이요법을 시작한 지 불과 2개월 만에 이런 엄청난 변화가 일어나다니!' 스스로도 믿기 힘든 결과였고, 의사로서는 더욱 그랬다. 저절로 '하나님'이라는 말이 목구멍까지 차올랐다.

'이제 살 수 있구나, 살았구나!'

색전술과 재분화요법, 신앙의 앙상블로 완치되다

다시 2개월 뒤 3.8cm였던 암은 1cm가 더 줄어드니 자꾸자꾸 투병 의지가 솟았다. 이렇게 큰일을 겪으면서 또 하나의 변화는 굳건한 신앙심을 갖게 된 것이다.

식이요법으로 몸이 좋아지다 보니 한번 더 확인을 해보고 싶었다. 그래서 다니던 병원 말고 다른 병원을 찾아 검사를 받았다. 그랬더니 2cm 정도의 종양이 남아 있다면서 다시 색전술을 권하는 게 아닌가. 색전술을 생각만 해도 너무 끔찍하였다.

검사서를 들고 BRM연구소의 박양호 실장을 찾았다.

"색전술을 다시 받으시려구요?"

"예, 의사가 권하는데 어떻게 해야 할까요?"

박양호 실장의 말은 '암이 거의 괴사한 것이나 다름없으니 기다려보자'는 것이었다. 자국만 남아 있을 수 있으니 시간이 지나면 완전히 사라질 것이라는 말도 덧붙였다.

검사를 받고 나서는 식이요법에 더욱 전념했다. 연구소에서 하라는 대로 한치의 오차도 없이 지켰다. 몇 개월 뒤 경과를 확인하기 위해 영등포에 있는 유명 방사선과를 찾았다.

"건강합니다!"

검사결과를 보러 간 날, 백발이 성성한 의사가 웃으며 말했다.

'이제 됐구나!' 싶어 기쁨의 큰 숨이 나왔다. '이런 날이 내게도 오는구나!' 얼마나 기다리던 순간이었던가. 그리고 3년 뒤, 내 몸에는 B형간염 바이러스 표면항원이 사라지고 항체까지 생겼다.

몸속 암이 마음으로 전이되지 않아야 낫는다

암이 발병하고 식이요법을 시작하면서 나는 내 인생에서 가장 철저하게 생활하였다. 내 생애 어느 때보다 적극적이고 열심히 식이요법을 하였고 다시 건강을 되찾았다. 건강을 완전히 되찾은 후로는 약

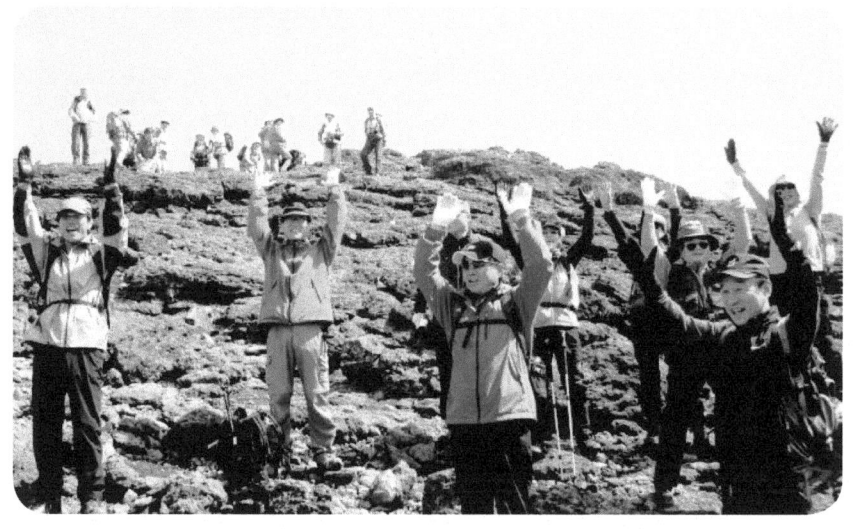

간의 술도 마신다. 식사도 편안하게 한다. 다만 녹즙에 효모, 버섯균 사체는 꼭 챙겨 먹고 하루도 거르지 않고 운동을 열심히 한다.

일흔을 훌쩍 넘긴 지금도 나이에 비해 젊어 보이고 건강해 보인다는 인사를 자주 듣는다. 오늘도 사무실에 나와 열심히 일하고 있다. 사는 게 하루하루 즐겁다. 간암 말기 판정부터 완치까지 인연을 맺은 BRM연구소의 목동지회를 운영하며, 일흔이 넘은 나이에 블로그를 배워 간암 완치 투병담을 틈틈이 글을 써서 블로그(blog.naver.com/aks0911)에 올리는 재미에 푹 빠져 있다.

그동안 방송은 물론 신문, 잡지, 책 등에 소개된 내 이야기를 본 환자들에게 연락도 자주 온다. 예전의 나처럼 암으로 투병하는 환자들에게 하고 싶은 이야기는 신체의 어느 부위에 암이 걸렸다는 사실이 무서운 게 아니라, 마음에 암이 걸리면 그건 어떤 방법으로도 치료하지 못한다는 것이다. 몸속의 암이 마음속으로 전이되는 것만은 꼭 막아야 나을 수 있다.

그리고 내 몸은 내가 잘 알아야 한다. 암을 알아차린 것은 늦었지만 스스로 암에 대해 공부하고 치료법을 스스로 결정하면서 나는 내 몸 속의 소리를 들었다. 낫고 있음을, 암이 몸 밖으로 빠져 나가고 있음을 나 스스로 느꼈다.

1991년 암이 발생했던 때보다 오늘의 나는 오히려 더 평범하고, 대담하고, 담담하게 살아간다. 항상 즐거운 마음으로 사람들을 만나 웃으며 대화를 나눈다. 나를 필요로 하는 환자들과 상담을 하고, 이런 기본적인 생활을 즐기는 것만으로도 나는 지금 행복하다.

04 20cm 간암이 사라졌다

> 내가 항암치료나 수술을 하지 않고 간암을 이겨낼 수 있었던 것은 모두 재분화요법 덕분이다. 건강을 회복하고 나서는 5년 전, 번잡한 서울을 떠나 충남 서산으로 이사했다. 물론 기꺼이 내 뜻을 따라 준 아내가 있었기에 가능했다. 올해는 동네 이장이 되어 더욱 마을에서 바삐 지내고 있다.
>
> 황효철(70· 충남 서산시 운산면 여미리)

"미루지 말고 당장 큰 병원에 가보셔야 합니다."

평소 병원에 가기를 끔찍이도 싫어하던 나는 2004년 2월 무렵부터 몸이 안 좋아졌다. B형간염이 있는데 나른하고 매사 의욕이 없는 정도가 심했다. 아이들이 보기에도 아빠가 어디가 아픈가 싶어 자꾸 걱정을 했다. 가족들의 성화에 영등포에 있는 작은 동네병원에 가니 종합검진을 권해, 여러 가지 검사를 받고 왔다.

내키지는 않았지만, 이왕에 받은 검사이니 며칠 뒤에 결과를 보기 위해 병원을 찾았다. 누가 등이라도 떠미는 것처럼 쭈뼛거리며 진료실에 들어섰다. 그런 나를 보며 의사는 진료의뢰서와 검사결과를 주었다.

"미루지 말고 당장 큰 병원으로 가보셔야 합니다."

하지만 이번에도 나는 병원에 가는 것이 내키지 않아 자동차 트렁크에 진료의뢰서와 검사결과를 넣어둔 채 6개월이라는 시간을 보냈다. 그러면서도 건강을 신경 쓰기는커녕 마음 한구석이 무거우니 평소보다 더 많은 술을 마셔댔다. 사실 아프기 전부터 거의 매일이다시피 술을 마셨다. 주변에서도 1년이면 366일 술을 마신다는 우스갯소리를 할 정도였다. 간이 나빠질 수밖에 없는 것이 술을 마시면 밥을 안 먹고 공복에 마시는 경우가 많고, 안주도 거의 먹지 않는 게 습관이 됐다.

몸이 계속 나빠져서 더 버티지 못하고 집에서 가까운 유명 종합병원을 찾은 것은 2005년 1월의 일이다. 검사를 받고 나서 나는 먼저 집으로 돌아왔고, 이때 의사는 가족들을 불러 간암이 무려 20cm에 이르는 큰 암덩어리가 있는 말기 간암으로, 길어도 3개월을 살기 힘들다는 이야기를 했다.

집에 온 아들에게 "의사가 뭐라고 하더냐?"고 물으니 아버지 성격을 잘 아는 아들은 숨기지 못하고 그대로 들은 이야기를 털어놓았다. 아들의 입에서 '간암 말기'라는 소리를 듣는 순간, 몸을 일으킬 수조차 없는 충격에 휩싸였다.

정확한 진단을 받고 나니 몸이 반란이라도 일으키듯 통증이 심해졌다. 그럴 때마다 병원에서 준 진통제를 먹으며 고통 속에서 버텨야 했다.

'다른 사람도 아닌 내가 간암 말기라니! 치료할 아무런 방법조차 없다니!' 믿기지 않는 현실, 그러나 방법이 없다는 데는 어찌해 볼 도리가 없었다. 어느 정도 마음의 정리를 한 채 지낼만한 요양원을 찾아다녔다.

수술도, 간이식도 안 되는 간암 말기라니!

겉으로는 내색 안 해도 속으로는 마음정리를 하고 있다는 것을 모르는 아이들이 삼성의료원에 가서 다시 검사를 받아보자고 했다. 이름이 많이 알려진 특진의사를 찾아 검사를 받았지만, 결과는 달라지지 않았다.

"수술도 안 되고, 간이식도 안 되는 상태입니다. 해볼 수 있는 것은 동맥조영색전술뿐입니다."

유일하게 해볼 수 있는 방법이라는 말에 색전술을 받기로 했다. 설명을 들으니 입원한 다음날 색전술을 하고, 그 다음날에 퇴원을 할 수 있다고 했다. 오래 입원해야 하는 것이 아니라니 그만하면 크게 고통스럽지 않은 방법인 줄만 알았다.

하지만 색전술을 받고난 후에는 일어나지도 못할 정도로 복수가 차서 고생했다. 색전술을 받은 날 저녁, 아이들이 퇴근해서 날 보러 왔는데, 그만 쓰러지고 말았다. 나중에 깨어나서 보니 쓰러져서 3~4시간 정신을 못 차렸다고 했다.

꼬박 1주일을 병원에서 지낸 나는 의사에게 '죽더라도 집에 가서 죽고 싶으니 제발 퇴원시켜 달라'고 했다.

"일단 몸을 추스르신 다음, 20일 정도에 한번은 색전술을 받는 게 좋습니다."

요양원에서 식이요법을 하며 보낸 5개월

고통스러운 색전술을 받고 나니 주변정리를 해놓고 싶어 고향인 거제도로 향했다. 부모님께서 물려주신 얼마간의 땅을 팔아서 세 아이 앞으로 나누어 주었다.

고향집에 잠깐 머무르는 동안 아는 이들이 문병을 오기 시작했다.

그것도 하루 이틀이지 아픈 모습을 보이는 것이 마음이 편치 않아 조용히 지낼 수 있는 곳을 찾기로 했다.

여기저기 알아보는 과정에서 강원도 원주 문막에서 요양이 가능한 곳을 찾게 됐다. 아내와 함께 그곳에서 지내면서 자연식과 운동을 해볼 요량이었다. 요양하러 떠나기 전에 삼성병원 진료를 받았는데, 나를 본 의사는 다시 색전술을 하자고 했다. 하지만 나는 단호하게 말했다.

"안 됩니다. 색전술을 받더라도 이길 수 있는 힘이 있을 때 받겠습니다."

병원에서 나오는 길로 바로 차를 타고 문막으로 향했다. 요양 중인 환자가 12명가량 있었는데, 그 중 내 상태가 제일 나빴다.

이즈음 서울에 있는 아이들이 인터넷을 통해 식이요법으로 간암이 나은 환자들의 사례를 접했고, BRM연구소도 알게 되었다. 내 진료기록을 가지고 식이요법 상담을 받은 아들이 식이요법 식단과 간암에 좋다는 선학초나 인진쑥 등 여러 가지 천연물을 달인 물 등 몇 가지 보조식품을 가져왔다.

연구소에서 알려준 암환자의 금기음식, 권장음식을 붙여놓고 잘 지켰다. 반찬은 싱겁게 먹고 화학조미료는 쓰지 않았다. 다만 바닷가가 고향이니 생선은 워낙 좋아했고, 고기 반찬도 가리지 않고 잘 먹었다.

녹즙은 식전에 하루 3번 만들어 마셨는데, 아내의 고생이 이만저만이 아니었다. 환자랍시고 내가 내는 짜증을 다 받아주며 민들레가 좋다는 말에 시간만 나면 민들레를 캐러 다녔다. 캐온 민들레는 오염 물질을 없애기 위해 다듬어서 식초에 담갔다가 깨끗이 씻어 즙을 내곤 했다. 이때 민들레만 즙을 내면 양이 적고, 써서 마시기 어려우니 신선초, 케일, 미나리, 쑥 등에 사과 같은 과일을 넣어 녹즙을 냈다. 녹즙은 거의 2년 동안 꾸준히 마셨다.

크기가 줄어들기 시작한 암 덩어리, 드디어 완치되다

식이요법을 하면서 조금씩 기운을 차릴 수 있었다. 처음 요양하러 갈 때는 꼼짝달싹 못하고 차에 실려갔지만 5미터, 10미터, 50미터, 100미터 하는 식으로 조금씩 운동거리를 늘려 몇 개월이 지날 무렵에는 작은 산을 한 바퀴 돌 수 있는 체력이 됐다. 요양 5개월이 되면서는 직접 운전을 해서 원주 시내도 나가고 서울에도 일이 있으면 운전을 해서 다녀왔다.

간암 말기라는 진단을 받은 지 8개월 만인 9월, 삼성병원에 진료를 보러 갔다. 몇 가지 검사를 받고 나서 결과를 보기 위해 의사와 마주 앉았다.

"어떻습니까? 제가 다시 입원을 해야 됩니까?"

"입원할 필요는 없습니다."

의사의 말에 내 상태가 좋아진 것인지, 나빠진 것인지 구분이 안 돼 잠시 정적이 흘렀다.

의사가 다시 물었다.

"그동안 뭘 드셨습니까?"

대체의학에 배타적인 의사들이 많았기에 식이요법을 했다는 사실을 말하지 못하고 고향에 가서 몇 개월 지내다 왔다고만 했다.

"한 달 후에 다시 오셔서 검사를 다시 받아 보세요."

자세한 설명은 없었지만 일단 몸이 좋아졌구나 싶어 안심이 됐다.

이후로는 2개월마다 정기검진을 받았다. 병원에서는 상태가 조금 나아지니 다시 색전술을 권했다. 하지만 식이요법에 대한 믿음이 있었기에 흔들리지 않았고, 결국 쉽지 않았던 암과의 싸움에서 벗어날 수 있었다.

처음에는 20cm이던 암 덩어리가 12cm로 줄고, 식이요법을 한 지 1년이 되어갈 무렵에는 이것도 깨끗하게 궤멸됐다는 진단을 받았다. 2개월마다 받던 검진은 3개월 간격으로, 다시 4개월, 6개월 간격으로 점차 기간을 늘려서 받게 됐다.

암줄기세포의 재분화를 돕는 식이요법으로 건강을 회복하고 나니 다시 일을 해야겠다 싶어 아들에게 맡겼던 공장을 다시 운영하기 시작, 6년을 더 일했다.

의욕 넘치는 마을이장으로 사는 요즘생활

그러고 나니 번잡한 도시를 벗어나고 싶은 마음에 여러 곳을 다녀 보다가 충남 서산에서 마음에 드는 여미리 마을을 발견했다. 물론 기꺼이 내 뜻을 따라 준 아내가 있었기에 가능했다. 도시에서 나고 자란 아내였지만 서산으로 내려가자는 말에 반대하지 않고 흔쾌히 허락했다.

내가 항암치료나 수술을 하지 않고 간암을 이겨낼 수 있었던 것은 모두 재분화요법 덕분이다. 건강을 회복하고 나서는 5년 전, 번잡한 서울을 떠나 충남 서산으로 이사했다. 올해는 동네 이장이 되어 더욱 바빠졌다.

서산에 내려온 첫 해는 운산면 여미리 4반 반장으로 마을 일을 시작했고, 다음해는 여미리의 총무를, 올해는 여미리 이장으로 마을 일을 보고 있다.

어르신들이 많은 농촌이라서 크고 작은 마을 일과 잡일을 하다 보면 하루가 훌쩍 지나간다. 사실 이장은 도시에서의 통장과 비슷한 데도 하는 일은 거의 동장 수준이다. 오늘만 해도 오후에는 중요한 동네사업 심사가 있어 준비할 것이 많다.

하루하루 헛되지 않게 살고파

매일 새벽, 눈을 뜨면 닭 모이를 주고, 텃밭 일을 한다. 작은 텃밭농사지만 꽈리고추, 대추, 고구마, 감자, 들깨 등을 조금씩 길러 자식들에게 주고, 이웃과도 나누어 먹는다. 그래도 남는 농산물은 농협 공판장에 내다 팔고 있다.

지금의 내 생활은 서울에서 살 때와는 딴판이다. 도시에서는 같은 아파트, 같은 층에 살아도 얼굴조차 잘 모르고 산다. 어쩌다 엘리베이터를 타서 이웃을 만나더라도 인사를 나누는 사람이 얼마나 될까. 물론 문화생활을 즐기는 데는 도시가 편리하지만 시골에서는 사람과 어울려 사는 일이 자연스럽다. 바쁘고 어려울 때 서로 돕는 이웃 사이가 살갑다. 품삯을 주고받는 대신 서로 품앗이를 해서 농사일을 해결한다.

내가 이곳에 터를 잡고 사니 자식들도 자주 내려와 자식, 손자에 15명이 북적북적일 때면 사람 사는 것 같다. 또 도시에 사는 지인들이 시간만 나면 놀러 와서 며칠씩 묵고 간다. 1년 내내 손님이 끊이지 않으니 시골에 살아도 외로울 틈이 없다

사실 아프기 전에는 시골에서 올라와 어렵게 살아와 자식, 아내 챙길 여유 없이 일만 했다. 아프고 나서야 가족의 소중함, 고마움에 가슴이 메었다. 이웃에 대한 고마움도 크고 헛되지 않게 살고 싶다는 생각으로 하루하루를 산다. BRM연구소 박양호 연구실장님과 강동지회장님께도 감사한 마음뿐이다.

암으로 고생하는 환자들에게는 병을 이겨낼 수 있다는 의지와 긍정적인 생각, 그리고 몸이 허락하는 범위에서 운동을 꾸준히 하면 희망이 있다는 이야기를 하고 싶다. 내 투병경험이 조금이라도 보탬이 된다면 기꺼이 이야기를 들려드리려고 한다.

05 난소암 수술 후유증, 식이요법으로 다스렸다

> 3개월 동안 철저하게 식이요법과 운동, 기도로 생활하니 통증이 줄어 진통제를 하나씩 끊을 수 있었다. 병원에서도 치료방법이 없다고 했던 몸이 얼마나, 어떻게 좋아진 것일까? 2005년 2월 13일, 병원에 가니. 검사결과를 본 의사가 깜짝 놀라며 "지난번보다 폐색이 덜하고 50% 이상 좋아졌는데, 어느 병원에서 치료를 하고 있느냐?"고 했다.
>
> 장귀숙(51·경기도 성남시 수정구)

난소암이라는 병마와 맞닥뜨린 2004년

배가 살살 아프면서 하혈이 시작된 2004년 2월, 그전부터 자주 배가 살살 아프면서 변비가 생기는 증상으로 대장조영술을 받았지만 아무런 이상이 없었다. 그전에는 정상적이던 생리가 1월에는 없더니, 생리기간이 아닌데도 하혈이 심해졌다. 잔뜩 불안한 마음으로 동네 산부인과를 찾았다. 복부초음파 검사를 하고 나니 의사는 "갱년기 증상으로 하혈이 심할 수 있다."며 대수롭지 않게 말했다. 괜찮아질 거라는 그 말을 듣고 집으로 돌아왔다.

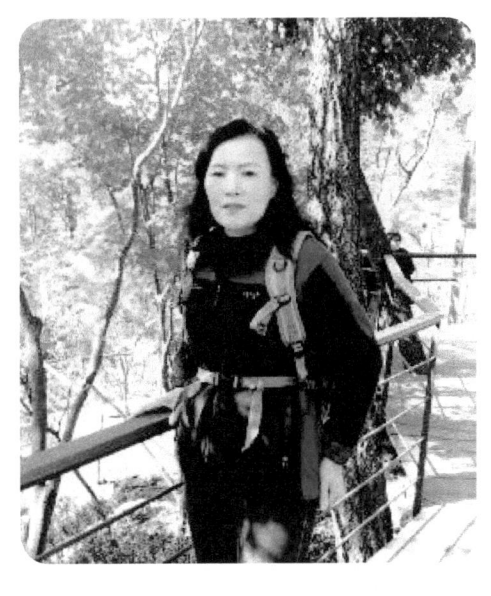

하지만 하혈 증상은 수그러들지 않고 계속됐다. 20여 일 하혈을 하다 보니 체중이 7~8kg이 빠지고 만성피로감이 심해 다들 어디 아프냐고 했다.

이런 나를 보다 못한 언니가 분당에 잘 보는 산부인과가 있다며 가보라고 했다. 병원에 가서 다시 복부초음파를 받았다. 복부초음파를 하던 의사가 진료 도중에 더 큰 유명 종합병원으로 "급한 환자를 보내겠다."며 전화를 했다.

깜짝 놀란 나는 "왜 그리 가야 하느냐?"고 물었다.

"난소에 혹이 보이니 큰 병원에 가서 정밀검사를 받고 설명을 들어보시는 게 좋겠습니다."

걱정스러운 마음으로 바로 분당에 있는 종합병원으로 향했다. 병원에 도착해 접수를 하고, 받으라는 검사를 받았다. 다음날, 결과를 보기 위해 가니 난소에 암이 있고, 악성암일 가능성이 70%라는 청천벽력 같은 소리를 했다.

그렇게 난소암이라는 병마는 2004년 4월 초, 소리 없이 나를 찾아와 자신의 존재를 내게 각인시켰다. 건강할 때는 그저 남의 일로만 생각했던 암이, 내 일이 되었다. 42살의 나이에 암이라니! 그대로 받아들이기가 힘들었다.

왜 하나님께서는 열심히 살아온 나에게 큰 시련을 주시는 걸까? 두 눈에 하염없이 눈물이 쏟아졌다. 사랑하는 아들을 위해서 모든 걸 극복해야 한다는 생각뿐이었다.

"하나님, 제발 수술 잘 받고 건강한 모습으로 퇴원하게 해주세요!"
차차 마음이 편안해지고 새로운 새 삶의 희망이 생겼다.

난소암 CT 검사를 한 결과, 다행히 전이된 곳은 없었다. 하지만 난소암은 수술 후 전이가 많이 찾아오니 난소, 나팔관, 자궁까지 모두 적출하는 수술을 하는 게 좋다고 했다.

복강경으로 난소암 수술을 받다

암이라는 진단을 받고 나서 빠르게 잡은 수술날짜는 4월 30일, 아직 젊으니 복강경 수술로 하면 수술자국이 적다는 의사의 말대로 복강경 수술로 결정했다.

드디어 수술 당일, 계속되는 출혈로 지혈제를 맞고 수술실로 들어갔다. 마취에서 깨어났을 때 의사의 목소리가 들려왔다.

"수술이 잘 되었습니다!"
그 말에 나도 모르게 기쁨의 눈물을 흘렸다.

하지만 수술을 마치고 나서도 계속 배가 살살 아파 진통제를 복용했다. 의사나 간호사에게 물어보면 "수술 후에는 아플 수 있다"고만 할 뿐 자세한 이야기를 들을 수 없었다. 그렇다고 병원에 계속 입원해 있을 수는 없는 노릇이라 5월 10일 퇴원했다.

집에 와서는 배가 아픈 증상이 더 심했다. 특히 새벽이면 애를 낳을 때의 통증보다 50배는 넘는 듯한 아픈 통증이 찾아왔다. 배를 쥐어짜듯이 아프기 시작하면 숨조차 쉬기 힘들 정도였다.

"장에 이상이 있다는 말, 못 들으셨어요?"

어느 날, 더는 심한 통증을 참지 못하고 새벽에 수술을 받은 병원의 응급실에 실려갔다. 응급실에서도 내 증상이 수술의 후유증으로 보인다는 말뿐이었고, 통증이 심해 진통제를 맞아도 효과가 없으니 부인암센터로 입원하도록 했다. 나를 수술했던 의사 또한 배가 계속 아픈데도 이렇다 할 설명을 해주지 않았다. 답답한 마음에 회진을 도는 젊은 레지던트에게 "도대체 왜 배가 계속 아프냐?"고 물었다.

"장에 이상이 있다는 설명, 못 들으셨어요?"

장이라니? 뭔가 수술하면서 이상이 생긴 것이 분명했다. 그때서야 의사와 간호사들이 나와 가족들이 물을 때마다 쉬쉬하면서 제대로 설명하지 못한 이유가 이거였구나 싶었다.

다음날 주치의의 회진 시간만을 기다렸다. 드디어 회진 시간, 의사에게 "내 장에 이상이 있느냐?"고 물었다.

의사는 당황하는 표정으로 "누가 그런 말을 했느냐?"고 오히려 되물었다. 주치의 옆에 있는 레지던트를 손으로 가리키며 "사실대로 말해 달라"고 했다.

하지만 주치의는 "잘못 안 것"이라며 잡아뗐다. 내게 사실을 말해준 레지던트는 큰 소리를 듣는 듯했고, 이후 회진에서는 그 레지던트의 모습을 볼 수 없었다.

통증이 심하니 진통제를 계속 맞으면서 금식했다. 콧줄을 끼고 20여 일을 입원해 있으니 통증이 좋아져서 퇴원을 결정했다.

새벽마다 응급실행, 외과진료로 알게 된 장 유착

하지만 집에 돌아와서도 새벽 1시만 되면 극심한 복통이 찾아와 매일 응급실에 가야 했다. 내 주치의는 계속 수술을 했던 그 의사였다. 고심 끝에 주치의에게 "장의 상태를 확인해야 하니 외과 진료를 보게 해달라."고 요구했다. 의사가 이 말을 귀담아 듣지 않기에 "그렇다면 나도 살아야 하니 다른 병원으로 가겠다."는 말을 한 후에야 외과진료를 볼 수 있었다.

외과의사에게 내내 궁금했던 부분을 물었다.

"난소암 수술한 다른 환자들은 이러지 않던데 왜 저만 통증이 심할까요?"

그러자 "부인암센터 의사에게 설명을 못 들었느냐?"는 대답이 돌아왔다.

"복강경 수술을 하는 중에 장 유착이 생겼습니다. 지금은 장 폐색까지 와서 상태가 심하니 콧줄과 금식, 수액, 진통제로 버티는 수밖에 없습니다. 지금으로선 3개월도 어렵습니다."

"수술 도중에 그랬으면 왜 가족이나 환자에게 아무런 이야기를 하지 않았을까요?"

내 말에 외과의사는 '수술로 인해 장 유착이 되더라도 의료진과 병원에는 아무런 책임이 없다는 내용에 사인한 것을 컴퓨터로 보여 주었다. 그런 동의서에 가족 중 누가 사인을 했을까 싶었다. 나중에 알고 보니 수술하는 동안, 밖에서 기다리는 남편을 불러 수술 전에 쓴 동의서 외에 다시 동의서를 한 장 더 쓰게 했다고 한다. 남편에게 이런 사실을 확인하니 "빨리 사인을 안 하면 환자 죽는다."고 해서 수술 전에 수술동의서가 하나 더 필요한 줄 알고 내용을 읽어보지도 않고 사인을 했다는 게 아닌가.

그제서야 왜 통증이 사라지지 않는지 알게 된 나와 가족들은 무책임하게 방관으로 일관한 의사에게 화가 났다. 남편이 수술을 했던 부인암센터 의사에게 찾아가 한바탕 항의하는 소란이 일었다. 그로부터 1주일 후, 그 의사는 돌연 해외연수를 떠나버렸다.

수술을 한 의사는 떠나면 그뿐일지 모르지만 나는 계속 장 유착과 폐색으로 고통에 시달려야 했다. 물 한 모금도 못 넘기니 콧줄을 달고 진통제만 투여할 뿐이었다. 외과의사는 방법이 없는 내가 안쓰럽다며 다른 병원에 가서 진료를 받아보라고 의뢰서를 끊어 주었다.

이 병원에서 저 병원으로, 다시 수술한 병원으로

수술한 병원에서 4개월을 고생한 나는 8월 30일, 그동안의 검사결과를 챙겨 삼성의료원에 갔다. 내가 가져간 기록과 삼성의료원에서 새로 받은 검사결과를 확인한 의사가 입을 열었다. "이것은 수술한 병원에서 책임을 져야지 저희 병원에서 어떻게 해볼 치료방법이 없습니다. 안타깝지만 다시 수술한 병원으로 가시는 게 좋겠습니다."

한가닥 희망을 걸어봤지만 방법이 없다는 말을 듣고, 다시 수술한 병원에 입원해 콧줄을 달았다. 하지만 포기할 수 없었던 가족들이 다시 서울아산병원에 가보자며 나를 설득했다.

11월 2일 서울아산병원 진료실, 가져간 검사결과와 서울아산병원에서 새로 받은 검사결과를 비교한 의사의 말은 냉정했다.

"며칠 남지 않은 환자를 왜 진료의뢰서를 끊어 보냈는지, 그 병원도 참 양심이 없습니다. 저희로서도 어떻게 치료할 수 없으니 수술한 병원에 가실 수밖에 없습니다."

이 병원, 저 병원 내로라하는 병원을 전전하는 동안 지칠 대로 지쳐갔다. '이대로 있다가는 아무런 정리도 못하고 눈을 감을 수도 있겠구나.' 싶은 마음에 집으로 가서 마지막 정리를 하기로 했다.

다음날인 3일, 힘들게 새벽기도를 다녀오는데 언니와 형부가 마지막으로 혹시 가고 싶은 곳이 있으면 데려다 주겠노라고 했다. 시골에 계시는 아버지에게 마지막 인사라도 해야지 하는 마음으로 언니와 함께 고향인 경북 안동으로 갔다. 다시 서울로 올라온 밤 10시에 나는 의식을 잃고 쓰러지고 말았다. 119 구급차에 실려 수술한 병원 응급실에 입원했다. 누워 있는 나를 두고 '오늘밤 12시를 못 넘긴다'는 말도 들려왔다. 살려고 그랬는지 통증은 심해도 정신은 있었다.

다시 시작된 지긋지긋한 병원 생활, 12월 14일 '병원에서 죽느니 집에 가서 죽는 게 낫다.'는 마음으로 퇴원을 해버렸다.

퇴원 후 기도, 운동하며 천연물 요법에 매달리다

'이제 나의 삶은 마지막이구나!'
병원이 아닌, 하나님과 식이요법에 의지해 기적을 찾기로 했다. 태어나면서부터 신장염이 있었던 나는 이미 식이요법으로 신장이 건강해졌기에 주변에서 '그래도 병원에서 치료해야 하는 것 아니냐?'고 들 해도 망설임은 없었다.

BRM연구소의 식이요법 프로그램대로 자연식을 하면서 로얄젤리, 버섯균사체, 효모, 해조, 유산균, 녹즙 등 여러 가지 건강보조식품을 열심히 먹었다. 육식을 하면 가스가 많이 차서 괴로우니 채소 위주의 반찬에 잡곡밥을 소식했다. 아침 겸 점심을 11시에 먹고, 저녁을 오후 5시에 일찍 먹었다. 장에 가스가 차지 않도록 유산균을 하루에 20~30포씩 먹었다.

또한 날마다 통증으로 복대를 한 배를 부여잡은 몸으로 새벽기도를 하고, 저녁마다 한 시간씩 걸었다. 집에서 가까운 학교운동장 400미터를 도는데 40분이 넘게 걸렸다. 통증이 심할 때는 퇴원하면서 병원에서 알려준 대로 직접 배에 진통제 주사를 놨다.

3개월 동안 철저하게 식이요법과 운동, 기도로 생활하니 통증이 줄어 진통제를 하나씩 끊을 수 있었다. 병원에서도 치료방법이 없다고 했던 몸이 얼마나, 어떻게 좋아진 것일까?

2005년 2월 13일, 병원에 갔다. 검사결과를 본 의사가 깜짝 놀라며 "지난번보다 폐색이 덜하고 50% 이상 좋아졌는데, 어느 병원에서 치료를 하고 있느냐?"고 물었다.

"그냥 집에 있었습니다."

의사는 "그럴 리가 없다"며 내 말을 그대로 믿지 않았다.

오늘도 감사합니다!

지긋지긋한 통증을 떠나보내기까지의 일을 쭉 떠올려 볼 때가 있다. 하나님께서 나를 시험하셨던 그 시간들에 감사하다. 물론 지금도 장 유착이 있으니 매일 아침 2시간씩 화장실에 앉아 복부마사지를 1시간 넘게 하면서 배변하느라 고생하는 것은 여전히 내가 감당해야 하는 몫이다.

암에 걸렸을 때는 저녁에 눈을 감으려면 죽음이 보였다. 눈을 감고 잠들면 죽을까봐 불안하다. 마음이 초조하고 불안하니 기독교든, 불교든 마음을 편안하게 가질 수 있는 신앙을 갖는 것이 투병에 도움이 된다. 모태신앙이면서 기독교인이지만 새벽기도 한 번 안 하던 나였지만 통증으로 울며불며 새벽기도를 시작한 후로는 모든 것을 받아들이게 되었다. 아침에 눈을 뜨는 것도 감사하고, 먹을 수 있는 것도 감사했다.

운동도 중요하다. 기력이 없어도 집에서만 우울해 하지 말고 밖으로 나가 산책을 하고 움직여야 한다. 주민센터에서 많이 하는 웃음치료, 노래교실이라도 좋다.

요즘 나는 다시 태어났다는 마음으로 산다. 받은 만큼 나누기 위해서라도 더 건강해져야 한다. 가족들에게도 감사한 마음이 넘치니 화를 낼 일이 없다. 통증이 심할 때는 제 정신이 아니어서 식구들에게도 화를 내고, 밥그릇까지 던지던 못난 나를 다 받아준 사람들이니 소중하고 감사하다. 더 건강해지면 호스피스 병동에 가서 환자들을 위해 지내고 싶다는 생각도 많이 한다.

06 수술 않고 사라진 간암과 간경화

> 간에 자리 잡은 암이 존재를 드러낸 것이 그 무렵이었다. 하필 2011년 6월의 정기검진을 차일피일 미루다 거르고, 11월 정기검진을 받으러 갔다가 간암 진단을 받은 것이다. B형간염 바이러스 감염 사실을 안 것이 1992년이니, 19년 만의 일이다.
>
> 김종우(59·전남 순천시 연향2로)

간염예방접종 도중에 B형간염 바이러스에 감염

군대에서 군법무관으로 있던 1992년, 그동안 미뤄왔던 간염예방접종을 받았다. 3번에 걸쳐 받으라고 해서, 2번 맞고는 3번째 맞으러 갔다가 간염 바이러스에 감염된 사실을 처음 알게 됐다. "예방접종을 하는 중에 감염된 특이한 경우인데, B형간염 바이러스에 감염된 보균 상태입니다. 아직은 비활동성이지만, 정기적으로 간에 이상이 생기는지 확인해야 합니다."

이후로는 6개월마다 진료를 보면서 간의 이상 여부를 확인하며 생활했다. 그때만 해도 '간염'이라는 존재를 대수롭지 않게 여겼기에 크게 신경을 쓰지는 않았다.

그로부터 10년쯤 지난 2000년대 초반, 병원에서는 B형간염이 '활동성'이 되었다며 더 주의해야 한다고 당부했다. '활동성'이라는 말이 주는 불안한 마음 때문에 간에 좋다는 식이요법을 자세히 알아보던 중, BRM연구소를 찾게 되었다.

연구소에서는 식습관에 신경 쓰면서 녹즙과 건강보조식품을 먹기를 권했고, 그대로 해보기로 했다. 하지만 만성피로 등 증상이 심할 때는 식이요법을 좀 하다, 증상이 나아지는 듯하면 식이요법을 게을리 했다. 담배는 안 피웠지만 해오던 버릇대로 술은 여전히 많이 마셨다. 사실 주변에서 알아주는 애주가인 나는 반주도 즐기고, 앉은 자리에서 소주 6병 정도는 거뜬히 마셨다. 술 마신 다음날이면 몸이 부대끼면서도 그때뿐, 다시 술 약속을 잡을 정도로 몸을 혹사시켰다. 그나마 6개월마다 해야 하는 정기검진은 빼놓지 않는 것이 유일한 건강관리일 정도였다.

19년 만에 간경화, 간암 진단을 받다

간에 떡하니 자리 잡은 암이 존재를 드러낸 것이 그 무렵이었다. 하필 2011년 6월의 정기검진을 차일피일 미루다 거르고, 11월 정기검진을 받으러 갔다가 간암 진단을 받은 것이다. B형간염 바이러스 감염 사실을 안 것이 1992년이니, 19년 만의 일이다.

정기검진을 가서 혈액검사를 먼저 하니, 알파성태아단백(a-FP) 수치가 높다고 했다. 초음파 검사를 하던 중에도 간에 이상이 필요하다며 더 큰 종합병원에 가서 정밀검사를 해보라는 게 아닌가. '이번에는 정말 문제가 생겼구나!' 싶은 마음에 바로 유명 종합병원으로 가서, 간질환 전문의로 이름이 알려진 의사에게 진료를 받았다.

"CT검사결과에서 간에 이상이 보입니다. 다시 MRI를 촬영해 봐야 정확합니다."

```
초음파 검사Abd. Sonogram[2011년 11월 1일 검사]
Poor echo window
2.93*2.42*2.71cm round hypoechoic nodule with peripheral halo on RT liver -R/O HCC
Fatty liver and coarse liver echo
Unclear pancreas
Spleen size=9.5cm

Recom.] 3차병원
```

MRI 촬영 결과 역시 나쁘게 나왔다.

"간에 3cm 크기의 암 덩어리가 있습니다. B형간염을 오래 앓아 간경화가 진행되고 있는데, 그 일부 세포가 간암으로 진행됐습니다."

"앞으로 길어야 3년입니다."

당시 내 나이가 56세였다.

'아직 한창인 나이에 간암, 간경화라니!'

이런 내 마음을 아는지, 모르는지 의사는 간암보다 간경화가 더 걱정되는 상태라는 말까지 했다.

"간암보다는 간경화가 심해서 오래 못 사실 수 있습니다. 간암은 크기가 크지 않으니 잘라낼 수 있습니다. 하지만 간경화 진행 정도로 봐서는 길어야 3년입니다."

다른 암환자들은 하늘이 무너지는 것 같은 충격을 받는다는데 '3년'이라는 표현까지 들었음에도 불구하고 무덤덤한 기분이었다. 평소의 성격 탓도 있겠지만, BRM연구소에서 알려준 식이요법에 대한 믿음이 있었기 때문이다.

'녹즙을 열심히 마시고 식이요법에 신경을 쓰면 몸이 좋아지곤 했으니, 이번에는 정말 열심히 식이요법을 하면 간암이든, 간경화든 이겨낼 수 있겠지!' 싶었다.

문제는 주치의에게 식이요법을 하면 어떠냐고 물으니, 지나치게 배타적으로 '대체의학적인 치료방법은 아예 안 된다. 녹즙을 마시면 부작용이 생길 수 있다'고 했다.

"좀 있으면 암이 퍼지니 바로 수술을 해야 합니다."

수술 대신 색전술만 시술, 식이요법 병행

현대의학을 신봉하는 주치의의 원칙은 확고했다. 하지만 치료방법은 어디까지나 환자인 내가, 현명하게 선택해야 하는 상황이었다.

"수술은 하지 않겠습니다. 수술 말고 다른 치료방법은 없습니까?"

지금 생각해 봐도 나는 의사가 하라는 대로 고분고분하지 않고, 질문이 많은 까다로운 환자였다.

"고주파나 색전술도 있지만 수술을 해서 간암 덩어리를 잘라내는 게 나중을 위해서 좋습니다."

수술을 거부한 나는 다시 BRM연구소를 찾아 식이요법에 대한 상

Slip	Specimen	Examination	Standard	Unit	Sort	Results Date	Results Time	ci si	Results
일반화학	Serum	Calcium-(Calcium)	8.5~10.1	mg/dL	N	20160401	080830		8.7
		Inorganic P-(Inorganic P)	2.9~4.6	mg/dL	N	20160401	080830		3.6
		Glucose-(Glucose)	80~118	mg/dL	N	20160401	080830		116
		BUN-(BUN)	8.6~23.0	mg/dL	N	20160401	080830		13.5
		Creatinine-(Creatinine)	0.72~1.18	mg/dL	N	20160401	080830		0.72
		Uric Acid-(Uric Acid)	3.5~8.0	mg/dL	N	20160401	080830		4.9
		Cholesterol-(Cholesterol)		mg/dL	N	20160401	080830		146
		Total Protein-(Total Protein)	6.9~8.3	g/dL	N	20160401	080830		7.9
		Albumin-(Albumin)	3.4~5.3	g/dL	N	20160401	080830		4.2
		T. Bilirubin-(T. Bilirubin)	0.3~1.8	mg/dL	N	20160401	080830		1.1
		Alk. Phos-(Alk. Phos)	39~111	IU/L	N	20160401	080830	H	119
		AST(GOT)-(AST(GOT))	16~37	IU/L	N	20160401	080830	H	47
		ALT(GPT)-(ALT(GPT))	11~46	IU/L	N	20160401	080830		40
		Gamma-GT-(Gamma-GT)	8~46	IU/L	N	20160401	080830	H	65
		Triglyceride-(Triglyceride)		mg/dL	N	20160401	080830		76
				mg/dL	N	20160401	080813		78
		HDL-Cholesterol-(HDL-Cholesterol)	40~60	mg/dL	N	20160401	080813		54
		LDL-Cholesterol-(LDL-Cholesterol)		mg/dL	N	20160401	080813		96
		Glucose, PC 2hrs-(Glucose, PC 2hrs)	70~120	mg/dL	N	20160401	101020	H	216
종양표지	Serum	alpha - fetoprotein-(alpha - fetoprotein)	1.1~5.0	ng/mL	N	20160401	080830		3.2
바이러스성 간염 표지자	Serum	HBsAg-(HBsAg)	Negative		T	20160401	080830	*	Positive(5048.30)
		Anti-HBs-(Anti-HBs)	Negative	mIU/mL	T	20160401	080830		Negative(0.00)
일반화학	Whole blood	HbA1c (NGSP)-(HbA1c (NGSP))	4.8~6.3	%	N	20160401	080842		6.2
		eAG-(eAG)	91~134	mg/dL	N	20160401	060842		131
		HbA1c (IFCC)-(HbA1c (IFCC))	29~45	mmol/mol	N	20160401	080842		44
일반혈액	Whole blood	WBC COUNT-(WBC COUNT)	4.0~10.8	10^3/μL	N	20160401	080854	L	2.14
		RBC COUNT-(RBC COUNT)	4.5~6.1	10^6/μL	N	20160401	080854	L	3.78
		Hemoglobin-(Hemoglobin)	13~17	g/dL	N	20160401	080854	L	12.1
		Hct-(Hct)	40~52	%	N	20160401	080854	L	35.3
		MCV-(MCV)	80~98	fL	N	20160401	080854		93.4
		MCH-(MCH)	27~33	pg	N	20160401	080854		32.0
		MCHC-(MCHC)	31.5~37	g/dL	N	20160401	080854		34.3
		RDW-(RDW)	11.5~14.5	%	N	20160401	080854		13.6
		PDW(fL)-(PDW(fL))	9~17	fL	N	20160401	080854		10.7
		MPV-(MPV)	7.4~12	fL	N	20160401	080854		11.8
		PLT Count-(PLT Count)	150~400	10^3/μL	N	20160401	080854	L	59
		Neut(%)-(Neut(%))	40~73	%	N	20160401	080854		45.8
		Lymphocyte(%)-(Lymphocyte(%))	19~48	%	N	20160401	080854		35.5
		Monocyte(%)-(Monocyte(%))	0.4~10.0	%	N	20160401	080854	H	10.3
		Eosinophil(%)-(Eosinophil(%))	0~7	%	N	20160401	080854	H	7.9
		Basophil(%)-(Basophil(%))	0~2	%	N	20160401	080854		0.5
		Neutrophil(#)-(Neutrophil(#))	2~7	10^3/μL	N	20160401	080854	L	0.98
		Lymphocyte(#)-(Lymphocyte(#))	1.5~4.0	10^3/μL	N	20160401	080854	L	0.76
		Monocyte(#)-(Monocyte(#))	0.2~0.8	10^3/μL	N	20160401	080854		0.22
		Eosinophil(#)-(Eosinophil(#))	0.0~0.5	10^3/μL	N	20160401	080854		0.17
		Basophil(#)-(Basophil(#))	0.0~0.2	10^3/μL	N	20160401	080854		0.01
감염 분자 요전	Plasma	HBV DNA 정량 [RQ-PCR]-(HBV DNA 정량 [RQ-PCR])	<20	IU/mL	T	20160401	080849		<20
종양표지	Serum	PIVKA-II-(PIVKA-II)	0~35	mAU/mL	N	20160401	080823		22
일반화학	자동계산	eGFR (MDRD)	>=60	/min/1.73	N	20160401	080830		>=90
		eGFR (CKD-EPI)	-	/min/1.73	N	20160401	080830		102

담을 했다.

"수술을 안 하기로 결정하셨으면, 색전술을 해도 좋습니다. 의사도 무조건 수술하라고는 안 할 겁니다. 이 정도 상태이면 병원치료를 하면서 식이요법을 병행하면 좋아질 수 있습니다."

이어지는 연구소의 자세한 설명에 식이요법으로 나을 수 있다는 믿음이 더 확고해졌다.

간암 진단을 받은 것이 11월 10일이었는데, 2주 후인 11월 24일로 색전술 시술 날짜를 잡았다. 병원에서는 색전술을 시술할 때까지 '병원 약 외에는 어떤 것도 먹지 말라'고 신신당부했지만, 녹즙과 건강보조식품을 계속 먹었다. 병원에 입원해서도 몰래 먹었다. 식이요법을 하니 GOT와 GPT 수치가 간암 진단 당시보다 더 올라갔다. 하지만 '식이요법을 시작하고 간수치에 변화가 있더라도 중단하지 말고 계속하라'던 연구소의 말이 생각나서 흔들리지 않고 계속 녹즙을 마셨다. 신기하게도 색전술 시술하기 직전에는 이 수치가 시술 후에는 크게 내려가고, 식이요법을 지속하면서 나중에는 정상 수준을 회복했다.

이어지는 고주파 시술, 생활을 바꾸다

색전술 시술 결과는 비교적 양호했지만, 완벽하게 암을 제거할 수는 없었다.

"이 부분을 보시면 시술 전과 달리 80%는 하얗게 변했는데, 치료가 잘 된 부분입니다. 20% 정도는 아직 암 덩어리가 있습니다. 이건 고주파 치료를 해볼 수 있습니다."

2012년 1월로 고주파 시술 날짜를 잡았다. 고주파 시술 전까지도 녹즙을 하루 2~3회 식전 공복에 계속 마셨다.

색전술에 이어 고주파 시술까지 마치니 적어도 눈에 보이는 암 덩어리는 깨끗이 사라졌다. 주치의는 '바라크루드'라는 약을 처방해 주며 꾸준히 복용하라고 했다.

"만성 B형간염의 경우 아직까지 완벽한 치료법이 없습니다. 제픽스, 헵세라 등의 약이 있지만 바이러스 증식을 막아줄 뿐 완벽히 제거하지는 못합니다. 서양에서는 인터페론 치료법이 비교적 효과가 있다는데 우리 동양인의 경우는 효과적이지 못합니다."

처음에는 바라크루드를 복용하지 않았지만, 6개월 후부터는 하루에 한 알씩 복용하고 있다.

내가 다른 환자들보다 알부민 같은 수치가 양호하고 병원 치료를 잘 견딘 것이 모두 식이요법 덕분이라고 생각한다. 아내는 나를 위해 돌미나리와 명일엽, 케일, 민들레 등 여러 가지로 녹즙을 내고 채소 위주의 밥상으로 바꿨다.

요즘도 아침에는 요구르트에 건강보조식품을 타서 마시고 고구마와 달걀 1개로 간단히 먹는다. 점심은 사먹어야 하니 된장찌개처럼 속이 편한 것으로 고르고, 저녁은 현미잡곡밥과 채소, 해조류 반찬을 먹는다. 좋아하던 고기는 2년 정도는 아예 안 먹었고, 지금은 불에 직화로 구운 것보다는 보쌈처럼 삶은 고기를 가끔 먹는 정도이다.

식습관을 바꾸니 자연스럽게 체중이 줄었다. 간암 진단 당시 175cm의 키에 92kg이던 몸무게가 고주파 시술 후에는 87kg로 내려

검사결과보고

의뢰기관	이화내과	접수번호	41		검체종류		
수진자명		성별/나이	남		채취일		
차트번호		담당의사			접수일	2011-10-21	
주민번호		명동			보고일	2011-10-26	

검사코드	검사명	결과	판정	참고치	단위
10010	Protein	7.6		6.3~8.3	g/dL
10020	Albumin	4.0		3.3~5.2	g/dl
10030	T.Bilirubin	0.6		0.2~1.3	mg/dl
10050	SGOT(AST)	32		5~40	IU/L
10060	SGPT(ALT)	37		4~38	IU/L
10070	r-GTP(GGT)	75	H	8~65	IU/L
10090	Alk phosphatase(ALP)	524	H	103~335	IU/L
10120	BUN	11.7		5~23	mg/dl
10130	Creatinine	1.04		0.60~1.50	mg/dL
10150	Total Cholesterol	196		110~220	mg/dl
10160	Triglyceride(TG)	209	H	20~200	mg/dl
10170	Cholesterol-HDL	71		33~82	mg/dl
10180	Cholesterol-LDL	97		0~140	mg/dl
10190	Glucose(FBS)	176	H	70~120	mg/dl
10420	HbA1C	6.4		4.4~6.4	%
20001	WBC	4.19		4.0~10.0	10^3/uL
20002	RBC	4.59		4.0~6.30	10^6/uL
20003	Hb(Hemoglobin)	14.4		13~17	g/dl
20004	Hct(Hematocrit)	41.4		39~56	%
20005	MCV	90.2		79~100	fL
20006	MCH	31.4		26~34	pg
20007	MCHC	34.8		32~36	%
20009	Platelet	144		140~450	10^3/uL
20010	MPV	11.5		9.6~12.6	fL
20011	PCT	0.12	L	0.17~0.36	%
20013	Differential count	*			
20014	Neut	49.2		45.0~75.0	%
20015	Lymph	41.3		20.0~50.0	%
20016	Mono	7.6		0~12.0	%
20017	Eosin	1.7		0~10.0	%
20018	Baso	0.2		0~2.0	%
40540	HBe-Ag	Neg(0.078)			COI
40541	HBe-Ab	Pos(0.005)			COI
40594	HBV bDNA 정량	33,617			copies/mL
60010	AFP(ECLIA)	277.8	H	0~5.8	IU/mL

<혈액학검사 결과소견> Platelet are counted by manual

HBV bDNA 정량 [METHOD] 1. Denature specimen 2. Add known HBV probe 3. Hybridization 4. Signal amplification using bDNA 5. Quantiation of HBV DNA *IU/ml 환산값 결과값: 6,003 IU/mL 참

갔다. 딸이 사온 강아지와 매일 1시간 반씩 한강변 산책을 하고 나서는 83kg까지 더 줄었다.

식이요법에 대한 믿음, 신앙이 투병생활에 큰 힘

올해 말이면 간암이 사라진 지 5년, 이제는 3개월마다 정기검진을 받는다. 정확하게는 아직 만성 B형간염 바이러스를 가지고 있지만, 그렇게 겁이 나지는 않는다. 투병 중인 환자들에게 하고 싶은 이야기도 '암이라는데 어떡해? 이제 죽는 거 아냐?' 생각해 유난을 떠는 것보다는 '별 거 아니다. 최선을 다해 하루하루를 살면 어떻게든 되겠지!' 하고 담담하게 마음먹는 자세가 투병생활에 도움이 된다.

신앙이 있는 사람이라면 신앙이 투병에 많은 도움이 될 수 있다. 내 경우에도 암 진단을 받고 3년 산다고 했을 때도 '기도하면 사람을 통해서든, 다른 어떤 방법을 통해서든 이길 수 있는 방법을 알려 주실 거야. 만약 하나님이 데려가시면 그땐 가야지.' 하는 생각을 하니 순간적으로는 눈앞이 깜깜했지만 내내 조급하고 불안하지는 않았다. 유난을 떨고 싶지 않아 주변에도 친한 지인 외에는 간암 투병사실을 알리지 않았다. 고향에서도, 직장에서도 간이 좀 나빠 병원에 다니는 줄로만 알고 있다.

아프고 나서는 '사람은 이렇게 사는 게 아니구나!' 싶으니 신에 대한 경외감이 더 커졌다. 예전의 나를 돌아보면 '다 하나님께 있는데 교만하게 살았구나!' 싶다. 지금까지는 나를 위해 살았으니, 앞으로는 하나님을 위해 살고 싶다.

　사실 간염예방접종을 맞는 도중에 감염된 사실을 알았을 때는 '참 운도 없구나!' 생각했다. 하지만 그 반대였다. B형간염 바이러스에 감염돼 간경화, 간암으로 고생하다 건강을 회복한 것은 하나님께서 '교만을 버리고 더 하나님을 위해 살라'며 주신 축복이 아닐까.

치료방법은 스스로 선택하라

　자신이 선택한 방법에 대한 확신도 중요하다. '암'이라는 이야기를 듣는 순간, 자신의 병에 대해 공부하고 스스로 치료방법을 선택할 사이도 없이 화학항암치료, 색전술, 고주파, 수술… 병원치료만 그대로 따라가는 환자들이 많다.

　하지만 자신의 병에 대해 누구보다 잘 알아야 하고, 어떤 치료방법이든 자신의 상태에 따라 스스로 선택하는 것이 바람직하다.

　물론 병원과 의사의 말을 들을 때는 들어야 한다. 하지만 별다른 치료방법이 없거나 믿음이 가지 않는다면 대체의학에 대한 선입견으로 무시하지 말고 할 수 있는 것은 다 해봐야 후회가 없다. 체계적이고 과학적인 대체의학은 재발, 전이가 없는 근본적인 암 치료에 도움이 된다. 인터넷으로 필요한 정보를 얻고, 궁금한 것은 의사에게 자꾸 묻고, 의사가 싫어하는 환자가 되어 식이요법을 선택한 덕분에 나는 이렇게 살아 있다.

07 간암 이기고, B형간염 항체까지!

> "당신은 자신이 무슨 병이라고 생각해요?"
> 그동안 혼자서 얼마나 힘들었을까, 아내는 참지 못하고 울먹이기 시작했다. 새삼 무슨 말일까 싶어 되물었지만 무섭게 엄습해 오는 무엇을 느꼈다. 아내는 내가 간암이라는 사실, 길어야 6개월이라는 의사의 말을 모두 털어놓았다.
>
> 이상래(75·서울시 강남구 대치동)

갑자기 찾아온 옆구리 통증

어느새 많은 시간이 흘렀다. 43살이라는 나이에 간암 진단을 받은 것은 1987년 7월 23일이다. 하지만 내게는 지금도 생생하기만 한 일들이다.

은행에서 차장으로 근무하다 새로운 곳으로 옮기는 날인데, 몸에 이상이 느껴졌다. 업무 인계와 거래처 인사 등으로 바쁜 일과를 보내던 때였다. 며칠 전부터 오른쪽 옆구리를 콕콕 찌르듯이 결리는 통증이 있었다. 참을 수 없는 정도는 아니었어도 2~3일 통증이 이어지니 퇴근길에 병원을 찾았다. 피로감이 있었지만 그 정도야 누구나 느끼는 것이라고 여겼고, 평소 병원 드나들 일 없이 건강한 몸이라 별 걱정은 하지 않았다. 얼굴빛이 검어지거나 황달 같은 증세는 더더욱 없었다.

진료를 보고 나니 '간이 부었다'며 '큰 병원에 가서 더 정확한 검사를 받아보라'고 했다. 이때만 해도 대수롭지 않게 여겼다. 흔히 우스갯소리로 배짱이 좋은 사람을 보고 '간이 부었다'고 하는 말이 생각나 우습기까지 했다.

그래도 의사의 말대로 이번 기회에 검사는 한번 받아보기로 했다. 집에서 가까운 종합병원에 진료예약을 하고 나니 '괜히 번거로운 일을 했나?' 싶어 후회를 했다. 진료 당일에 여러 가지 검사를 하고 다음날에 결과를 보러 다시 병원에 갔다.

"간 부위에 약 5~6cm 정도의 그림자가 있습니다. 입원을 해서 더 정확한 정밀검사를 해봐야 합니다. 일단 입원수속부터 하고 오세요."

의사의 말을 무시할 수 없는 것이 이때는 통증이 더욱 심했다. 어딘가에 이상이 생긴 게 분명했다.

"간에 조그만 돌이 박혔는데 잘라내면 됩니다."

생전 처음으로 병원에 입원해 CT촬영, 간 조직검사 등을 받았다.

입원해서 며칠 검사를 받는 동안 고향인 대구 등에서 형제와 친척들이 와서 걱정들을 하기에 '이번 기회에 검사를 받아두려고 하는데 왜 이렇게 야단이냐?'고 안심시키느라 바빴다.

검사 후 '병명이 무엇이냐?'는 나의 물음에 아내는 병원에서 가르쳐주는 대로 '간에 조그만 돌이 박혔는데, 깨끗이 잘라내면 된다'고 했다. 그러면서 수술이나 다른 치료법을 선택할 계획이니 일단 퇴원하고 다시 연락할 때 재입원하라는 것이었다.

하지만 나만 몰랐을 뿐 정밀검사결과 간에 7~8cm 크기의 암이 발견되었다. 의사는 '앞으로 짧으면 2개월, 길어야 6개월 정도'라는 말까지 했다고 한다.

입원 8일만인 8월 3일 퇴원해서 집에 왔다. 다니는 교회의 목사님께서 오셨다.

"집사님, 재입원할 때까지 시간이 좀 있으니 기도원이나 다녀오시면 어떠세요?"

이미 길어야 6개월이라는 진단에 대해 알고 있는 목사님의 권유였다. 그 사실을 모르는 나는 수술 받을 환자니 기도를 하러 가는 것도 좋겠다 싶어 1주일 동안 기도원에 다녀왔다.

암이라는 사실조차 모르고 받은 동위원소 치료

다시 이어진 병원 진료, 수술이 어렵다고 했다. 하지만 아내는 '수술을 안 받아도 되고 동위원소 치료만 받으면 된다'며 못마땅해 하는 나를 안심시켰다.

그렇게 동위원소 치료를 받고나서는 체온이 41℃까지 오르는 고열에 10일 이상 시달렸다. 그때는 이미 체중감소가 심하고 누가 봐도 중한 환자였다. 병원에서는 수술 도중 세균감염으로 온 패혈증이라느니, 으레 열이 날 수 있다느니 하면서 갈팡질팡 했다. 열이 심해 해열주사를 놓으려고 했지만 일시적인 효과뿐이고 몸에 좋을 리 없겠다 싶어 거절하고 기도를 계속했다. 동위원소 치료를 하는 동안 1인실에서 입원해야 하니 다행히 주위를 의식하지 않고 열심히 기도할 수 있었다. 평소에도 교회에 열심히 다니는 나였지만 몸이 병들면서부터 정신은 더욱 하나님께 다가서고 있었다. 간호사들은 나를 목사인 줄로만 알았다.

17일 만에 드디어 내 몸 스스로 고열을 떨쳐냈다. 병원에서 주는 한 보따리의 약을 싸들고 8월 29일 퇴원할 수 있었다. 입원하는 동안 체중이 10kg이나 줄어든 상태였다.

"당신, 암이래요! 길어야 6개월…"

집에 와서 며칠이 지난 9월 2일, 아이들이 학교에 가고 집이 조용해졌다. 아내가 '무슨 말을 해도 실망하지 말라'며 이야기를 꺼냈다.

"당신은 자신이 무슨 병이라고 생각해요?"

그동안 혼자서 얼마나 힘들었을까, 아내는 참지 못하고 울먹이기 시작했다. 새삼 무슨 말일까 싶어 되물었지만 무섭게 엄습해 오는 무엇을 느꼈다. 아내는 내가 간암이라는 사실, 길어야 6개월이라는 의사의 말을 모두 털어놓았다.

"그래?"

이 두 마디밖에 나오지 않고 목이 메었다.

"이제 당신이 병명을 알았으니 이것은 아무 소용이 없어요."

아내는 남은 약봉지를 모두 쓰레기통에 집어넣으면서 이제부터 정말 하나님께 맡기자고 했다.

"여보, 잠깐 나가 있구료."

눈물을 닦으면서 일어서 나가는 아내의 뒷모습, 눈앞이 흐려졌다.

"왜 내게? 하필 나에게? 내가 무슨 잘못을 저질렀기에!"

내가 할 수 있는 것은 기도뿐이었다. 그해 연말까지는 목사님께서 매일 가정예배를 오셔서 열심히 기도했다. 처음 암이라는 사실을 알고 느꼈던 절망, 분노, 불안이 줄고 지나온 날들을 회상하면서 눈물로 기도했다. 당시 고2, 중2이던 두 아들도 교회 바닥에서 무릎 꿇고 기도하고, 많은 분들이 나를 위해 기도해 줬다. 하지만 암은 무서운 병마였다. 예배와 기도로 무장해도 얼마의 시간이 지나면 또 불안해졌다. 약을 먹는 것도 아니고, 수술도 안 된다는데 이렇게 시간만 지나면 나을 수 있을까? 하는 두려움에 사로잡혔다.

식이요법 하면서 얼굴색 좋아지고 피로감도 줄어

기도하고, 다시 절망하기를 반복하던 이즈음, 평소 알고 지내던 교회 집사님을 통해 체계적인 식이요법을 알려준다는 곳을 알게 됐다. 이곳을 찾아 자세한 상담을 받은 후, 녹즙을 마시면서 식이요법 프로그램대로 악착같이 지켜 나갔다.

식전에 돌미나리와 컴프리, 케일, 돌나물로 만든 녹즙을 한 컵 마시고, 효모와 콩즙도 마셨다. 1시간이 지나면 율무, 콩, 팥, 보리 등 잡곡을 넣어 지은 현미잡곡밥으로 아침식사를 하고 효소, 해조 등 건강보조식품을 먹었다. 반찬으로는 항암효과가 높다는 표고버섯이나 우엉, 미역 등을 싱겁게 해서 자주 먹었다. 고기는 일절 먹지 않고 가끔 생선, 다시마튀각 같은 요리로 입맛을 회복했다.

점심식사, 저녁식사 전에도 녹즙을 한 컵씩 마시고 식사 후에는 건강식품을 꾸준히 먹었다. 중간중간 미꾸라지에 호박을 넣어 끓인 물을 짜서 마시고 영지버섯, 말린 와송을 달인 물도 마셨다. 엿기름, 마늘로 만든 식혜는 물 대신 자주 마셨다.

처음 식이요법을 할 때는 맛도 없거니와 시간마다 챙겨 먹는 것이 여간 번거로웠지만, 아내의 정성과 자연에서 얻은 것이니 몸에도 좋겠지 싶어 믿음이 갔다.

식이요법을 한 지 한 달, 두 달이 지나니 얼굴에 화색이 돌기 시작했다. 또 식이요법 전에는 피로감이 심했는데 피로감을 잊을 수가 있고, 배변도 좋아졌다. 3개월 후에는 몸무게도 2~3kg가량 늘었다. 병원에서는 '길어야 6개월'이라고 했지만 오히려 시간이 지나면서 조금씩 회복되는 것이 느껴졌다.

몸이 달라지니 주변에서 '아무 것이나 먹으면 간에 안 좋다는데 병원에서 주는 약도 아닌 건강보조식품을 먹어도 되냐?', '간암에는 녹즙을 마시면 나쁘다더라' 며 내가 하는 식이요법에 부정적인 말들을 해도 흔들리지 않을 수 있었다.

사라진 암, B형간염 바이러스 항체까지!

더 욕심을 내서 매일 기도하면서 식이요법을 계속했다. 감사하게도 시간이 지나면서 암은 빠르게 소멸되어 갔다. 1987년 7월에 진단받은 7cm 간암이 1988년 2월 28일 초음파 검사결과 1cm만 남았다. 의사는 나의 모든 차트를 꺼내 확인하면서 다시 검사를 해보고, 같은 결과에 놀라워했다.

그로부터 3개월이 지난 5월 20일, 이번에는 정밀검사를 했다. 몸의 어떤 부분에서도 암의 흔적이 없고 완전히 사라졌다는 게 아닌가. 암 선고를 받은 지 10개월 만이었다. 이후 전에 다니던 은행에도 다시 복귀해 일할 수 있게 되었다.

2000년 12월 검진 때는 알부민 등 간 기능을 나타내는 수치가 정상, 암 수치인 a-FP도 정상으로 나왔다. 열심히 식이요법을 한 덕분에 B형간염 바이러스 항체까지 생겼다.

나처럼 별다른 병원치료를 하지 않고 암이 나으면 병원에서는 '자연치유'로 설명한다. 대식세포나 호중구 같은 몸속 면역세포들의 세력이 약해져서 암이 발병했다가 다시 면역세포 수가 다시 늘어나고 대식세포나 호중구의 작용이 활발해지면 암세포를 공격해 파괴한다는 뜻이다.

　무엇이 내 몸속의 면역세포들을 자극했을까. 내 경우 기도로 마음의 면역력을 높이고, 식이요법으로 몸의 면역력이 높아진 덕분에 암을 이겨냈다고 믿는다. 건강해진 지금도 '소 잃고 외양간 고치는' 어리석은 실수를 하지 않기 위해 매일 녹즙 한 컵과 효모는 계속 먹고 있다.

　절망과 고통을 통해 새롭게 사는 날들, 매일이 소중하고 감사하다. 기도와 식이요법으로 투병생활을 하며 암과 멀어지는 동안, 같은 병으로 죽어간 사람들의 이야기를 더러 들었고 직접 봤다. 지금도 어딘가에서 병으로 고통 받고 있는 이들, 간절한 마음으로 희망의 빛줄기를 찾는 그들을 위해 작은 일이라도 하고 싶다는 생각에 '밀알회'라는 투병모임을 계속 하고 있다.

08 통합치료로 호전된 암환자 사례

> 자연의원에서는 암을 비롯한 여러 질환에 통합치료를 하고 있다. 현대의학적인 치료와 더불어 암세포를 정상세포로 되돌릴 수 있는 몸의 환경을 만들기 위한 방법으로 해독, 혈액순환 개선, 산소와 영양소 공급, 명상, 면역요법 등 여러 가지를 시도한다. 이 중에는 BRM270을 비롯한 복합천연물, 식품 처방도 들어 있다. 이런 통합치료를 통해 상태가 호전된 암환자들의 사례를 검사결과 내용과 함께 공개한다.
>
> 조병식(자연의원 원장)

사례 1 : 유방암 - 김○○(여, 58세)

2011년 7월에 유방암 진단을 받은 김○○ 씨는 2012년 3월에 수술을 했다. 항암화학치료 8차, 방사선 치료 33회 후에 수술을 했다. 하지만 2015년 8월 검사결과 폐와 늑막(4.4cm)으로 전이된 것을 발견, 안타까운 상황이었다.

이후 자연의원의 자연치유아카데미에 11월 9~22일에 참여하고 나서 11월 30일부터는 자연의원에 입원해 통합치료를 받았다.

흉수천자, 항암치료를 하다가 BRM270, 복합천연물을 처방한 통합치료를 했다. 2016년 6월 28일 CT검사결과, 암 덩어리의 크기와 수가 줄었다. 10월 4일 CT 검사에서는 폐 주위의 흉수가 줄어들고 유방, 폐 등에서는 측정할 만한 크기의 암이 보이지 않는 상태이다.

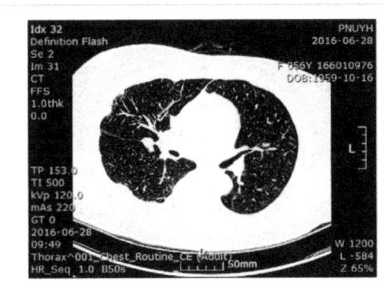 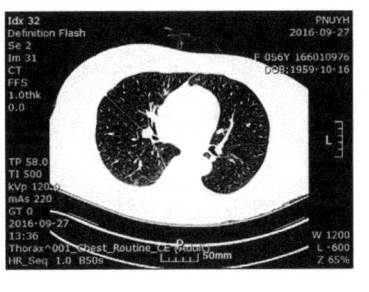

6월 29일 CT검사 영상(왼쪽), 9월 27일 CT검사 영상(오른쪽)

검사일	4월 29일	6월 7일	7월 29일	9월 2일
CA15-3	24.64	20.76	19.5	18.62

종양표지자 검사결과

영상검사결과
검사일 : 2016-09-27 오후 1:33:29 판독일 : 2016-09-28 오전 9:56:01 검사명 : CT Chest Routine (CE)

[Finding]
Clinical information : breast cancer, Rt
Contrast media : ULTRAVIST 370 130ml (110 inj.)
Prior study : 2016.06.28

[Conclusion]
1. Decreased amount of right pleural effusion, malignant pleural effusion.
2. Decreased size and number of multiple nodules at both lungs(<2cm), metastatic nodules.
 Much decreased size and number of multiple pleural nodules at right hemithorax, metastasis.
3. Decreased size of enlarged LNs at right hilar, interlobar, lower paratracheal area, metastatic LNs.
4. Decreased size of multiple masses with diffuse skin thickening and calcifications at right breast, known breast cancer.
-- 현 이미지상 측정할 만한 mass 는 명확히 관찰되지 않음.
==> Partial response state of breast cancer metastasis.

사례 2 : 폐암 - 천○○(남, 75세)

주유소를 운영하는 천○○ 씨는 2016년 3월 9일, 폐암(편평상피세포암), 만성폐쇄성폐질환 진단을 받았다. 2004년 류머티스성 폐렴과 관절염이 발병, 폐의 절반이 폐기종으로 섬유화된 과거병력이 있었다.

암 진단 이후 항암화학요법 치료를 받았으나, PET-CT 결과 림프절로의 전이가 발견됐다. 자연치유아카데미에 2016년 3월 21일부터 4월 2일까지 참여한 후 마지막 날에 자연의원에 입원했다.

BRM270을 비롯해 엉겅퀴, 알로에, 효모 등의 천연물을 이용해 통합치료를 한 결과 6월 11일에는 CT 결과 암 사이즈가 3cm로 줄어들고, 9월 6일 CT에서도 더 크기가 줄었다.

```
환자번호 : (        )    성명 : ( 천    )    성별/나이 : ( 남 / 73세 )
영상검사결과
진료과/병동 (의뢰처) : 혈액종양내과 (암센터) (외래)

임상진단명 :
    Lung cancer
임상소견 및 병력 :
    NSCLC, SqCC, RUL, cN1, medically inoperable
검사명 :
    Chest CT (Contrast) + 3D(TS)
[Finding]
    2016.06.11 CT와 비교 판독함/
    Soft tissue mass-like lesion(3cm) at Rt interlobar, decreased in size, probably metastatic LN.
    Enlarged necrotic LN at Rt hilar, slightly decreased in size.
    Multiple enlarged LNs at Rt paratrachea, subcarina, and Rt supraclavicular, equivocal change.
    Irregular nodular consolidative lesion in RUL post. segment, no change.
    - chronic inflammation, most likely.
    Another irregular nodular consolidative lesion in RLL posterobasal segment, slightly decreased in extent.
    - Lung cancer, suggested.
    Reticular opacity and honeycombing lesions at basal lungs (right > left) with pleural thickening, no significant interval change.
    - interstitial lung disease with UIP pattern.
    A small benign looking nodular lesion in RLL abutting right major fissure, no change.
    Diffuse and severe centrilobular emphysema, no change.
    No significant mediastinal LN enlargement.
```

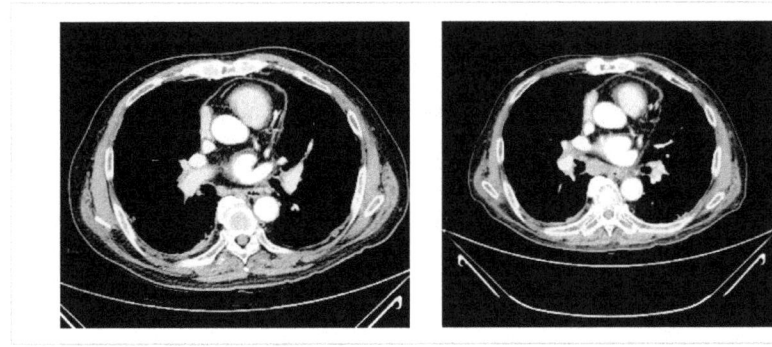

6월 29일 CT검사 영상(왼쪽), 9월 27일 CT검사 영상(오른쪽)

검사일	6월 11일	7월 18일	8월 16일	9월 5일
CA15-3	5.1	6.31	5.53	6.36

종양표지자 검사결과

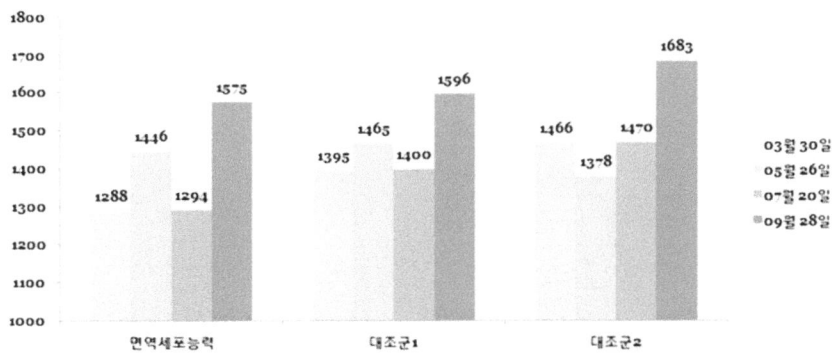

사례 3 : 대장암 - 김○○(남, 65세)

2013년 7월 대장암 3기a 상태라는 진단을 받고 수술을 한 환자이다. 항암화학치료는 15회를 받았다. 하지만 2015년 9월에 간, 림프절로 전이가 발견됐다.

김○○ 씨가 자연치유아카데미 프로그램에 참여한 것은 2015년 12월 하순 무렵이다. 다음해인 2016년 2월에 자연의원에 입원, BRM270을 비롯한 천연물로 통합치료를 했다. 면역력이 좋아지더니 9월 26일 검사에서는 간에 있는 암세포가 사라졌다.

```
【 진단방사선 결과지 】
                                        출력일시: 2016/10/13 14:28
환자번호      이 름 김         주민번호        나이 64    성별 남
의뢰과  혈액종양내   의뢰의 백진호   의뢰구분 외래
임상소견 및 기타
촬영일자  2016-09-29
판독일자  2016-09-29
                    결 과 내 용

검 사 명: CT Non Chest (Non-Enhancement)+
판독내용: CT Chest (Non-Enhancement)+

환자는 colon cancer로 follow-up 중인 분으로 외부병원 non-constrast enhanced CT
(2016-6-9)와 비교하여 판독함.

이전 CT가 enhancement가 되어 있지 않아 lung parenchymal evaluation에 한함.

판독결론:
No significant interval change
1. Small pulmonary nodule in Rt. middle lobe
   -> R/O Benign nodule such as inflammatory granuloma
   -> R/O Metastasis
2. Focal bronchiectasis with subsegmental atelectasis in Rt. middle lobe, Lt. lingular
   segment
3. Emphysema, both lung
```

【 진단방사선 결과지 】

출력일시: 2016/10/13 14:28

환자번호　　　　이　름　김　　　주민번호　　　　　나이 64　성별 남
의 뢰 과　혈액종양내고　의뢰의　박진효　의뢰구분　외래
임상소견 및 기타
촬영일자　2016-09-29
판독일자　2016-09-30

결 과 내 용

검 사 명: CT Abdomen, Pelvis (with-Enhancement)
판독내용: CT Abdomen, Pelvis (with-Enhancement)

S/P right hemicolectomy due to ascending colon cancer.

A severe lobulated low attenuating metastatic interaortocaval

LN enlargement; mildly aggravated.

No evidence of hepatic metastasis.

Variation of double IVC.

Unremarkable other organs.

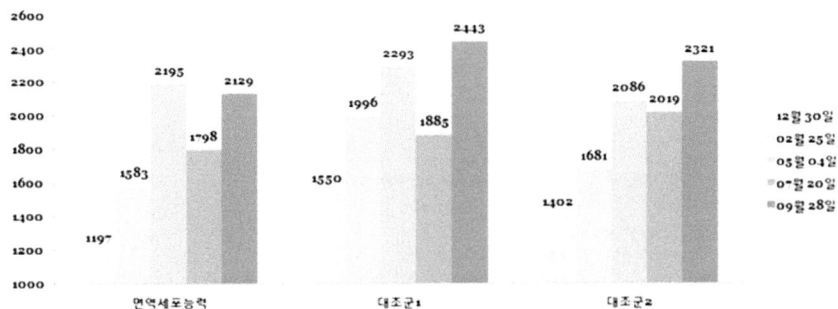

사례 4 : 대장암 - 조○○(여, 59세)

2013년 12월 대장암3기a 진단을 받은 이 환자는 2014년 3월에는 수술을 하고, 8월까지 항암화학치료를 받았다. 그럼에도 불구하고 2016년 2월 8일, 폐로 전이돼 폐에서 2cm, 0.7cm의 암 덩어리가 발견됐다. 이에 3월 2일 폐 수술을 하였다. 젤로다는 처방을 받았으나 복용하지 않았다고 한다.

이후 3월 21일에 자연치유아카데미에 참여, 4월 2일 자연의원에 입원해 치료를 시작했다. BRM270을 비롯한 천연물로 통합치료한 결과, 10월 14일 복부와 흉부 CT검사결과 암 덩어리가 사라졌다.

```
영상의학과 판독결과지

16-52-291602                                         PAGE : 1/1
등록번호:              환자명: 조
의뢰처: CS  /  /의뢰   의뢰의사: 김동관(선)   Age/Sex :     59세/F
                                    시행/판독의사: 이현주   /이현주
의뢰일자: 20160622   검사일자: 20160930                    /이상훈(선)
임상소견: Cr 0.69                     최초입력: 20161007
                                    최종확정: 20161007
                                    의뢰일자/접수일자/시간

CT, Chest with Enhance              20160622/20160930/1706
CR, Chest PA (AP)                   20160415/20160622/0824
CR, Chest PA (AP)                   20160314/20160415/0905

Colon cancer, f/u.
S/P wedge resection of RLL, due to lung cancer and metastasis.
Compared with chest CT on 2016-01-29

1. S/P wedge resection of RLL.
   Wedge resection scar without residual lesion.

2. No change of tiny nodules in RUL (2-26,27)
   --> r/o granulomas

3. No enlarged lymph nodes in mediastinum.

4. No focal lesion in scanned bony thorax.
```

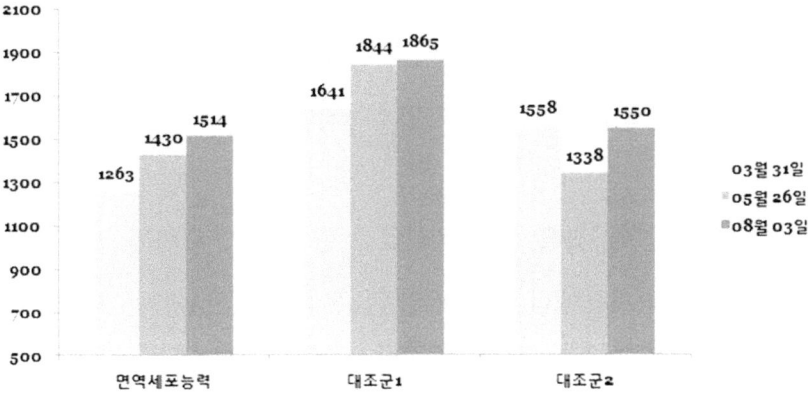

사례 5 : 직장암 - 이○○(남, 63세)

2016년 1월 직장암 3기 진단을 받은 이○○ 씨는 통증과 출혈, 진물, 배변 불편 등의 증상에 시달렸다. 그러던 중 3월에 진행되는 자연치유아카데미에 참여했고, 프로그램 마지막 날에는 자연의원에 입원했다.

이후 BRM270, 좌욕 등으로 치료를 했고 점차 출혈과 진물, 통증 등이 완화되기 시작했다. 9월 20일 검사에서는 CEA가 95.31로 상태가 호전되었다.

코드	검사명	결과	참고치	
C4220	CEA (ECLIA)	95.31 H	비흡연: ≤ 5.00 ng/mL 흡연: ≤ 6.50 ng/mL	02
	Complete Blood Count 8종			
B1050	WBC	8.66	4.00-10.00 x(10)3/μL	01
B1040	RBC	4.25	M : 4.20-6.10 x(10)6/μL	01
B1010	Hemoglobin(Hb)	12.7 L	M : 13.5-17.5 g/dL	01
B1020	Hematocrit(Hct)	42.6	M : 40.0-52.0 %	01
B1060	Platelet	322	130-400 x(10)3/μL	01
	MCV	100.2 H	80.0-100.0 fL	01
	MCH	29.9	27.0-34.0 pg	01
	MCHC	29.8 L	32.0-36.0 %	01
B1091	Differential Count			
B1091	Neutrophil Seg	53.9	40.0-72.0%	01
	Lymphocyte	38.7	20.0-45.0%	01
	Monocyte	4.7	4.0-12.0%	01
	Eosinophil	2.4	0.0-7.0%	01
	Basophil	0.3	0.0-2.0 %	01

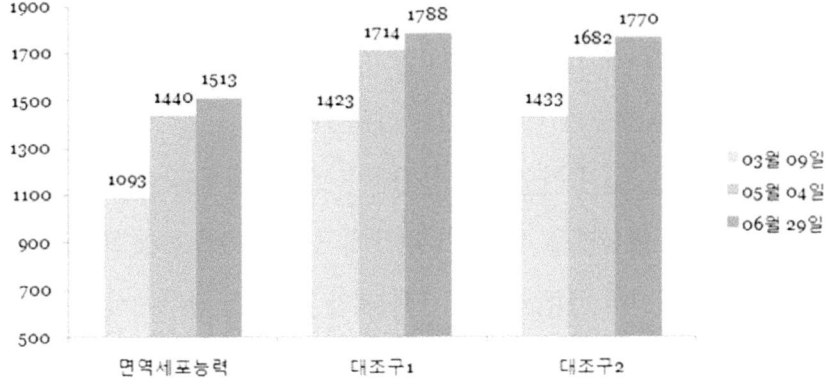

사례 6 : 위암 - 박○○(남, 67세)

    2016년 4월 30일, 진행성 위암 진단을 받은 환자이다. 위에 2×3cm 크기의 암 덩어리가 발견돼 절제수술이 필요하다는 이야기를 들었다. 여기에 알코올의존증, 위염까지 있는 상태였다.

    그러다가 5월 16일 자연치유아카데미 프로그램에 참여했고, 이후에는 집에서 투병생활을 했다. 이 기간에 BRM270을 비롯한 천연물, 식품 처방을 열심히 따른 결과 암 덩어리가 9월 7일 검사에서는 1.2× 1.1cm로 크기가 줄었다.

판독 소견서

등록번호:　　　　　성　명: 박　　Sex/Age: M / 65　Ward: 외래(IG)　Dr: 박승근
검사일자: 2016/07/15　검사자: 박승근　판독자: 박승근　검사요청일: 2016/07/15

부　위: Gastroscopy
주소및임상소견: 1.내시경하는목적
　　　　　　　　상부체부2*2cmEGCaFU

　　　　　　　 2.항혈소판제/항응고제복용여부및조절계획
　　　　　　　　복용하고있지않습니다.

　　　　　　　 3.만성질환및특이병력
　　　　　　　　병력없음

　　　　　　　 4.감염성질환여부
　　　　　　　　없음

　　　　　　　 5.알레르기여부
　　　　　　　　알레르기없음

전처치:　Midacum　　　0.0 mg　　Propofol　0.0 mg
　　　　Pethidine　　 0.0 mg　　Algiron 　0.0 mg

내시경 적응증: 증상에 대한 원인 규명

진단명:
　1.Esophagus : 02.Reflux esophagitis/1.Minimal change/
　2.Stomach　 : 02.Chronic Gastritis/c erosion antrum PW/R/O dysplasia/
　2.Stomach　 : 05.Gastric ulcer/EGC IIc +III/UBPW/2*3 cm

판독소견:
　1.Diagnostic Procedures : 2.Stomach/C.Body/1.Biopsy/1/

　Esophagus : z-line의 일부가 상방으로 벗어나와 있으며 염증소견이 관찰된다.

　Stomach : 강내에 공기를 주입시 위 전정부에 국한된 점막의 경한 발적이 관찰된다.
　상부 체부 후벽의 불규칙한 주름 집중 및 궤양의 병변이 보여 3회 생검을 함.
　전정부 소만후방의 작은 미란에서 1회 생검을 함.

　Duodenum : bulb와 2nd portion에는 특이소견 보이지 않는다.

장정결: 　　　　　　 ○ Excellent　○ Good　　○ Fair　　○ Poor　　● No
맹장삽입여부:　　 　 ○ Y　　　　　○ N　　　 ● 해당없음
내시경검사 후 합병증: ○ Yes　　　● No

각종검사 및 시술:　Biopsy:　식도　0　　말단회장　0　　Polypectomy　0 개
　　　　　　　　　　　　　　　위　1　　결장　　　0
　　　　　　　　　　　　　　　십이지장 0　직장　　0

특수검사:
병　리: 위 내시경하 생검 GIEMSA STAIN (B1100X1) Biopsy Specimen:생검(1-3개)보험용 Biopsy Specimen:일반검진용

자연의원의 통합치료 호전도 평가

3개월 이상 입원환자 23명(항암치료 병행환자 2명)을 대상으로 2013년 3월 9일에 평가한 결과이다.

호전 : 9명(CT검사결과 암 크기 감소 또는 그대로,
 종양표지자 감소)

개선 : 9명(암 증상 호전)

이 결과를 분석해 보니 호전율은 39%(평균 20~30%), 호전 + 개선율은 78%(평균 60~70%)로 높게 나타났다.

자연의원 입원환자 3~4년 생존율

2011년 12월부터 2013년 8월까지 입원치료를 받은 환자를 대상으로 2016년 5월 20일에 조사한 결과이다.(퇴원 2년 9개월~4년 5개월 후)

	전체	4기 암	그 외
입원환자 수	565	375(66.4%)	190
생존자	232	55	168
생존율	41.1	14.6	88.4

Part 2

쉽게 풀어쓰는 암이 생기는 이유

정동기(제주대학교 생명공학부 교수)

이 암은 왜 생기나?

> 내 자신이 보균자인 것을 안 것은 고등학교 헌혈시간이다. 이를 대수롭지 않게 여긴 것이 지금까지 내 삶의 큰 부분을 차지해 나를 괴롭히고 있다. 암을 연구하는 학자로서 솔직담백하게 이러한 글을 쓰면서 내가 그랬던 것처럼 건강 문제로 고민하는 비슷한 환경의 사람들에게 정보를 제공하고, 서로 위안을 삼으면서 건강을 회복하는 데 도움이 되기를 바란다.

태어나면서 스스로 선택할 수 없는 몇 가지가 있다. 일단 부모가 대기업의 총수이든, 아니면 청계천 전자상가에서 라디오를 고쳐주는 가난한 가게 주인이든 선택할 수 있는 사람은 없다. 주어진 자신의 운명에 의해 태어나면서 부모가 결정된다. 세상에 태어나면 자신의 삶에 변화해 가면서 오늘의 내 모습이 된다.

이것과 더불어 원망하지는 않지만 내가 선택하지 않은 운명이 한 가지 더 주어졌다. 바로 모체감염에 의한 B형간염바이러스 감염이 그것이다. 물론 이 운명은 그 당시 우리나라를 비롯한 아시아권 대부분의 국가에서 만연한 현상이었지만, 나는 그런 내 운명이 싫었다. 전 세계적인 통계를 살펴보면 2004년 통계에서는 전 세계 4억 명이 B형간염 바이러스 보균자이고, 그 중 75%가 아시아인이다.

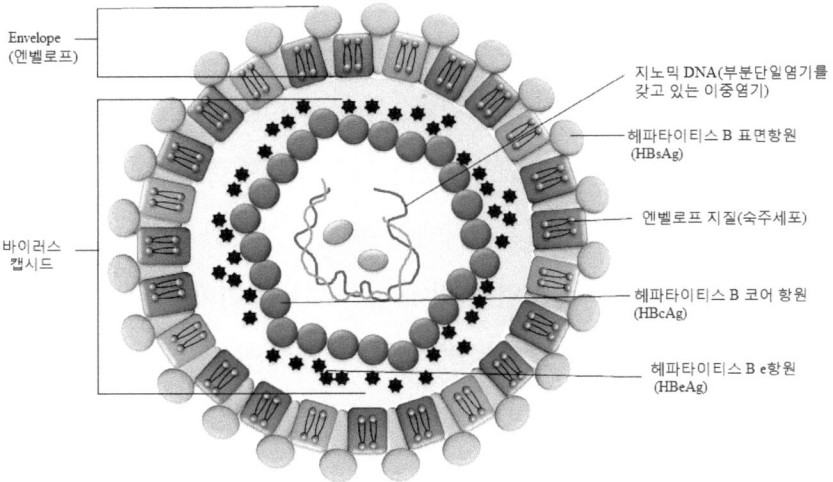

〈그림 1〉 B형간염 바이러스의 분자구조

이러한 운명을 어떻게 거스르며 건강하게 살 것인가? 하는 것이 내 소원인 동시에 전세계 4억 명의 소원이라면 누군가는 그에 대한 나침반 정도를 제시해야 할 것이라는 마음으로 이 글을 쓴다.

고등학생 때 간염보균자인 것을 알았지만, 이를 대수롭지 않게 여긴 것이 지금까지 삶의 큰 부분을 차지하면서 나를 괴롭히고 있다. 암을 연구하는 학자로서 솔직담백하게 이러한 글을 쓰면서 내가 그랬던 것처럼 건강 문제로 고민하는 나와 비슷한 환경의 사람들에게 정보를 제공하고, 서로 위안을 삼으면서 건강을 회복하는 데 도움이 되기를 바란다.

암이 생기는 이유는 뭘까? 암(癌)을 한자로 풀어 보면 나무로 만든 침대에 사람이 누워 있고, 그 사람의 몸속에 산속에 있는 바위와 같은 딱딱한 종양이 있다는 의미이다. 고대시대에도 오늘과 같은 암의 실체가 상형문자로 내려온다고 한다.

그렇다면 우리가 의학적 용어로 사용하는 혹, 양성종양, 악성종양 그리고 암은 어떻게 구분해야 할까. 실제 혼돈해 쓰기도 한다. '지피지기면 백전백승'이라는 말도 있으니 구분해 보기로 한다.

갑자기 꿀밤을 맞거나 길거리에서 머리를 부딪쳤을 때 머리에 혹이 생긴다. 이처럼 정상적인 부위에 비정상적인 변화가 그 부분에서만 나타날 때 '혹'이라고 한다. 의사들이 환자에게 "코에 물혹이 있어 제거해야 할 것 같다." 아니면 "간에 물혹이 있다."고 하는 것은 몸속에 비정상적인 것이 자라고 있다는 소극적인 개념이다.

우리가 신중하게 그리고 암과 관련되어 잘 알아야 하는 것은 '종양'이다. 종양은 조직의 자율적인 성장에 대한 의미이다. 없던 것이 갑자기 생겼는데, 유익하지 않는 상태로 새롭게 성장한 무엇이다. 영어로도 Neoplasia를 종양이라고 하고, 현재는 Tumor를 많이 쓴다.

우리가 고민하는 Tumor는 크게 두 가지로 나누어진다. 위협적이지 않는 상태의 종양(물론 때론 위험한 상태로 변화하기도 하지만), 비교적 안전한 종양은 '양성종양'이다. 이와 상대적인 용어로 악성종양이 있다. 악성종양은 쉽게 퍼지고 혈관을 타고 다른 부위로 가서 다시 신생하는 종양이다. 결국에는 세포의 영양 상태를 차단해 생명을 빼앗고, 제 생명을 다하는 바이러스보다 못한 나쁜 존재라고 할 수 있다. 이러한 악성종양이 암(Cancer)이다.

암은 세포의 피막이 존재하지 않아 증식이 빠르고, 다른 조직 내로 빠르게 침투한다. 또한 미분화 상태로 존재하면서 계속 분열하고, 어디로 튈지 모르는 탁구공 같은 존재로 미성숙 상태가 대부분이다. 이에 암이 우리가 태초에 엄마의 자궁 속에서 정자와 난자가 만나서 심장이 뛰기 전에 끊임없이 분열하고 분화하는 상태와 매우 유사하다는 것이 최근 새롭게 필자가 주장하는 가설이다.

암 생성에 관해 신뢰 있는 기존 가설을 정리해 본다. 먼저 우리는 늙어간다는 노화의 비밀에서 암의 첫 번째 열쇠를 찾을 수 있다. 우리의 세포는 매일 400개의 세포에서 돌연변이가 발생한다. 또한 세포가 회복할 수 있는 메커니즘이 동시에 나타난다. 그런데 나이가 들어갈수록 정상적으로 돌아오지 못하는 세포들의 DNA 손상이 계속되고, 이에 변이가 축적되어 나타난다고 말하고 있다.

주된 암의 발생원인으로는 발암물질이나 화학물질 등 광범위한 환경요인인데도 우리의 장기에서는 다양한 암의 형태로 나타난다. 때문에 각 장기의 관용성이 다르다는 결론에 이르게 되고, 장기에 따른 암 발생률이 크게 차이가 나는 것에 대해서는 화학물질만으로는 설명하기 어렵다. 장기를 살펴보면 민족별 차이도 있고, 나이별 차이도 있다.

최근 끝난 인간게놈프로젝트에 대해 과학자들은 실망했다. 이유는 단백질의 수에 비해 인간의 유전자가 고작해야 3만개 이내에서 조절되고 있다는 사실 때문이다. 이전에는 과학자들이 하나의 유전자가 하나의 단백질을 만들어 낸다는 학설이 주류를 이루고 있었기 때문이다. 이후 학자들은 후성유전학에 대한 거대한 프로젝트를 시작하면서 실제로 암이 기존의 연구에서 단편적으로 밝힌 것처럼 그렇게 쉽게 풀 수 있는 수수께끼가 아니라는 것을 인지하기 시작했다. 같은 항암제라도 개개인에 따라 활성이 다르기 때문이다.

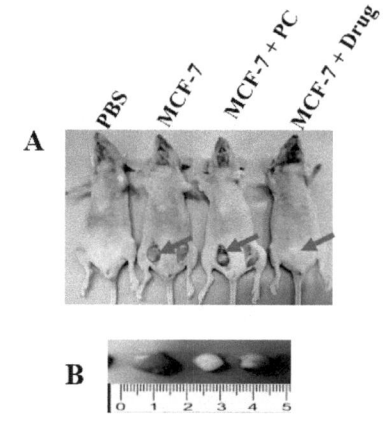

〈그림 2〉 암줄기세포를 면역결핍 쥐에 주입해 생성된 암덩어리

그 이유는 의학에서 말하는 '통계의 오류'이다. 쉽게 말하면 매년 의학계에서는 A라는 의약품이 암환자의 수명을 1% 증가시켰다고 요란하게 홍보를 한다. 다국적 제약회사는 홍보와 마케팅을 하면서 1%의 통계를 제시한다. 조금만 더 생각해 보면 내가 그 1%에 들지 않을 확률이 99%인 것이다. 그럼에도 불구하고 환자들은 지푸라기라도 잡는 심정으로 그 약을 사용하게 되는 심리적 통계의 오류에 빠지게 된다.

통계의 오류에 대한 재미있는 예가 있다. 어떤 통계자료에서 '우유는 발암물질이자 범죄 촉진물'이라는 자극적인 내용을 소개하면서 통계자료를 제시했다. 우유 소비량이 증가하면서 범죄와 암환자의 수가 같은 속도로 증가했다는 것이다. 실제로 몇 개 지역을 추가로 조사한 결과, 우유 소비량이 증가한 지역은 범죄와 암환자의 수도 같은 속도로 증가했다. 따라서 우유 소비는 범죄의 증가와 암환자의 발생에 영향을 주는 것으로 보인다는 황당한 논리의 오류가 존재한다.

그렇다고 현대의학의 통계 수치를 부정하자는 것이 아니라, 절대적인 것으로 신봉하지는 말자는 것이다. 한 예로 2개월 시한부 선고를 받고 암이 온몸에 퍼진 환자가 살고자 하는 마음으로 자신의 생활을 모두 바꿔 15년째 건강하게 살고 있는 것을 보았다. 또 직접 목격한 경우는 아니지만, 말기 간암으로 더 이상의 희망이 없는 사람이 극단적인 선택으로 복어 낚시를 해서 복어국을 먹었다가 후에 암세포가 모두 사라졌다는 이야기도 들었다. 때문에 '희망'이라는 단어는 내가 인지하지 못할 때까지 버릴 수 없는 유일한 단어가 아닌가 생각한다.

암이 생기는 이유에 대하여 필자가 과학적으로 풀어 보았다. 우리가 단세포 시절에 바이러스와도 공생하고, 그 바이러스가 자신의 생존을 위해 빠르게 증식하기 위해 만들어 놓은 유전자가 함께 염색체 내로 들어와 긍정적으로 공생할 때는 이웃사촌처럼 얌전하게 있다가 늑대로 변할 때는 암을 만들어 우리를 괴롭힌다. 심하면 목숨도 빼앗아 버린다.

이러한 유전자들이 '암유전자'(Oncogene)이다. 암유전자의 메커니즘에 관해서는 외국 원서로 된 단행본이 나올 정도로 많은 연구가 되어 있음에도 불구하고, 여전히 우리를 괴롭히는 존재이다.

흔히 천수를 다했다고 말하는 나이가 대략 90세 전후라고 볼 때, 희망컨대 그때쯤은 이 암유전자들이 나를 자연으로 돌려보내기 위해 활발하게 움직였으면 하는 생각도 했다. 그러나 인간의 욕심이 90살이 되면 100살까지 살고 싶다고 한다. 외국에서는 명예로운 죽음을 맞이하는 준비를 하는 학회도 있다고 하는데 말이다.

또한 그 이전에는 암유전자를 억제시키거나 잘 타일러서 우리와 공생하는 방법을 찾는 것이 필자와 같은 학자들이 할 일이 아닌가 싶다. 몇십 년 전까지만 해도 천연두는 전 세계를 공포에 떨게 했지만 지금은 세계보건기구에서 지구상에 사라진 질병으로 선언했다. 암도 그렇게 돼서 90살 전에는 암이 없는 세상에 사는 시대를 꿈꾸는 것이 이 글을 쓰는 필자의 희망이다.

수 년간 줄기세포를 연구하면서 필자는 특히, 분화에 관심이 많다. 한 예로 정자를 만드는 줄기세포인 정원줄기세포를 가지고 심장이나 신경세포로 분화시킨다면 정자를 만들도록 미리 프로그램된 줄기세포가 다시 자신의 운명을 바꾸는 드라마틱한 변화를 가져오는 것이다. 실험을 통해 정자를 만드는 정원줄기세포에서 심장근육세포로 분화를 시켜, 심장이 뛰듯이 박동하는 분화 심장세포를 만든 기억이 있다.

분화에 대한 연구를 하다가 우연하게 드는 의문이 있었다. 암줄기세포도 분화를 하면 암세포를 만든다. 만일 이와 같은 기작으로 재분화 또는 역분화를 시킨다면 불량 학생을 개과천선시켜 착한 학생을 만드는 것처럼 암줄기세포를 정상세포로 만들 수도 있지 않을까 하는 약간 황당하지만 즐거운 상상을 해 본 적이 있다. 틀에 박힌대로 생각하는 것을 싫어하는 필자는 그래서 엉뚱한 사고의 달인인 스티브 잡스를 매우 좋아한다.

암줄기세포란 존재는 일반 암세포와는 다른 메커니즘으로 작동한다. 항암제를 대량으로 투여해도 살아남는 무서운 존재이다. 요즘은 원자폭탄을 투하해도 지하벙커에서 1년간 버틸 수 있는 주택들이 건설되고 있다고 하는데, 암줄기세포도 그런 존재인 셈이다.

한 개의 암줄기세포라도 살려서 후일을 기약하는 기작, 즉 전문적인 용어로 '약물저항성'이 암줄기세포의 특징 중 하나이다. 또한 암줄기세포는 많은 유전자를 일반 줄기세포와 공유해 면역세포에서 간혹 암줄기세포를 잘못 인식한다. 맞는 표현인 줄 모르겠지만 때론 면역세포들이 암세포가 더 크게 자기 자식을 키우듯이 성장물질을 더 공급하는 상황도 발생한다.

그렇다면 암세포, 그리고 암줄기세포는 어떻게, 끈질지게 우리를 괴롭히는지 알아보자.

암줄기세포도 줄기세포이므로 분화, 미분화, 역분화라는 진리 앞에서 똑같은 반응과 기능을 할 것이라는 것이 필자의 가설이며, 이 가설을 입증하기 위한 연구를 진행하고 있다.

가끔 새로 개발된 고가의 항암제가 5%, 10% 생명을 연장시킨다는 통계를 제시할 때마다 암환자들의 희망도 5%, 10%씩 커가는 아이러니에 자신이 95%, 90%에 들 수 있을까 하는 불안감도 함께 있는 것이 사실이다. 이러한 공포감은 우리가 암에 대해 너무 모르기 때문이다. 지피지기면 백전백승이 아니라 내가 살 수 있는, 좀 더 이기적으로는 나만이라도 살 수 있는 방법을 찾아야 한다.

왜냐하면 암은 그 경우의 수와 발생원인, 그리고 치료방법이 모두가 다 같을 수 없기 때문이다. 그래서 어려운 것이다. 나에게 맞는 치료방법을 찾아야 한다.

누군가 나은 치료방법을 다른 암환자가 따라한다고 해도 성공도 있고 실패도 있다. 성공한 사람은 남의 방법을 자기 것으로 다시 고쳐서 사용한 사람이고, 실패한 사람은 그 방법을 맹신해서 바꾸어 볼 생각을 안 하거나, 아니면 조금 해 보고 안 되는 것 같으니 포기해 버리기 때문이다. 100도까지 기다려야 물이 끓을 텐데, 97도에서 포기하면 아무 소용이 없다.

서점에 가면 암치료 관련 서적이 넘쳐 난다. 자신에게 맞는 치료방법을 찾기 위해서는 많은 책을 읽어보는 것이 좋다. 자신의 상태를 정확하게 파악하고, 가장 신뢰할 수 있는 방법을 적용해 가면서 자신에게 맞는 치료방법을 찾아야 한다.

필자는 고등학교 2학년 때 학교에 헌혈차량이 와서 헌혈을 하면서 처음 모체감염으로 인한 B형간염바이러스 감염자라는 사실을 알았다. 그 사실을 알고 무척 방황했고, 어머니에게 원망도 많이 했던 시절이었다.

물론 건강보균자로서 내 인생의 짐을 지고 살아야 한다는 생각은 항상 내 머리를 맴돌았고, 결혼 후 직장을 가진 다음부터 매년 6개월에 한번 검사를 하며 지냈다. 항상 초음파 검사와 혈액 검사를 통해 검진을 생활화했다. 그 와중에 나만큼 관리를 못한 형제들을 먼저 하늘나라로 보내는 슬픔도 겪었다.

　현재는 나 또한 간에서 암이 발견돼 치료를 하고 있다. 다행히 필자는 BRM 면역요법 프로그램을 알게 되었고, 이 프로그램에 따라 건강을 회복하기 위해, 나만의 이기적인 치료방법을 찾기 위해 노력하고 있다.

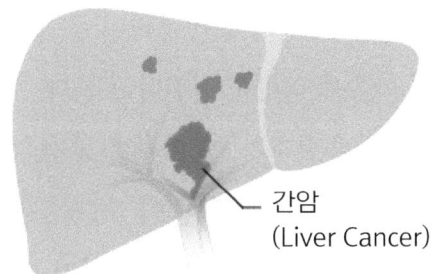

〈그림 3〉 만성 B형간염이나 C형간염, 지속적인
과량의 음주, 간경변 등은 간암의 원인이 된다.
Cancer Research UK

　이 글을 쓰게 된 것은 스스로 내 치료법을 찾는 동시에, 암을 연구하는 학자로서 수많은 암환자들에게 자신만의 이기적인 치료를 선택하는 데 도움을 주고 싶다는 생각 때문이다. 똑같은 암환자로서 수많은 암환자와 가족들을 위해 내가 배운 유전학 지식과 열정을 바탕으로 BRM연구소의 임상결과와 치료법을 알기 쉽게 풀어내고 싶은 욕심으로 시작했다.

그러나 글 한줄, 한줄을 내 가슴속에서 우러나오는 소리로, 정말 가슴으로 써야 나처럼 어려움을 겪고 있는 환자들의 마음을 움직일 수 있다고 생각하니 쓰는 작업이 너무 느리게 진행되었다.

암 치료 또한 장기전이다. 넘어지면 일어서고, 다시 넘어지면 일어서는 그런 마음이 없으면 이 글이 독자들의 마음에 크게 와닿지 않을 것으로 생각된다.

나는 유전학자로서 유전자도 학습을 한다고 생각한다. 우리의 중추신경계가 받아들이는 정보와 환경에 민감하게 가장 잘 반응하는 것이 암 세포와 암 줄기세포 유전자가 아닐까 싶다. 물론 최근에는 이러한 생각이 학술적으로 규명돼 전문적인 용어로 '메틸화'라는 메커니즘이 유전자의 학습에 영향을 끼친다고 한다.

암이 생기는 이유도 유전자가 많은 나쁜 환경, 특히 암에 관련된 환경에 의하여 학습되고, 그 나쁜 학습이 불량학생을 만들어서 암이 된다고 본다. 착하게 살 수 있는 환경이 주어지면 사람이 달라지는 것처럼 암 또한 환경에 따라 선해진다. 일반적인 세포로 돌아가거나 아니면 나쁜 사람을 억제하는 좋은 유전자들이 다시 활성화되어 암이 스스로 사멸하는 사멸시계를 작동시키는 것이다. 이것을 전문적 용어로 '세포사멸'이라고 한다. 여기에 관여하는 유전자들은 뒤에서 쉽게 설명하기로 한다.

02 암이 발생되었을 때 활동을 시작하는 유전자

> 암유전자(Oncogene)는 인체에 정상적으로 존재하는 유전자이다. 세포의 성장과 분화에 관여해 돌연변이가 되거나 과잉발현되는 등 계속적으로 활성화 상태에 있으면 세포의 증식이 촉진돼 암이 발생한다. 대표적인 발암유전자인 myc 유전자는 자신이 암을 만들어내고 세포자살을 억제하는 역할을 하는 반면, ras라는 또 다른 암 유발 유전자와 협력해 암을 촉진시킨다.

특정 유전자들이 암을 유발할 때, 어떻게 해서 활발한 활동을 시작할까?

먼저 재미있는 사실이 〈The Quarterly Review of Biology〉에 실려 그 이론을 소개한다. 이에 따르면 1991년 윌리암스라는 사람이 질병이 발생하는 기전을 다윈의 진화론적 관점에서 6가지로 정의하고 있다. 이 정의가 이제부터 이야기하고자 하는 암에 대한 정의와 유전자 사이의 상관관계를 설명하는 데 큰 도움이 될 것 같아 자세하게 소개한다.

첫째는 질병원에 대한 방어로, 일차적으로 외부의 공격에 대한 일차적인 반응인 기침, 재채기, 콧물을 들고 있다. 이는 질병원의 공격을 받은 우리 몸이 그에 대한 반응으로 재채기를 통해 병원균을 밀어낸다고 볼 수 있다.

두 번째로 감염이다. 진화론적으로 기생충, 세균, 바이러스와의 전쟁을 통해 그 흔적이 유전자에 각인되어 있다고 보는 것이다. 아마도 상당수의 암유전자들이 우리 몸에 들어와 공존을 하기 시작한 것으로 보는 시각도 존재한다. 그리고 우리가 암에 대하여 공부할 때 이 책에서 가장 마음에 와닿는 부분은 '새로운 환경'이라는 제목으로 설명한 내용이다. 이 저자들은 '현대사회에 내동댕이친 석기시대인'이라는 표현을 쓰고 있다.

필자는 최근 공부를 하면서 BRM연구소를 찾을 때마다 박양호 실장님과 거의 문답식으로 토론을 한다. 연구, 환자들의 임상 등에 관한 열띤 토론을 하다 보면 시간 가는 줄 모르고 진행된다. 토론시간은 마치 어렸을 때 보았던 영화 '백튜더퓨쳐'에서처럼 타임머신 차를 타고 더 멀지도 않은 바로 1년 후의 세계를 미리 보는 그런 느낌이다. 항상 긴장하면서 공부하고 또 공부할 수 있는 원동력을 주는 그런 시간이다.

실장님은 "인류는 원시지구 시대의 단세포 생명체가 진화를 하면서 다세포 그리고 오늘날의 현생 인류가 되었다. 그 원리를 이해하면 암 치료의 해답을 찾을 수 있다."고 매번 강조하고 있다.

그 원리에 대해서는 다음처럼 풀고 있다. 200만 년 전 현 인류가 진화하면서 현재 인간의 몸이 만들어졌는데, 이 진화론적 관점에서 최근에 이루어진 문명에 의해 창조된 현대인의 생활습관이 마찰을 일으킨다는 것이다. 필자가 재해석하건대, 그러한 환경과의 마찰이 암으로 나타나는 것도 하나의 현상이 아닐까. 때문에 많은 연구를 통하여 치료의 중요한 신기원을 이룬 많은 항암제와 치료법들이 200만 년 동안 축적되어 온 우리 몸에 크게 영향을 미치지 못하고 나쁘게 반응할 수밖에 없는 것이 아닐까. 앞으로 설명할 유전자에서도 이러한 추측이 상당한 설득력을 가지고 설명된다(그림 4).

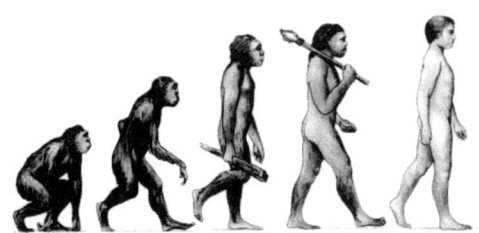

⟨그림 4⟩ 인류의 진화와 현대인의 압축변화가 암과 상관관계가 있다.
Smithsonian's National Museum of Natural History

그리고 단순한 케미컬인 탄소, 수소, 산소, 질소, 인, 황으로 구성되어 있는 DNA라는 존재가 어떻게 생각을 하고 그 생각의 기억을 유전체에 기록해 두었다가 자손에게 전달하는지에 대해서는 정확하게 설명하는 내용이 없다. 이러한 현상이 설명되지 않은 상태에서 유전자는 유전정보를 저장하고, 이를 표현하고, 자손에게 전달하는 존재로만 인식되고 있다.

좀 더 쉽게 설명해 보기로 한다. A라는 유전자가 있다고 가정해 보자. 이 유전자 세포가 활성되어 활발하게 생성되면 적절한 시기에 새로운 세포를 위해 오래된 세포는 죽게 하는 유전자이다. 전문적인 용어로 '세포자살 유도유전자'라 한다. 이 유전자가 어린 시절에서 청년시기까지는 매우 유용한 작용을 한다. 그런데 노년에 들어서는 우리를 결국 죽게 만드는 해로운 영향을 끼치는 유전자로 작용하는 등 유전자가 다면적 기능을 수행하는 것이다. 이러한 현상에 '노화'라는 용어를 사용한다. 노화는 자연스러운 현상일 수 있지만, 여기에 줄기세포라는 개념을 도입해 효과적으로 줄기세포를 조절한다면 노화를 어느 정도 늦출 수 있다고 말한다.

200만 년 이상 적응해 온 우리의 몸이 최근 만들어진 문명과의 충돌에 의해 노화, 수명이 조정된다는 진화론적 측면에서 보면 성경에서 말하는 수명은 매우 일리가 있는 내용으로 볼 수 있다.

다시 암이라는 부분에서도 학자들은 유전자가 조절하는 노화와 증식, 돌연변이는 원래 우리 몸에서 조절되는 항상성의 원리가 균형을 잃은 상태에서 비롯돼 암을 비롯한 여러 질병이 찾아오는 것으로 보고 있다.

이 책에서는 우리가 생물학적으로 진화하면서 잃는 것과 얻는 것이 동시에 존재한다고 표현한다. 우리 몸을 설계도에 비유한다면 완벽한 설계도가 아니기 때문에 환경에 대하여 조정의 단계, 선택의 과정을 겪는다는 것이다. 그 예로 직립보행이 되면서 필연적으로 척추질환을 앓게 되는 경우를 설명하고 있다.

이러한 내용을 필자가 설명하고 있는 암에 대입해 보면 서두에서 밝혔듯이 우리 몸에 존재하는 줄기세포를 조절하는 유전자 중에는 암을 유발하고, 반대로 통제하는 유전자를 같이 공유하고 있다. 다만 재생, 회복 기능과 함께 조절 불균형으로 암이 발생하는 것이다. 그래서 일부 학자들은 우리 몸이 외부의 열악한 환경에 대한 내 몸의 경고가 암이라고 표현하기도 한다.

만약 열악한 환경을 다시 정상으로 돌려놓는다면? 암이 기적적으로 사라지는 경우가 많다. 물론 임계점이 있으므로 너무 늦기 전에 회복의 노력이 있어야 한다. 루비콘의 강을 건너기 전에 우리 몸에 대해 정확하게 알고, 적당한 대처를 해야 한다.

자신의 병에 대해 정확히 알고 대처하려는 환자들을 위해 BRM연구소에서는 개개인의 나쁜 환경과 그 현상에 대한 검사결과를 바탕으로 상담을 진행한다. 환경을 바꾸는 중요한 포인트를 알려주고 환자 스스로 철저하게 노력해, 자신에게 맞는 방법을 찾는 데 도움을 주고 있다.

이제부터 암이 발생했을 때 우리 몸에서 활동하는 유전자들을 설명하기로 한다.

말한 것처럼 우리 몸은 계속해서 신생세포를 만들어 내는 줄기세포에 의해 '체세포'라고 하는 세포를 만들어 낸다. 체세포는 우리 몸 어디에서든 자신의 기능을 하기 위해 줄기세포로부터 만들어지는데, 이를 분화된 세포라고 한다. 간 줄기세포에서 간세포가 만들어지고, 피부 줄기세포에서 피부세포가 만들어지고, 신경줄기세포에서 신경세포가 만들어진다. 골수 내에 있는 혈액 줄기세포에서는 혈액세포의 다양한 백혈구, 적혈구, 혈장, 혈소판 등이 분화를 통해 만들어진다.

만들어진 세포들은 계속해서 분열을 통해 자기 복제를 한다. 그러나 자기 복제에는 한계가 있어 대략 자신이 정해진 분열 횟수만큼 분열한 후에는 '세포자살'이란 체계의 스위치가 켜진다. 이때 관여하는 유전자가 p53이다.

p53 유전자는 암생물학에서 매우 유명한 유전자로, 암억제유전자의 중심이라 할 수 있다. 이 유전자가 활성을 높이면 모든 세포는 자신의 운명을 다한 것으로 인지하고, 세포자살을 통해 새롭게 줄기세포에 의해 만들어지는 세포에게 자리를 양보한다. 또한 흥미롭게도 p53 유전자가 활발하게 활성을 보이는 상태에서는 암유전자들이 큰 힘을 발휘하지 못하고 암 생성이 억제된다. 이런 이유에서 p53을 암억제유전자로 부른다.

이제 가장 핵심되는 암억제유전자가 어떤 존재인지 알게 되었다. 계속 강조하는 것은 모든 종류의 암이 어린아이 또는 청장년에서는 발병률이 그리 높지 않다는 점이다. 최근에는 이러한 통계가 조금씩 흔들리는데, 환경이 점점 나빠지고 젊은 층이 이에 더 많이 노출되고 있기 때문이다.

대부분의 암이 노화가 진행될수록 발병률이 높다. 이는 우리 몸의 설계도가 그만큼 불완전하기 때문일 수도 있지만, 노화는 우리에게 새로운 생명체에게 이 지구를 양보하기 위한 준비단계일 수도 있기 때문에 그 현상을 거부할 수는 없다.

다만 최근 유행하는 '9988123'(99세까지 팔팔하게 살고, 하루 이틀 앓다가 사흘째 고통 없이 영면한다)이라는 표현처럼 병없이 건강하게 살다가 한순간 생을 다하는 건강한 삶은 우리 모두의 바람이다.

두 번째 암에 대해 이야기할 수 있는 것은 돌연변이에 의해 발생할 수 있다는 점이다. 이는 아마도 정밀한 세포분열 과정에서 가끔 오류가 발생, 그 오류에 의해 통제에서 벗어난 세포가 암으로 진행된다고 할 수 있다. 우리 몸의 오류가 정상적인 세포의 성장을 돕기도 하지만 때로는 무서운 존재로 암을 일으키는 존재로 변한다.

우리 몸속에는 모두 60조 개의 세포가 있다. 이 세포들이 상호작용을 통해 물질을 주고받고, 필요한 정보를 핵까지 전달해 핵을 조절하는 신호전달 시스템을 가지고 있다. 쉽게 설명하면 일종의 릴레이 게임에 의해 한가지 정보를 원하는 위치까지 보내기 위하여 중간 단계를 거치면서 최종 목적지에 전달하고, 목적지가 그 역할을 한다. 이 과정에 오류가 생기면 암이 발생하는 것이다.

암유전자는 원래 인체에 정상적으로 존재하는 유전자로 세포의 성장과 분화에 관여한다. 모든 암 관련 유전자들은 세포분열에 관련된 세포주기, 그리고 줄기세포에서 담당하는 세포분화, 세포노화, 세포자살 등에 관여하는 유전자이다. 하지만 돌연변이, 과잉발현 등 계속적으로 활성화 상태에 있으면 세포의 증식이 촉진돼 암이 발생한다.

대표적인 암유전자인 myc 유전자는 자신이 암을 만들어 내고 세포자살을 억제하는 역할도 한다. 또 ras라는 또 다른 암유전자와 협력하

암유전자	바이러스	기능적 분류
abl	Abelson leukemia	세포내 신호단백질
crk	CT10 sarcoma	인산화단백질에 결합하는 adapter
erbA	Avian erythroblastosis-ES4	전사인자
erbB	Avian erythroblastosis-ES4	외피성장인자수용체
ets	Avian erythroblastosis-E26	전사인자, 암종 생성
fes	Gardner-Arnstein feline sarcoma	
fgr	Gardner-Rasheed feline sarcoma	신호전달단백질
fms	McDonough feline sarcoma	수용체
fos	FRJ murine osteogenic sarcoma	전사인자
fps	Fujinami sarcoma	
kit	Hardy-Zuckerman feline sarcoma	수용체
maf	Avian sarcoma AS42	
sea	Avian erythroblastosis-S13	
mos	Moloney sarcoma	신호전달자
mpl	Myeloproliferative leukemia	
akt	AKT8	
cbl	Cas NS-1	
jun	Avian sarcoma-17	핵내 신호단백질, 전사인자
myb	Avian myeloblastosis	핵내 신호단백질
myc	Avian myelocytomatosis	핵내 신호단백질, 전사인자
p3k	Avian sarcoma-16	
qin	Avian sarcoma-31	
raf	3611 murine sarcoma	
rasK	Kirsten sarcoma	세포내 신호단백질
rel	Reticuloendotheliosis	전사인자
ros	UR2 sarcoma	
sis	Simian sarcoma	성장인자
ski	Avian SK	전사인자
src	Rous sarcoma	신호전달자
yes	Y73sarcoma	신호전달자
rasH	Harvey sarcoma	

〈표 1〉 바이러스성 암유전자와 기능적 분류(세포생물학 6판(Cooper))

여 암을 촉진킨다. ras 유전자가 만드는 단백질은 세포 내에서 신호를 받아 이 신호를 핵내 유전자인 myc에 전달하고, myc의 역할을 촉진시킨다. 이 유전자들을 잘 살펴보면 현재 BRM연구소에서 어떤 형태로 암을 억제시키고, 새로운 정상세포로 되돌리는 치료가 가능한지 쉽게 이해할 수 있다.

암을 극복하려면 자신의 병에 대하여 정확한 지식을 가져야만 그에 맞는, 내가 이 책에서 강조하는 이기적 치료법을 찾아낼 수 있다. '이기적 유전자'라는 표현에 맞서는 '맞춤형 이기적 치료법'이 자신을 살릴 수 있다.

때문에 환자들이 알아야 할 세포의 성장 조절, 세포주기에 관여하는 지식을 바탕으로 내가 현재 하고 있는 치료법이 어떤 작용기전으로 작용하는지 정확한 정보를 주기 위해 이 글을 쓰고 있다.

한 가지, 생활환경의 변화도 세포를 정상으로 돌리는 데 큰 역할을 한다. 매일 반복해 우리 몸에서 발생하는 돌연변이를 치료하는 DNA 수리에 영향을 끼치는 것이다.

일반 세포와 암세포의 가장 큰 차이점은 무엇일까? 성장인자 유전자를 이용해 설명해 본다. 일반적으로 세포는 자신들이 분열하고 기능적으로 자신들의 역할을 수행하기 위해 외부로부터 성장인자가 공급되어야 한다. 필자가 많은 세포들을 배양하며 연구를 진행하는 과정에서, 연구비의 대부분을 차지하는 성장호르몬을 포함하는 성장인자 구입 비용은 매우 부담스러운 수준이다.

그러나 정상세포에서 변형된 세포일 경우는 이러한 성장인자가 직접적으로 활용되지 않고 자체적인 시스템에 의하여 변칙적인 활동을 진행한다. 암유전자의 활성을 유지하고 있는 많은 암들이 외부 성장인자와 별개로 암유전자들이 계속해서 신호를 전달하기 때문에 이를 통제하기는 사실상 매우 어려운 상태가 된다. 그렇기 때문에 서두에서 밝힌 것처럼 쉽게 세포자살 신호전달 경로로 진행되지 않는 경우가 거의 대부분이다. 즉, 죽고 싶어도 죽을 수 없도록 불멸화 세포가 되는 것이다.

이러한 불멸화 세포를 연구를 위해 인위적으로 만들기도 한다. 세포를 장기보관하거나 연구용으로 분양하기 위해 소량의 세포를 영구 세포로 만드는 과정을 세포주를 만든다고 한다. 이때 사용하는 방법이 불멸화 방법으로, 바이러스 유전자를 주입해 일종의 암세포를 만드는 것과 비슷한 과정을 거쳐 불멸화 세포를 만든다.

필자가 말하는 불멸화 세포도 비슷하다. 내부 암유전자들이 종양에 필요한 성장인자(Growth Factor), 성장인자 수용체(Growth Factor Receptor)의 발현과 세포 내 변형된 세포분열이 악성종양의 신호들이라고 할 수 있다. 사이토카인도 이런 신호가 나타날 때는 종양을 더 키우는 역할을 한다. 실제로 사이토카인은 우리 몸에 외부 항원이 침투했을 때 이를 제거하는 역할을 하는데 오히려 종양의 경우는 도와준다는 이중적인 얼굴을 하고 있다.

간암 환자들이 잘 아는 간암 표지인자를 예로 들어 면역체계에 대해 더 설명한다.

생명이 탄생하기 위해서는 정자와 난자가 수정이 이루어지고, 새포분열을 거듭하면서 뽕나무 열매를 닮았다고 하는 상실배를 거쳐서 포배기, 낭배기를 거친 후 자궁에 안착을 한다. 이때 여성의 면역체계는 정확하게 외부의 적인 정자세포가 포함된 수정란을 인식해 공격을 시작한다. 면역세포는 빠르게 적과 아군을 정확하게 인지한다.

하지만 이대로라면 인류는 멸종했을 것이다. 이 메커니즘에 의해서만 진행되지 않고, 면역억제단백질이 수정란의 태아를 보호한다. 이것이 바로 태아 단백질인 AFP(알파페토단백질)이다. 이 단백질은 아기가 탄생한 후에는 급격하게 줄어 발현이 되지 않는다. 자신의 역할이 끝났기 때문이다.

그러나 간암의 경우 AFP 단백질이 활성을 보이며 간암을 지켜주는 메커니즘이 작동한다. 이것이 면역체계의 이중성이다.

이런 이유에서 암환자들은 면역에 관련된 지식을 알아야 하고 식이요법, 면역요법을 통해 적응해 보면서 자신만의 조절 시스템을 만들어야 암을 극복할 수 있다.

가장 대표적인 암유전자는 종양괴사인자로 알려진 TNF(Tumor Necrosis Factor)이다(그림 5). 이 단백질은 말 그대로 암을 괴사시키는 항암유전자로 알려져 있다. 종양이 발생하면 TNF가 활성화되어 종양이 바로 '카스페이즈'라는 단백질을 자극, 세포가 자살하도록 명령을 내리는 것이다. 최근까지도 이 단백질을 활성화하거나 활용한 항암제가 만들어질 정도로 매우 강력한 항암단백질이다.

하지만 TNF에는 암을 악성으로 변하게 하고, 계속 성장하게 만드는 세포생존 신호전달인 NF-kB/PI3K 단백질 경로를 자극하는 기능도 있다. TNF 신호체계와 같은 성장인자는 보통 4가지 경로를 통해 자신의 신호를 전달받는다.

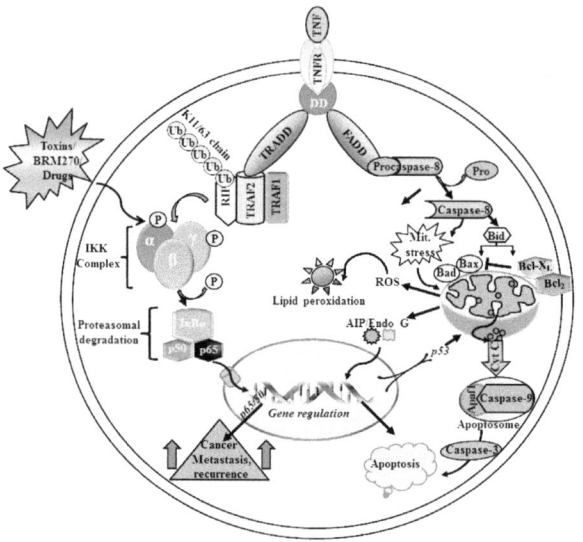

〈그림 5〉 TNF의 세포자살 신호경로, 암세포 증진 경로

03 암이 발생되었을 때 활동이 중단되는 유전자

> 그동안 찾아낸 APC, p53, WT1, BRCA1, BRCA2, RB 등이 대표적인 암억제 유전자로, 이들이 만들어 내는 단백질이 정상적인 활동을 할 때는 암은 힘을 쓰지 못한다.
> 특히 p53은 말한 것처럼 암을 지키는 최고의 전사라고 할 수 있다. 우리 몸이 스트레스를 받거나, 암을 일으킬 만한 변화가 생길 때 급격하게 활성화되어 암으로 갈 수 있는 세포들의 세포 자살을 유도하는 강력한 힘을 가지고 있다. 병원에서 유전자 검사를 통해 암환자들의 상태를 체크할 때 반드시 체크해 볼 수 있는 유전자이다.

의학적으로는 암적 변이를 유발하는 잠재력이 있는 유전자를 암유전자(Oncogene)라고 한다. 다른 유전자들처럼 암유전자도 활성을 보일 때가 있는가 하면 활성을 잃어버릴 때도 있다. 그리고 양면성을 가지고 있기도 한다.

우리가 알고 있는 대부분의 암유전자는 바이러스에서 발견되었고, 정상적인 세포에도 이 유전자들이 있다. 이 유전자들은 세포가 정상적인 증식과 분화 그리고 발생단계에서의 자신들의 선한 역할을 담당한다.

하지만 노화가 일어나면서 유전자 설계도에 약간의 문제가 발생하거나 방사선 노출, 발암물질, 스트레스 등으로 인해 암유전자의 역할을 하게 되면 우리를 힘들게 한다. 뇌종양, 유방암, 갑상선암, 간암, 폐암, 전립선암 등에서 나쁜 역할을 담당하게 된다.

이와는 반대로 암이 발생했을 때 억제되는 유전자들이 있다. 사실 '억제된다'는 표현보다는 이들 유전자는 평소 암유전자들을 억제하는 역할을 맡고 있는 건강의 전사들이다.

암억제유전자는 크게 두 가지의 경로로 이해하는 것이 좋다.

첫째, 이 유전자들이 암유전자의 나쁜 활성을 억제함으로써 암이 억제되는데, 어떤 영향에 의해 돌연변이가 생기거나 나쁜 환경에서 발현이 원활하지 않을 경우 암유전자의 활성을 막지 못해 암이 발생한다.

그동안 찾아낸 APC, p53, WT1, BRCA1, BRCA2, RB 등이 대표적인 암억제유전자로, 이들이 만들어 내는 단백질이 정상적인 활동을 할 때는 암은 힘을 쓰지 못한다.

특히 p53은 말한 것처럼 암을 지키는 최고의 전사라고 할 수 있다. 우리 몸이 스트레스를 받거나, 암을 일으킬 만한 변화가 생길 때 급격하게 활성화되어 암으로 갈 수 있는 세포들의 세포 자살을 유도하는 강력한 힘을 가지고 있다. 병원에서 유전자 검사를 통해 암환자들의 상태를 체크할 때 반드시 체크해 볼 수 있는 유전자이다.

당신이 암으로 투병 중이라면 어떤 경로를 통해 유전자 활성을 체크할 수 있는지 간암 환자를 예로 들어본다.

먼저 정기적으로 초음파와 혈액 검사를 통하여 먼저 이상 유무를 판단한다. 혈액 성분상의 변화를 통해 일반적인 혈액조성을 보고 정상에서 어느 정도 벗어났는지 체크한다. 그리고 간세포가 파괴되면 혈액 내로 많이 유출되는 GOP, GTP 검사를 통해서 간이 파괴된 정도를 측정한다.

또 알파페토프로테인 검사를 통해 간암지수를 측정한다. 일명 AFP라는 단백질이 얼마나 나오는지를 이미 개발된 항원·항체 방법을 통하여 그 정도를 측정한다. 임신진단키트처럼 두 줄인지, 한 줄인지 확인하고 그 양이 얼마나 되는지를 ELIZA 방법을 통해 농도를 측정한다. 단백질 정량으로 현재 암이 얼마만큼 활성을 통해 이 단백질을 분비하고 있는지를 보는 것이다.

정확한 판단은 CT와 MRI라는 첨단 영상장비를 통해 가능하다. 그런 다음 치료법을 결정하기 위해 생검 등을 통해 조직절편 작업을 하고 임상병리 의사가 최종 진단을 한다.

이후 치료에 들어갈 때는 환자 자신이 치료법과 식이요법, 항암치료, 수술 등의 방법을 선택해야 한다. 필자가 강조하는 암이 발생되고 사라지고 치료되는 세포 수준에서, 아니 그보다 분자단계에서 관여하는 유전자 발현 수준에서 치료의 정밀도를 높여야 한다.

이런 이론에 근거해 본다면 암이 잘 치료될 때는 암억제단백질들의 활성이 좋고, 암유전자들은 힘을 못 쓰거나 선한 역할로 돌아서 있을 가능성이 매우 높을 것으로 본다.

이때 p53은 암세포의 세포주기를 G1에서 정지시키고 '케스페이지'라는 세포자살 유도유전자를 활성화시켜 암세포를 죽게 만든다. 물론 이 단백질은 일반 정상세포의 경우도 자신의 역할을 다하고 나면 자동으로 세포 자살을 하도록 유도하는 세포로도 유명하다.

이 단백질의 대가인 버트 보겔스타인(Bert Vogelstein) 미 존스홉킨스 의대 교수는 매년 노벨상 후보로 거론되는데, 언제인가는 받지 않을까 싶다. p53 단백질로 인해 파생되는 암 관련 연구들이 매우 많이 나왔기 때문이다.

p53 유전자가 중요한 것은 유전자가 고장났을 때 고치고, 고치지 못할 때는 세포자살을 유도하는 두 가지 중요한 이유 때문이다. 하지만 돌연변이가 발생하면 암 억제 기능이 억제되면서 암 세포화가 되므로 암 발생률이 높아진다. 때문에 이 유전자의 발현율, 돌연변이를 함께 검사하면 어떻게 대처해야 하는지 판단하는 근거가 된다.

하지만 몇 가지 의문이 남는다. 그것은 상처가 나면 일반 세포보다 더 **빠른** 치유 메커니즘이 필요한데, 이럴 경우 암세포 증식과 차별되는 무엇인가가 정상세포 분열과 다르게 작용해야 한다. 상처 난 부위는 다른 정상세포의 분열속도로 진행될 경우 쉽게 감염되고, 염증에 의한 괴사가 일어날 수 있다. 다행히 상처가 난 세포는 긴급하게 성장인자를 분비하도록 설계되어 있다. 상처 난 주위 세포만이 그 신호를 받고 급격하게 세포분열을 진행해 상처가 아물도록 조정한다.

이때 Rb라는 단백질이 관여한다. 이 단백질은 E2F라는 단백질과 결합, 세포 분열을 억제시키고 상처가 나는 등 비상상황에서만 분리되어 상처를 치유할 비상 분열을 유도한다. 따라서 비상 상황이 아닌 경우 이 단백질이 암으로 이상 증식하는 상태를 상당한 수준에서 막아주는 매우 유용한 암억제유전자이다. 그러므로 암세포에서는 특별하게 성장인자를 외부로부터 공급받지 않은 상태에서 Rb의 기능이 상실될 때 굉장히 빠르게 증식하는 것으로 알려져 있다.

꼭 소개하고 싶은 암억제유전자가 하나 더 있다. 올해 6월에 발간된 세계적 과학잡지 《Cell》지에 소개된 내용으로, 대장암의 생성 억제에 큰 영향을 끼치는 APC라는 유전자이다.

그동안 APC가 돌연변이나 여러 가지 환경적 요인에 의하여 비활성화될 때, 대장암이 발생하는 것으로 많은 연구가 진행돼 왔다. 그러나 필자가 이 책에서 주장하고 증명하려는 내용, 즉 암유전자도 언제든지 악한에서 선한 상태로 돌릴 수 있다면 암과의 전쟁에서 승산이 있다는 것을 이 연구 결과에서도 증명하고 있기 때문이다.

사실 필자와 같은 생명과학자들은 자신의 연구 결과를 이런 세계적인 저널에 한번 만이라도 실렸으면 하는 평생의 소원을 가지고 있다. 이 저널은 전세계 과학자들의 신뢰도가 가장 높은 논문으로, 결과의 신뢰도가 매우 높다.

이 논문에서는 종양이 생성된 대장암 세포 내에 발현이 억제된 APC(Adenomatous polyposis Coil)를 활성화시켰더니, 대장암의 성장이 중지되고 단 4일만에 정상적인 세포로 돌아왔다고 한다(그림 6). 그리고 2주 만에 종양이 제거되고 암에 대한 증후는 몇 개월 후에 완전하게 사라졌다고 발표했다. 필자가 설명하려는 암세포를 정상세포로 되돌리는 방법, 즉 환자 개개인의 이기적인 치료법이 경우에 따라 이렇게 단 1개의 유전자를 조절하는 것만으로도 이와 같은 놀랄만한 결과를 가져온다.

이 논문에 따르면 대장암의 90%는 APC의 돌연변이로 비활성화되어 있다. 이 돌연변이가 암을 개시함과 동시에 암의 성장과 생존을 돕는다. 때문에 이 유전자를 회복시키는 경우 과도한 활성화로 인해 정상세포에 또 다른 문제가 생기는지 우려하면서 실험을 진행했고, 정확하게 종양 부위에서만 가역적으로 활성을 가지게 한 것으로 밝혔다.

이론적으로도 APC가 억제되면 윈트(Wnt) 신호체계가 활성화되어 종양의 증식과 이동, 생존에 영향을 끼친다. 이 실험에서 APC를 재활성화시키자 Wnt가 정상 수준으로 돌아오면서 종양괴사가 진행되었다.

이 연구는 유전자의 활성을 유전자 치료 방법으로 진행한 결과로, 다른 유전자 돌연변이성 종양에도 적용할 가치가 있음을 말하고 있다. Wnt 유전자를 필요 이상 억제시켰을 때는 오히려 장세포에 독성을 유발한다는 사실을 발표, 종양억제 유전자를 이용한 암치료를 할 때는 이런 고려가 필요하다는 점도 지적한다.

또한 이 유전자가 결함을 보이거나 철분이 높은 경우, 대장암의 위험이 3~4배로 높다는 연구 결과도 발표된 상태이다. 건강한 사람의 경우는 크게 문제가 되지 않지만 암환자는 철분 섭취에 신중해야 한다는 이야기가 있었는데, 이에 대한 증거가 발표된 셈이다.

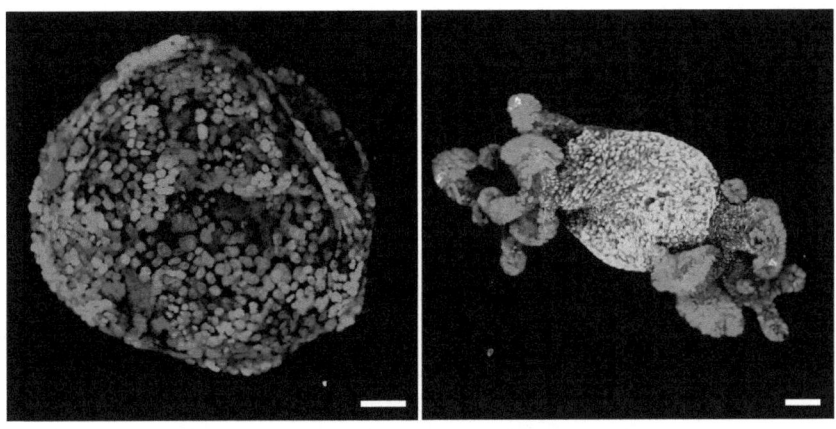

〈그림 6〉 왼쪽 그림은 대장암세포가 증식되는 모양이고,
오른쪽은 APC 유전자가 활성화되어 녹색의 정상세포가 회복되는 모양이다.
Cell Press, 2015. 6.18

이 장에서 필자는 암억제유전자를 몇 개만 소개하고 있지만, 우리가 암에 대한 표적치료를 한다고 할 때, 그에 관련된 단일유전자를 임의로 억제 또는 활성화시킬 수 있는 기술적 진보가 궁극적으로는 암환자를 치료할 수도 있다는 점에서 시사하는 바가 크다. 그 말은 그 결과가 모든 종양에 적용할 수 없는 낮은 단계일지도 모른다는 것이다. 그리고 세포의 분열과 증식의 신호전달은 다면적 기능을 가지고 있으므로 미세하게 정확한 정보를 통해 통제하지 못한다면 더 악화될 수 있다. 결국에는 치료도 중용의 미학이 필요하지 않을까 하는 철학적 추론을 해 본다.

학생들에게 생명의 신비와 세포에 대한 내용을 강의할 때, 필자는 '항상성'(Homeostasis)으로 표현하면서 환경에 의해 충분히 조절할 수 있는 것들을 조절함으로써 유전자의 활성을 우리가 원하는대로 정확하게 조절할 수 있다고 말한다.

〈그림 6〉은 대장암 세포가 APC 활성을 잃었을 때 증식되는 모양과 활성화되어 정상세포들이 증식되고 있는 모양을 보여준다. BRM 연구소의 프로그램도 이와 같다. 유전자의 발현과 억제를 통제하고, 그것의 원천적인 정보를 조절하고 통제하는 줄기세포의 조절기작을 제압하는 방법을 찾아내 적용한다. 때문에 중증의 암세포도 결국에는 분화와 역분화를 거치면서 자신의 힘을 잃어버리고 정상화된다.

그렇다면 돌연변이에 의해 왜 이런 현상이 계속 발생하고, 꼭 돌연변이가 일어나면 암세포가 생성되는 것일까? 또 우리가 매일 접하는 환경 중에는 발암물질이 얼마나 많고, 얼마나 많이 우리를 위협할까?

필자가 박사과정 후 연구원으로 군복무를 대신했던 국립보건원 시절, 동료 공중보건의가 하던 말이 아직도 귀에 생생하다. 그는 "진짜 암이 생기려면 탄 음식을 한 트럭 먹어야 걸릴까 말까 한다"면서 "발암물질이 모두 암을 유발하지는 않는다"고 했다. 아마도 그 말 속에는 발암물질에 민감도가 사람에 따라 달라 결론적으로 이야기한 것은 아닌 것 같지만, 암을 연구하면서 필자도 그 말에 동의하는 편이다.

우리 몸속에서 단백질을 코딩하는 유전자가 예상했던 것과 달리 인간게놈프로젝트가 끝난 후 대략 35,000개가 있다고 밝혀졌다. 물론 이로부터 만들어지는 단백질의 수는 훨씬 더 많다. 학자들은 이 유전자들 중 대략 270~350개 정도의 유전자가 돌연변이를 일으킬 때 암을 유발한다고 말하고 있다.

진화라는 개념으로 인류가 변화해 온 200만 년 동안, 돌연변이가 없다면 오늘날의 인류는 존재하지 않았을 것이다. 이 돌연변이가 정상적인 범위에서 조절되고 변화할 때라야 진정한 가치가 있다.

하지만 몸속 세포 내에서는 그렇지 못한 경우가 일어난다. 대략 세포 당 50회 정도의 염기 결손이 발생한다. 특히 재조합 과정이 복잡한 면역세포는 일종의 맞춤형 재조합을 형성하는데, 염기 내에 맞춤형으로 다양한 그룹이 존재하고 항원이 침투했을 때 항원의 맞춤형을 위해 '헤쳐 모여 방식의 재조합'이 발생한다. 그러니 얼마나 역동적인 현상이 벌어지고, 이를 조절하는 유전자 또한 그 기능이 매우 강력하다는 것을 예상할 수 있다.

이때 사용하는 유전자가 일반 다른 세포에서는 암을 유발하는 유전자로 활동하는 것은 그리 이상한 현상은 아니다.

〈표 2〉는 암을 억제하는 유전자와 그 유전자들이 특별히 관여하는

유전자	암의 종류
APC	대장암, 직장암
BRCA1	유방암, 난소암
BRCA2	유방암
INK4	흑색종, 폐암, 뇌종양, 백혈병, 림프종
p53	뇌종양, 유방, 대장암, 직장암, 식도암, 간암, 폐암, 육종, 백혈병, 림프종
PTCH	기저세포암
PTEN	뇌종양, 흑색종, 전립선암, 자궁내막암, 신장암, 폐암
Rb	망막아종, 육종, 방광암, 유방암, 폐암
Smad2	대장암, 직장암
Smad4	대장암, 직장암, 췌장암
TβRII	대장암, 직장암, 위암
VHL	신장암

〈표 2〉 암억제유전자와 관련 암(세포생물학 6판(Cooper))

암의 종류를 알려주고 있다. 여러 가지 암억제유전자들이 각각 자기가 관여하는 유전자 종에 따라 기능적으로 나누어지는데, 설명한 것처럼 p53의 경우 다양한 유전자에 관여한다.

우리나라사람에 발병률이 높은 폐암의 경우 PTEN(Phosphatase and Tensin homolog deleted on chromosome 10)이라는 유전자가 암억제유전자로 관여한다. PTEN 유전자는 암억제유전자 중에서 두 번째로 잘 비활성화되는 유전자로, 암 발생의 원인이 되고 있다. 표에서 나타낸 것처럼 뇌종양, 유방암, 전립선암, 자궁체암 그리고 폐암 등에 관여한다.

이 유전자는 신경줄기세포를 촉진하는 기능이 있어 태아발생 시기에 사람의 배(胚) 발달단계에서 중추신경계 발달에 중요한 기능을 담당한다. 만약 배 발달단계에서 이 유전자의 활성이 억제되면 세포의 증식과 세포사를 담당하는 신호경로에 문제가 발생한다. 이 경로가 성인이 된 상태에서는 종양을 발생시키는 신호체계를 활성화시키는 데 관여하는 것으로 보인다.

이처럼 양면의 기능이 있는 PTEN 유전자는 검사를 통해 활성도를 측정, 결핍돼 있는 경우에는 이를 활성화시키는 여러 가지 치료 방법이 개발되어야 한다.

04 암줄기세포는 어떤 방법으로 암치료를 방해하나?

> 서울대학교학교 이동순 박사팀의 논문에서는 기존의 알고 있는 것처럼 암줄기세포가 전체 세포군에서 0.2% 이하라는 속설을 비웃듯이 최고 82%까지 존재한다고 밝히고 있다. 이러한 종양세포군은 비대칭적 분열을 하는 줄기세포에서 분화는 중지되고 분열만 지속적으로 진행된다고 볼 수 있다. 이 경우 암줄기세포가 가지고 있는 약물내성이 매우 강한 경향을 보일 것으로 판단된다. 주로 3기에서 4기로 진행된 암 종의 경우에 암줄기세포의 비율이 높게 나타난다.

태초의 지구 형성시대에 생명체 태동의 모델로, 전기방전 실험을 통해 아미노산이 합성되었다고 하는 '밀러의 방전실험'이라는 것이 있다. 많은 과학자들은 이렇게 아미노산이 형성된 후 단세포 생명체가 지구의 해양 생태계를 통해 해양 속의 영양분을 소비하면서 진화하고, 이때 또 다른 에너지원인 태양을 이용하기 위해 광합성을 하고 산소를 생성하면서 호기성 생명체가 만들어진 것으로 추측한다. 필자 역시 그런 학습을 통해 이해하고 있다.

그런데 본격적으로 암생물학을 공부하면서 이러한 태초의 원시생명체와 판박이로 생명체의 축소판이 발생단계에서 일어난다는 사실을 알고 매우 놀랐다.

단위를 더 축소해 세포 단계에서 이해하기 시작하면, 발생과정에서 줄기세포의 존재와 그 세포가 형성하는 완벽한 생명체의 모습을 우리는 경외로움 속에 영어로는 'Totipotent', 즉 '전능성'으로 표현한다.

어떻게 단일 세포에서 완전한 생명체가 그리도 빠르게 형성되고 태어날 수 있는지를 이해하고, 그것을 암세포에 대입해 보면 매우 유사하게 진행되고 있음에 다시 놀라게 된다. 줄기세포에 의해 조절, 생성되는 탄생의 속도는 암세포가 분열하는 속도와 비교해 자전거와 자동차 정도로 비교할 수조차 없는 차이를 배웠고 실제로 관찰했다.

암줄기세포는 어떤 방법으로 암치료를 방해할까.

먼저 암줄기세포가 무엇인지부터 알아야 한다. 암줄기세포의 조건은 종양을 형성해야 하며, 종양을 전이 확산시킬 수 있어야 하고, 분화를 통해 다양한 암세포를 만들어 내는 능력이 있어야 한다. 이러한 기작은 일반 줄기세포와 유사한 패턴이다.

암줄기세포가 원래 정상적인 줄기세포에서 유래했다는 설, 일부 분화된 암세포가 줄기세포의 형질을 획득했다는 설이 있다. 그리고 줄기세포가 돌연변이를 일으켜 암줄기세포가 되었다는 설도 있다.

가장 유력한 설은 일반 줄기세포가 자체의 신호전달체계에 의해 분열, 재생, 분화를 담당하는데 이 신호전달체계에 문제가 발생하면서 암줄기세포가 된다는 것이다.

그렇다면 우리 몸에 일어나는 수많은 세포의 단일 돌연변이는 왜 암을 유발하지 않을까.

암의 경우 여러 단계의 과정을 거쳐서 발생되는 반면, 일반 세포는 다시 회복되거나 분열횟수가 정해져 있어 생명이 짧아 쉽게 그 과정으로 넘어가지 못하기 때문이다. 또한 암줄기세포는 종양 내에서 극히 일부만 생존하면서 분화와 분열을 진행시킨다. 이들 중에서도 생존을 위한 경쟁체제로 다른 유전적 특징을 지니면서 더 강하고 지독한 세포는 분열을 통해 생존하고, 그렇치 않은 세포는 분화되어 소실돼 일반 줄기세포와는 다른 특이성을 지닌다. 거기에다 불안정한 상태에 초기, 중기 그리고 전이 단계의 암줄기세포가 유전적으로도 다른 형태를 지니고 있다. 쉽게 설명하면 동일한 원발성 암과 전이성 암에서 암줄기세포를 분석할 때, 그 암이 자라는 장기에서도 유전적 차이가 다르게 나타나는 정체를 알 수 없는 존재이다.

암줄기세포를 분리하기 위해 보통 암줄기세포가 지니고 있는 세포표면 항원을 표적으로 하는 항체 마커를 사용, 분리하고 개체를 규명한다. 필자의 경우 CD133+, CD45+ 등의 대표적인 마커들을 사용하는데 암줄기세포는 표적이 되는 암의 종류와 전이성, 원발성 암인지 등에 따라 다른 경우, 일반화하여 분리하는 것은 매우 위험한 방법이다. 그래서 많은 연구자들은 분리된 장기에 따라 암줄기세포의 특정 부위의 돌연변이 여부를 반드시 검증하고, 그에 맞는 치료 또는 대응을 하도록 하고 있다.

이 암줄기세포의 핵심이 되는 유전자는 과연 무엇일까? 지금 이 순간에도 필자를 비롯한 수많은 연구자들이 이 물음에 대한 답을 찾기 위하여 연구에 매진하고 있다.

그렇지만 바이러스가 매번 돌연변이를 통해 인류가 개발한 바이러스 약을 무력화시키듯이, 암줄기세포도 동일한 줄기세포로부터 분리되어 나온 딸세포가 원래 줄기세포와 유전적 차이를 보인다는 연구 결과가 나와 있다. 암줄기세포의 본질을 아는 데 기존의 방법이 아닌 다른 방법을 찾아야 할 필요성이 크게 대두되고 있는 것이다.

서울대학교 이동순 박사팀의 논문에서는 기존에 알고 있는 것처럼 암줄기세포가 전체 세포군에서 0.2% 이하라는 속설을 비웃듯이 최고 82%까지 존재한다고 밝히고 있다. 이러한 종양세포군은 비대칭적 분열을 하는 줄기세포에서 분화가 중지돼 분열만 지속적으로 진행된다고 볼 수 있다. 이 경우 암줄기세포가 가지고 있는 약물내성이 매우 강한 경향을 보일 것으로 판단된다. 주로 3기에서 4기로 진행된 암의 경우, 암줄기세포의 비율이 높게 나타난다.

한 가지, 흔히 바이오마커라고 말하는 암줄기세포 마커는 암줄기세포뿐만 아니라 일반 줄기세포의 마커라는 것이다. 다 그런 것은 아니지만, 특정 암종의 경우는 바이오마커를 공유하는 경우가 많다. 한 예로 백혈병의 경우 CD44+가 정상과 비정상 줄기세포에서 모두 발현되기 때문에 백혈병 치료를 위해 CD44+ 표적치료를 병행할 경우 정상세포에도 독성이 심하게 발생하는 어려움이 있다.

때문에 치료방법을 선택, 진행할 때는 우려되는 부분에 대해 미리 알고, 치료기간 동안 이를 정확하게 분석하고 판단하는 것이 중요하다. 또한 이런 문제를 해결하는 다른 치료방법이 있다면 모든 가능성을 염두에 두고 현대의학도 함께 머리를 맞대고 논의를 진행해야 할 때이다.

05 암줄기세포를 분화시키는 기술이 있는가?

> 만일 역분화에 의해 암세포가 사라졌거나 병아리 배자 실험과 같은 현상이 나타났다면 암 치료법 연구에 중요한 진전이 있을 것으로 기대된다. 이 연구 또한 현재 진행 중이다.
> 필자는 새로운 가설은 아니지만 오랫동안 분화와 역분화에 대한 연구 경험을 가지고 있다. 만일 암줄기세포를 분화, 역분화를 인위적으로 시키거나 시키는 물질을 발견한다면 암을 죽이려고 노력하는 것보다, 착한 세포로 변화시키는 우리 몸의 자연치유 메커니즘을 밝힐 수 있지 않을까.

학생들에게 줄기세포학을 강의하면서 가장 강조하는 부분이 분화에 대한 줄기세포의 기능이다. 처음 줄기세포를 연구할 때는 남들이 잘 제시하지 않은 무모한 가설을 나름대로 정하여 본 적이 있다. 이러한 가설의 주장을 논문이나 글로 표현해 본 적은 없지만, 가끔 특강을 가면 필자의 연구 결과를 중심으로 설명했다. 그럴 때면 모두가 이해하는 눈치는 아니었고, 어쩌면 조금 황당한 주장이었다.

당시 내 가설은 모든 체세포는 줄기세포를 가지고 있고, 그 줄기세포는 간단한 방법으로 분리 배양할 수 있고, 이형분화(Trans differentiation)가 가능하다는 주장이다. 이를 미국 연구원 시절부터 해왔는데, 이후 이 가설에 맞는 연구 결과들이 나오면서 흥분했던 기억이 있다. 실제로 그때까지 배아줄기세포는 몰라도 성체줄기세포의 경우에는 자신이 운명 지워진 세포로만 분화가 가능하다고 알려져 있었다. 그런데 정자를 만드는 줄기세포에서 신경, 근육, 심장세포로 분화되는 결과들이 발표되면서 이 가설이 입증되기 시작했다.

암줄기세포 분화 이전에 일반적인 줄기세포의 분화에 대한 내용부터 알아보자.

배아줄기세포의 분화를 이해하기 위해서는 생명체의 탄생인 발생을 이해해야 한다. 교과서 등에서 보는 발생의 시작에서 생명이 탄생하고, 그 탄생에서 분화라는 개념이 생겼다고 볼 수 있다. 그러면 탄생은 생명을 부여한다는 의미인데, 어떻게 DNA라고 하는 화학원소가 역동적으로 단백질을 생성하고 그 단백질이 생명을 유지할까.

전문가들과 달리 막연한 개념만 가지고 있는 일반인들은 그에 대한 이미지가 쉽게 그려지지 않는다. 하물며 암을 몸에 지니고 있는 환자들의 경우에는 자기 자신의 몸에서 이루어지는 생명의 움직임에 두려움을 가지고 있다고 볼 수 있다.

하지만 암은 아는 만큼 치료할 수 있다. 내 몸의 암이 어떻게 나에게 왔는지, 현재 상태는 어떤지를 정확하게 알아야 그에 대응할 수 있다고 본다. 대부분의 암환자는 병원에서 행해지는 진단, 검사 그리고 최종적인 의사의 판단에 의존한다. 그런 다음 일어나는 일에 대한 어떤 결과도 모두 자신에게 책임이 있는데 말이다. 이때 정확한 자신의 상태를 알고, 암에 대한 지식을 바탕으로 치료하는 의사와 적극적으로 상의를 한다면 더 좋은 치료 방법을 찾을 수 있지 않을까.

필자도 그런 경험을 했다. 가족력이 있는 상태에서, 많은 수기를 읽으면서 맹목적인 추종보다는 같이 공유하는 지식 속에서 공동의 치료 노력이 좌절하지 않고 결국에 암과의 전쟁에서 승리할 수 있다고 생각한다. 한마디로 표현하면 철저하게, 정말 철저하게 준비하고 철저하게 지키고, 철저하게 나의 상태에 대해 알고, 마지막으로 철저하게 암에 대하여 환자 자신들이 공부해야 한다는 것을 강조한다. '철저히'라는 말을 5번이나 사용했지만, 한번 잃은 건강을 되찾기 위해서라면 이것도 부족한 표현이다. 철저하게 자신을 믿고, 하지 말라는 것은 철저하게 하지 않는 금욕을 한다면 우리는 이길 수 있다.

철저하게 암에 대하여 알기 위해 생명의 탄생부터 설명하기로 한다. 한 생명이 태어날 때, 크게 여자와 남자로 태어난다. 남자는 정자라는 반쪽 상태의 염색체를 가지고 있는데, 성인이 되어 또 다른 생명체를 만들기 위한 다른 반쪽을 만나서 완전한 생명체를 만들기 위해서이다. 정자는 Y염색체와 X염색체 두 가지가 동시에 또는 비대칭적으로 남자의 정소에서 정자를 만드는 줄기세포에 의하여 만들어진다.(그림 7)

이때 처음 태어난 생명체에서 이루어지는 분화를 적용할 수 있는 현상이 나타난다. 이 남자가 아버지로부터 Y염색체 정자와 어머니로부터 생산된 난자(난자는 모두 반쪽의 X염색체를 지님)의 만남으로 수정란이 만들어진다. 이때 융합이 이루어지면서 XY염색체가 완성되고, 이 수정란은 체세포 염색체인 상염색체와 XY로 이루어진 성염색체로 구성되어 초기 배 발생의 준비단계를 마친다. 이때부터 한 생명체의 유전자는 그 역할을 시작한다.

한번 상상해 보자. 정자와 난자가 만나서 약 10개월이 지나 아기가 탄생하면, 그 아기는 6조 개의 세포를 가지고 있다. 일반적으로 인간을 포함한 고등생명체는 하루에 한번 세포분열을 해서 세포를 증식한다. 아무리 계산을 해봐도 그 적은 수의 세포에서 아기를 만들어 내는 것은 불가능하다.

이러한 이론적 현상 때문에 짧은 시기에 많은 세포를 만들어 내기 위해 생명은 편법을 동원할 수밖에 없다. '편법'이라고 표현한 이면에는 생명체가 태초에 단세포 생명체에서 다세포 생명체로 진화 또는 하나님의 창조에 의해서 만들어진 작품이 되면서 이러한 생명체의 시스템을 완성하기 위하여 많은 단세포 생명 또는 하등 생명체로부터 편법의 유전자들을 받아들이고 유전자 속에 같이 공생 또는 우리의 일부로 진화해 왔다. 이들이 있었기에 우리가 생각하는 배 발생의 속도가 생명체가 태어난 이후에 이루어지는 속도와 비교불가인 것이다.

배 발생 단계에서 이런 불가사의한 일을 진행하는 유전자들을 '태아 발생 유전자'라고 한다. 이 유전자들은 이야기하려는 분화와 밀접한 관련이 있는 것들이 대부분이다. 전문가들은 이런 유전자를 태아유전자

(Fetal Gene), 줄기세포인자(Stem Cell Factor), 배아유전자(Embryonic Gene), 배아줄기세포(Embryonic Stem Cell)라는 이름으로 부른다. 이 유전자들이 배 발생 단계에서 생명체를 증식, 분화시키고 때로는 세포자살을 유도하면서 결국에는 생명체가 탄생하는 것이다.

생명이 어떻게 태어나는지 유전자의 개념에서 설명했는데, 다시 수정 이후 단계부터 설명한다. 정자와 난자가 만나서 수정이 이루어지면, 이 수정란은 어떤 힘에 이끌려서 안식처가 되는 곳으로 이동한다. 생명이 자라는 그리고 생명의 에너지를 태어나기 전까지 공급받는 어머니의 자궁이 그곳이다.

이동을 해 보니 그곳에는 이미 편안하게 자라도록 양수라는 용액이 외부의 충격을 버퍼링해 주고, 자궁의 내막은 어느 침대보다 편안하게 안착할 수 있도록 호르몬에 의해 태반혈관들이 왕성하게 자라 있다.

유영을 통해 자궁에 도착한 수정란은 분열 단계를 거친다. 이 단계는 너무 약한 정자세포와 난자세포는 분화와 성장을 시작하면 유전자 오류가 발생할 가능성이 매우 높다. 다시 말하면 올인은 너무 위험하다는 것이다. 하나로부터 시작하여 그 안에서 계속 성장이 이루어지는 경우 유전자 오류가 발생하면 올아웃을 해야 하고, 그럴 경우 생명체를 잃게 될 가능성이 매우 높아진다.

때문에 이때는 단일세포의 성장과 분열이 아니라 쉽게 설명하면 덩어리(Blastomere)째 나누는 분할 과정을 거치게 된다. 이 과정을 거치고 나면 하나, 하나가 새롭게 생명체를 만들 수 있는 모든 요소를 지니고 있게 된다. 생명의 신비한 부분 중의 하나로, 사고 대비를 위해 보험을 드는 것처럼 어느 정도 단계까지는 후보군을 만드는 것이다.

이 과정은 형태만 다를 뿐 모든 고등생명체가 공동으로 진행하는 단계이다. 조류에서는 난할이 세포에서만 이루어지고, 인간의 경우 어느정도 배수까지는 수정란 자체가 분할을 계속해서 이루어진다. 대학원 시절, 이러한 수정란이 분할과정이 너무 신기했던 기억이 새롭다.

당시에는 이러한 분할의 과정을 쉽게 설명할 수 있는 지식적 한계가 있었고, 최근까지도 암에 대한 공부를 깊이 하기 전까지는 쉽게 설명할 수 없었다. 30여 년 환자들 옆에서 암과 씨름해 온 BRM연구소의 박양호 실장님으로부터 암과 연결해 공부를 하면서 그 실마리가 풀리기 시작했음을 고백한다.

처음에는 암을 연구하는 연구자로서 많은 암환자들이 암에 대하여 쉽게 이해할 수 있도록 도와야 한다는 마음으로 글을 쓰는 데 응했다. 하지만 학자들이 책이나 신문기사 등에 쓰는 글이 미치는 파장은 생각보다 매우 크다. 그런 의미에서 자타가 공인하는 소심한 성격의 필자가, 주저하던 6개월을 떨쳐내는 데는 오랜 기간 많은 시련과 법적인 어려움에도 환자들의 눈물을 이해하고 연구를 계속해 온 박양호 실장님의 영향이 컸다. 환자들의 원망을 들은 날에는 하루에도 몇 번씩 그 길을 포기하고 싶다면서도 부지런히 새 논문을 찾아 읽고, 때때로 전화해 내 게으름을 일깨워 주시는 분이다. 그래서 필자는 다른 사람들처럼 실장님이라는 호칭 대신 유일하게 선생님이라고 부른다.

고백했듯이 필자도 간암으로 투병 중인 환자이다. 치료에 대한 확신을 가지고 철저하게 노력하고자 하는 암환자이다. 이제 암은 내 삶의 일부가 되어 버렸다. 암을 연구하는 대학교수의 입바른 소리라고 치부해 버릴지도 모르겠으나, 암으로 투병하면서 암을 연구하고 있으니 그리 틀린 말은 아니다. 때문에 지금 쓰고 있는 한 글자, 한 글자는 필자의 가슴으로부터 많은 환자들에게 전하고자 하는 메시지라는 점을 이해해 주었으면 하는 바람이 있다.

다시 우리가 반드시 알아야 할 암을 유발하는 원초적인 생명현상에 대해 덧붙여 설명한다. 이런 현상이 어떤 연관성을 가지고 암이 되는지를 알 수 있다.

수정이 이루어진 수정란은 한 번 분할되면 2배체, 두 번 분할되면 4배체 하는 방식으로 8배체, 16배체, 32배체… 계속해서 동일 할구를 복제해 나간다(그림 7).

사람의 경우 자연적인 방식으로 할구가 분열하면서 가끔 그 할구를 싸고 있는 '투명대'라는 외막도 같이 분열되는 경우가 발생한다. 이 경우 초기 발생단계에서 일란성 쌍태아가 만들어지는 경우로, 두 쌍둥이는 100% 같은 아기가 태어난다. 이렇게 쌍둥이가 태어나는 경우에도는 관련된 유전자가 일반과 다르게 작용하는 유전적 배경이 있으므로 유전된다. 쌍둥이가 많이 태어나는 가계를 보면 유전적 영향임을 쉽게 알 수 있다.

증식을 계속해서 각 할구를 셀 수 없는 단계가 되면 태아세포는 다음 단계로 발전한다. 그 할구들이 거의 인접한 상태에서 다음 단계를 준비하는데, 이 단계를 상실배(Morula)라고 한다. 뽕나무 열매인 오디를 닮았다고 해서 붙여진 이름이다. 이 단계에서도 태아 관련 유전자가 활성을 보이면서 관련 단백질을 만들고, 계속해서 배 발달을 돕는다. 생명체로 태어난 이후에 보이는 현상과는 다른 방식으로 진행된다고 생각하면 된다.

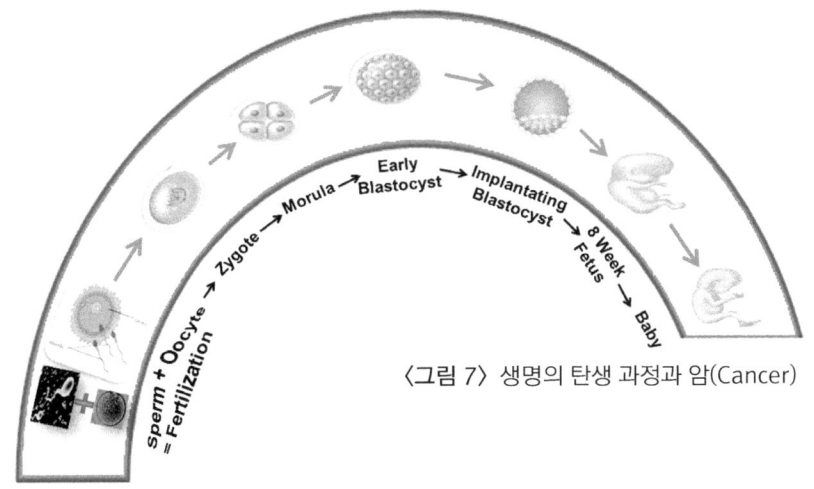

〈그림 7〉 생명의 탄생 과정과 암(Cancer)

이 단계가 지나면서 수정란의 껍질부인 투명대는 서서히 내부 물질과 공간을 만들면서 이별을 준비한다. 분할된 세포군들은 모양을 바꿔 크게 두 부분으로 나누어 발달을 한다. 이 단계를 배반포라고 한다. 이 단계를 위해 배아줄기세포 관련 유전자들이 강력한 역할을 담당하게 된다. Nanog, Oct-3/4 등이 이때 활성화된다. 그리고 내세포괴(Inner Cell Mass)가 형성돼 태아 발생의 상단에 자리 잡는다.

이후 투명대가 찢어지면서 내부물질이 빠져 나오고, 이 물질이 자궁 내막에 붙어서 모체의 혈관계인 tube를 형성하고 발달을 진행시킨다.

이를 '착상'이라고 한다.

착상이 이루어지면 그 내부의 핵심세포인 ICM이 배아줄기세포로 발전하면서 증식, 분화를 반복해 태아의 여러 장기로의 분화를 진행한다. 분열과 분화로 부르는 이 단계는 매우 왕성하게 일어나므로 속도를 통제하고 조절하는 시스템이 반드시 필요하다. 만일 이 시스템에 문제가 생기는 경우에는 기형아 출생, 유산 등의 문제가 발생할 수 있다. 때로 장기 중 한 부분이 과대하게 만들어지거나 아예 만들어지지 않는 현상이 나타난다.

흔히 임신 초기에 이러한 발생이 완성되어 분화가 완료되고 분열이 대부분의 역할을 차지할 때까지 극도로 조심해야 하는 이유가 여기에 있다. 이 시기에 문제가 생기면 무뇌아, 사산아 또는 기형아 출산의 위험이 높아지고 유산도 발생하게 된다. 물론 이 시기의 환경과 유전적 배경이 함께 작용할 때 우려되는 것이지만, 두 가지의 시너지 효과에서 최근 연구에서는 환경적 요인이 더 큰 영향을 미치는 것으로 알려져 있다.

왜 갑자기 교과서에 나오는 이런 내용을 다시 설명하는지 의문이 들겠지만 '암줄기세포를 분화시키는 기술이 있는가?'하는 질문의 대답은 긍정적인 것과 부정적인 것이 있기 때문이다.

다시 이야기를 풀어보면 정상적인 임신기간을 거쳐 편법적인 유전자 발현을 통하여 생명체가 건강하게 태어났다. 태어남과 동시에 아니면 빠른 시간 안에 생명체에서는 급하게 정리해야 할 부채가 존재한다. 설명했듯이 편법적인 현상으로 생명체가 만들어졌는데, 그

편법이 계속되면 큰 문제가 생긴다는 것을 우리 몸은 알고 있다.

그렇다면 그 부채를 떨어내는 과정이 필요하다. 예를 들어 이미 설명한 내용이지만, 수정란이 만들어지고 여성의 몸에서 성장을 할 때 여성의 몸에서는 이미 면역시스템이 빠르게 경보를 울린다. 적이 침범했음을 인지하는데, 면역세포계는 매우 단순하게 기억되어 있어 적 아니면 아군으로만 인식한다. 그 여성의 몸에서 만들어진 것이 아닌 외부로부터 온 정자세포는 바로 적으로 간주되는 것이다. 이 적이 선의의 적이든, 아니면 여성을 해치려는 적이든 말이다.

더 설명하면 식물이든, 동물이든 모든 생명체는 특히, 식물의 경우는 자신이 생명의 위험을 느낄 때 종족 번식의 욕구를 가장 크게 느낀다. 또 그것을 위해 자신의 모든 역량을 집중한다. 사람 역시 자손을 생산한다는 숭고한 의식은 한편으로는 위험에 대처하는 또다른 표현이고, 그 속에서 면역시스템이 순응하는 반응이 아닐까.

따라서 여성의 몸속에 들어온 남성의 정자세포는 면역세포의 표적이 된다. 이 시스템에서는 절대로 생명을 잉태할 수 없다. 이때 여성의 몸에서는 면역세포를 속이는 물질을 분비하는데, 이 세포가 바로 알파태아단백질(Alpha-fetoprotein)이다. 이 단백질은 태아가 아기로 태어날 때까지 태아를 보호하기 위해 태아에서 분비해 태아 세포의 성장을 도우면서 면역회피를 유도한다. 하지만 아기로 탄생하면 서서히 생산을 줄이다가 거의 만들어 내지 않는다.

그렇다면 어떤 시스템이 염색체 내에 들어 있는 유전자들을 어떤 경우에는 단백질을 만들도록 독려하고, 어떤 때는 억제하도록 통제를 하는 것일까? 이 메커니즘에 '암줄기세포를 분화시키는 기술이 있는가?' 하는 물음에 대한 답이 있다.

더 구체적으로 설명해 본다. 우리 유전자는 태아에 있는 염색체나 성인이 된 이후의 염색체나 동일한 내용의 유전자 지도를 담고 있다. 그 내용은 변함이 없다는 것이다. 물론 사람 사이에도 동일한 유전자 지도는 백인이든, 흑인이든, 황인종이든 동일하다.

그럼에도 모두가 다른 이유는 크게 두 가지로 설명할 수 있다. 유전자 안에는 또한 수없이 많은 염기서열을 가지고 하나의 유전자로 단백질을 생성시키는 시스템이다. 여기에 세월이라는 변수, 환경이라는 변수에 의하여 그 염기서열의 차이가 나타나고 있다.

쉬운 예를 들어 염색체 내에는 멜라닌 색소를 만들어 내는 유전자가 있는데, 그 멜라닌 유전자 내의 염기패턴 차이에 의해 피부색이 다르게 나타난다. 그 다름이 계속해서 유전된다고 보면, 흑인, 백인, 황인종의 차이를 만든다. 이 유전자가 크게 고장난 유전병을 알비니즘이라 하고, 알비니즘을 앓고 있는 사람을 알비노라고 한다. 이러한 차이는 인종에 따라 나타나고, 그리고 개인에 따라 다르게 나타난다.

외국의 범죄수사 드라마 CSI(Crime Scene Investigation)를 보면 유전자 감식이라는 방법이 나온다. 현장에 떨어진 머리카락이나 혈흔을 이용해 범죄자를 찾아내는 데도 유전자 감식이 쓰인다.

이 유전자 감식은 어떤 방식으로 이루어질까. 우리 몸속 유전자들 중 단백질을 만들어 내는 유전자는 3만 개 정도로 알려져 있고, 그 외의 염기서열들은 단백질을 만들어 내지는 못하지만 유전자의 작용을 돕거나 하는 나름대로의 기능을 담당하는 염기서열로 이루어져 있다. 이 염기서열을 분석해 보면 일정 염기서열이 반복해서 나타난다. 예를 들면 아데닌(Adenine), 사이토신(Cytosine)이라는 염기서열이 A라는 사람은 3번 염색체 동일한 위치에서 20번 반복되고, B라는 사람은 22번 반복된다. 이렇게 반복되는 것이 전체 염색체 내에서 다양하게 존재하고, 이 반복되는 패턴은 멘델법칙에 따라 자손에게도 전달된다.

바로 이 반복서열이 모든 염색체 내에서 동일한 확률은 수 천만분의 1로, 염기서열을 통해 용의자와 99.9% 일치하면 동일인으로 판정한다. 이 방법은 범죄자를 찾는 경우 외에 친자감별 수단으로도 사용되고 있다.

또한 염기 서열의 차이가 인종, 개인에 따라 차이가 있고 이로 인해 유전자의 발현에도 차이를 만들어 낸다. 때문에 암 발생의 위험도를 판정하는 수단으로도 사용될 수 있다. 이런 내용을 전문적으로 유전자 다형성(Polymorphism)이라고 한다. 단일유전자가 이러한 기능에 영향을 미치는 경우에는 단일유전자 다형성(Single Nucleotide Polymorphism; SNP)이라고 한다. 우리는 SNP분석으로 개인이 가지고 있는 유전자 돌연변이를 통해 암의 감수성, 저항성 분석을 할 수 있는 시대에 살고 있다.

인체의 다형성이 유전자 감수성에 따라 암에 관련되어 있다면 실제로 어느 정도는 그것이 나타난다고 볼 수 있다. 미국의 배우 안젤리나 졸리는 유전자 분석을 통해 유방암 위험인자를 확인, 예방 차원에서 유방절제술을 받아 화제가 됐다.

이런 이유에서 병원에서도 암의 가족력을 100% 의존하지는 않지만 어느 정도 판단의 근거로 문진을 한다. 필자도 유전을 연구하는 학자로서 이 이론에 이의를 달지는 않는다. 그러나 이것만이 암을 생성, 악화시키는 전부가 아니므로 우리가 위안을 가질 수 있다는 신념을 가지고 있다.

내 가족의 슬픈 가족사를 가슴 아픈 심정으로 환자들에게 고백한다. 10여 년 전 필자가 미국에서 공부를 마치고 대학에 부임한 지 얼마 안 되어서 형님으로부터 전화 한통을 받았다. 처음에 직장암이라고 하면서 매우 당황해 하는 목소리를 들려 주셨다.

형님과 그리 사이가 좋지 못했던 필자는 흘려 들었다. 그렇게 몇 개월이 지난 후 병원에 누워 계신 형님을 뵙게 되었고, 얼마 후에는 간암과 전이암으로 우리 곁을 떠나셨다. 사실 그때만 해도 그 일이 나와는 거리가 먼 일이라 생각했다. 다만 평상시 건강관리를 못한 형님이 그 때문에 돌아가신 것으로 생각했다.

그러나 B형간염 보균자인 우리 형제는 항상 그러한 두려움을 가지고 있었다. 최근에 필자가 암에 걸렸을 때는 이미 암이라는 존재에 대하여 많은 공부를 하고 있었다. 일단 두려움보다는 한번 부닥쳐 보겠다는 생각으로 철저하게 식이요법과 관리로 유지하고 있다.

놀랍게도 유전자는 내가 하는 여러 가지 조치들에 대하여 민감하게 반응하고 있다. 여기에 처음 밝히지만 필자는 유전자 발현을 연구하는 학자로서 내 몸이 내가 하는 식이요법과 먹는 음식들에 대해 암과 관련된 유전자들이 어떻게 단기간에 반응하는지 궁금했다. 마침

BRM연구소로부터 일본 자료를 얻게 되었고, 내 몸을 한번 점검해보게 되었다. 그리고 역시 내 몸은 내가 하는 행위에 대해 반응하고 있음을 알게 되었다.

두 번째로 암을 유발하는 요인에 대하여 이야기하고자 한다. 유전자 다형과 돌연변이가 암을 유발하는 감수성, 저항성을 표현하는 요인이라고 하면 유전자들이 신호전달 시스템에서 외부 환경적 변화에 반응하면서 자신의 역할을 한다는 점이 암환자들이 위안으로 삼을 수 있는 그 부분이 아닐까 싶다.

그렇다면 발생단계에서 그렇게 왕성하게 유전자를 발현시켜 빠르게 단백질을 만들고 태아를 발달시켰던 유전자들이 왜 출생 이후에 태도를 180도 바꾸었을까? 하는 의문이 든다.

이 의문을 풀기 위해서는 유전자들이 어떻게 그 유전자를 작동시켜 RNA라는 물질을 만들고, 이 RNA가 단백질을 만드는지를 알아야 한다.

머리도 식힐 겸 이야기를 다시 쉽게 풀기 위하여 재미있는 미생물 이야기를 잠깐 해보자. 현재 지구상에서 가장 많은 종을 가지고 있는 만큼 실제로 지구의 주인일지도 모르는 미생물에 대한 설명이 필요하다.

미생물에는 박테리아와 바이러스가 있다. 박테리아는 흔히 말하는 세균 종류라고 생각하면 된다. 대장균도 대표적인 박테리아로, 박테리아는 항생제를 이용해 쉽게 박멸이 된다. 항생제는 곰팡이로부터 분리해 만드는데, 곰팡이가 박테리아의 공격으로부터 자신을 방어하기 위한 물질이라고 보면 된다. 항생제 덕분에 이후 세계인구의 팽창을 가져 왔다고 하는 이론도 있다.

박테리아 역시 바이러스로부터 자신들을 보호할 메커니즘이 존재한다.

대부분의 미생물들은 자신들의 유전 염기 속에 '제한효소'라는 효소를 만든다. 이 효소들은 자신이 담당한 특정 염색체의 염기를 싹둑 잘라내는 고유한 특성을 가지고 있다. 바이러스가 침투하면 제한효소들이 그 바이러스의 염기를 싹둑 잘라내고, 자신을 보호하는 역할을 하는 것이다. 아이러니하게도 이 제한효소의 발견으로 생명공학이 꽃을 피우게 되었다. 유전자를 자르고 붙이는 기술에 의하여 유전자를 다룰 수 있게 되었기 때문이다.

제한효소가 자르고자 하는 염기서열이 과연 바이러스에만 있을까? 아니다. 박테리아에도 때에 따라 그 염기가 반드시 존재한다. 그런데 왜 자신의 염기를 자르지 않는 것일까 하고 학자들이 조사해 보니, 염기에 색다른 화학원소가 붙어 있음을 발견하였다. 그 화학원소가 Ch_3(메틸기)이다. 이것이 붙어 있는 유전자는 제한효소가 작용하지 못한다는 사실을 발견하였다.

이후에 이 메틸기가 붙어 있는 유전자는 단백질 생성을 억제하거나 생성을 촉진하는 것을 발견하면서, 이를 매개로 한 후성유전학이 최근 가장 주목받는 이슈가 되고 있다. 물론 후성유전학에는 메틸기가 작용하는 것, 인산기가 작용하는 것, 히스톤단백질이 조절하는 것, 당화염기가 작용하는 것 등 여러 가지가 있다. 이 중 암과 관련한 유전자의 발현은 외부 환경요인에 의한 메틸기 결합 또는 메틸기가 떨어지는 기작에 큰 영향을 받는 것으로 알려져 있다.

정리하면 유전자 특히, 암유전자는 크게 •유전자 다형성 또는 돌연변이에 의한 영향 •메틸기의 결합 여부에 따른 조절에 의한 영향이 크게 작용하고 있다고 말할 수 있다.

때문에 태아에서 태아를 보호하기 위해 왕성하게 단백질을 만들어 내던 AFP 유전자가 그 기능을 상실하는 것은 영구적인 것이 아니라 메틸기라는 열쇠에 잠겨 봉인이 된 것이다. 이 봉인이 풀리지 않는 한, 이 유전자는 생명체가 생명을 다하는 날까지 금고 속에서 봉인된 채 존재한다.

만약 어떤 이유로 봉인이 풀리면, 암세포의 노예가 되어 면역세포들의 공격으로부터 암세포를 보호하고 키우는 나쁜 역할을 담당하게 된다는 사실을 이해해야 한다. 그 외에 수많은 태아단백질의 봉인이 풀리면서 동시다발적으로 암이 만들고, 성장시켜 생명을 앗아가는 비극을 맞이하게 된다.

이 봉인인 메틸기가 언제 채워지고, 언제 풀리는지를 우리가 알게 되면 '암줄기세포를 분화시키는 기술이 있는가?'라는 질문에 답 할 수 있다.

봉인을 통제하는 조건은 환경이 될 수도 있고, 봉인을 통제하는 또 다른 설계도가 있을 수 있다는 주장도 있다. 그런데 봉인이 유전자가 가지는 강력한 메시지에 비하여 강하게 유전자의 발현 유무를 전적으로 통제하는 것은 아닌 것으로 보인다. 그 이유는 이에 대하여 의

문을 품고 해결책을 찾고자 노력했던 일본의 한 과학자에게 노벨상을 안겼기 때문이다.

휴먼게놈프로젝트 이후 배아줄기세포를 조절하는 특이 유전자가 존재한다는 것이 밝혀졌다. 이 유전자들이 증식과 분화에 관련하고, 이미 분화된 세포가 인체에서 체세포로 존재하면서 세포자살을 통해 사라지는 메커니즘에 대한 연구가 이루어졌다.

야마나까 박사는 역발상으로 이 줄기세포 특이 유전자를 통해 단백질을 집어 넣었고, 역분화를 통해 배아줄기세포와 같은 줄기세포를 만들어 내는 것을 발견하게 되었다.

그가 이 연구를 시작하게 된 동기는 아마 2005년 전후반에 세계를 들썩였던 체세포유래 줄기세포가 이슈가 되면서 면역거부반응에 문제가 없는 줄기세포를 만드는 데 있어 여성의 난자 없이 만들 수 있는 줄기세포를 구상한 것이 계기가 된 것으로 보인다. 수없는 실패를 거듭한 끝에 유도만능줄기세포를 성공, 결국에는 노벨상을 수상하기에 이르렀다.

실제로 그 많은 태아 관련 유전자들(배 발생단계에서 배아줄기세포를 유지시키는 유전자들을 지칭)의 수없는 처리 조합을 통해 4개의 유전자를 선별했다. 그 대부분이 태아 발생에 매우 중요한 생성인자들이고 또한 종양유전자들이었다.

이 무슨 아이러니인가? 배아줄기세포 인자가 종양유전자가 혼재되어 줄기세포를 생성시키니 말이다. 이 유전자로부터 만들어진 4개의 단백질이 체세포를 역분화시켜서 줄기세포를 만들어 냈다.

이후 독일 연구진들이 이 유전자의 위험성을 알고 있었기 때문에 유전자들을 하나씩 제거한 상태에서도 줄기세포가 만들어진다는 것을 증명하는 후속 논문들을 발표했다.

이제 전세계는 이 유도만능줄세포에 생명공학의 사활을 걸고 있다. 특히 일본의 경우에는 야마나까 박사의 논문이 발표된 이후에 정부로부터 약 4천억 원의 연구비를 지원받고 연구에 몰입하고 있다고 하니 부러울 따름이다.

야마나까 박사의 이론으로 체세포가 역분화되어 줄기세포가 될 수 있다는 것이 증명됐다. 암세포 연구에서도 만일 암줄기세포를 100% 암세포로 분화시키거나 암줄기세포를 일반세포로 역분화시킬 수 있다면, 그것을 확인하고 증명할 수 있다면 이는 암 연구에 매우 획기적인 결과이다.

과연 이것이 가능한 이야기일까? 필자가 아직 논문으로는 발표하지 않았지만 이러한 가능성을 확인한 결과를 여기에 소개한다.

〈그림 8〉은 필자가 2009년 캐나다 캘거리대학교 의과대학에서 교환교수로 있는 동안 그곳의 대학교수와 함께한 실험이다. 현재 암줄기세포가 분화를 통해 정상적인 세포로 돌아갈 수 있다는 증거로 볼 수 있는 결과를 얻었다.

말도 안 되는 가설이다, 어떻게 사람의 뇌종양 줄기세포를 닭의 배자에 이식해서 닭의 세포로 분화할 수 있느냐는 비평도 따랐다. 하지만 여러 가지 유전분석을 통해 원래 이식했던 사람의 뇌종양줄기세포에는 녹색형광단백질이 발현되고 있었기 때문에 이식을 했다. 이식 후 녹색형광이 발현되는 닭의 배자 내 기관에서 최소한 사람의 유전자가 발현되면서 암 관련 유전자가 동시에 발현되어야 하는데, 형광유전자만 발현되고 암유전자는 사라져 버린 정상의 유전자만 발현되고 있었다. 이는 매우 놀라운 것으로, 그 원인과 방법을 찾아내야 하는 숙제를 가지게 된 사건이었다.

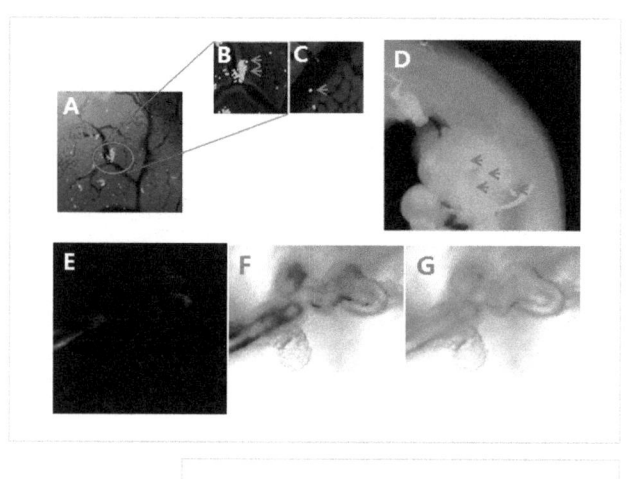

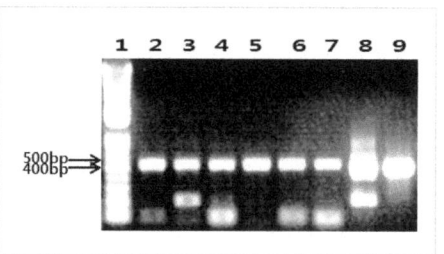

〈그림 8〉
인간 뇌종양줄기세포를
이식한 병아리에서의
정상 소장세포 분화 결과

캘거리대학의 김교수가 이 연구를 후속연구로 진행하겠다는 약속을 했으나, 그에 대한 후속 논의가 중단된 상황에서 필자는 한국에 들어왔다.

이후 다른 연구에 매진하다가 몇 년 전에 박양호 선생님과 토론하던 중 그 실마리를 찾을 수 있었다. 말도 안 되는 가설이라는 사람들과 달리 선생님께서는 충분히 일어날 수 있는 현상이라고 하셨다. 이 사실로부터 암 줄기세포 또한 분화시킬 수 있는 기술적 진보가 가능함을 처음 밝혀낼 수 있었다.

이런 연구 결과는 아직 논문으로 소개하지는 못했지만 최근 새로운 가설로 정립할 수 있었다. 이 가설 아래 진행된 한 예비실험 결과는 앞선 병아리 배자 실험과 같은 이론상에서 나타난 실험 결과로, 암줄기세포의 역분화 가설을 뒷받침하는 결과라고 생각해 이 책에 처음 소개한다.

필자가 보유하고 있는 이미지 장비를 이용해 임신한 쥐의 태아를 희생시키지 않고 마취 상태에서 태아에 암줄기세포를 이식한 실험이다. 이식한 후 다시 태아를 수술해 임신한 쥐가 정상적으로 새끼를 태어나도록 유도하였다(그림 9). 물론 이 실험은 예비실험의 성격을 띠고 있기에 아직 논문으로 정식 출판한 결과는 아니다.

그러나 예상한 것처럼 태어난 어린 생쥐를 아무리 조사해 보아도 우리가 이식한 암줄기세포의 이미지 영상을 얻을 수 없었다. 그 이유는 아직 정확하게 규명하지는 못하고 몇 가지 추정만 가능하다. 첫째, 이때 사용한 쥐가 면역결핍쥐가 아니라는 점이다. 우리가 주로 실험동물회사에서 구매하는 일명 '누드마우스'는 일반 실험실에서는 교배가 되지 않는다. 어려운 사양 조건으로 인하여 성공한 사례가 없다. 부득이하게 일반 ICR 계통의 마우스를 사용했으므로, 임신기간 중 강력한 면역시스템이 작용해 암줄기세포를 모두 제거하지 않았을까 하는 것이다. 이런 가능성은 필자의 실험실에서 최근 교배가 가능한 면역결핍쥐를 구매해 새끼를 생산하려고 하므로 검증할 수 있을 것으로 생각한다.

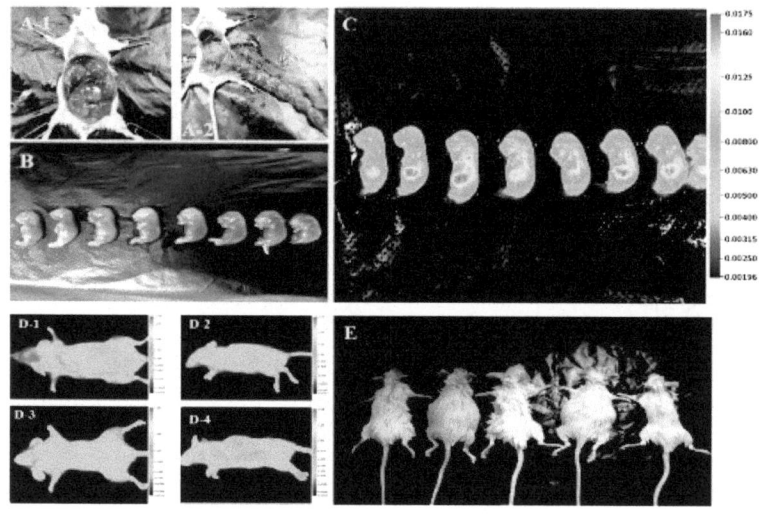

〈그림 9〉 암줄기세포를 이식한 태아 환경으로부터 암줄기세포의 분화 가능성

두 번째 가능성은 임신환경이다. 자궁 내의 환경으로부터 발현되는 유전자들이 실제로 암줄기세포 유래의 암세포들이 더 이상 생존할 수 없는 환경을 만든 것이 아닌가 생각할 수 있다. 이에 대한 실험은 최신 분석기술이 발달돼 있어 현재 실험실에서 분석을 진행하고 있다. 환경변이에 대한 유전자 발현을 최신 생물정보학 기술과 접목시켜 규명할 예정이다. 실제로 암세포가 이러한 환경에 의해 영향을 받았다면 이 환경 특이 유전자를 이용한 암 치료 가능성을 탐색해 볼 계획이다.

마지막으로 필자가 기대하는 역분화 가능성이다. 만일 역분화에 의해 암세포가 사라졌거나 병아리 배자 실험과 같은 현상이 나타났다면 암 치료법 연구에 중요한 진전이 있을 것으로 기대된다. 이 연구 또한 현재 진행 중이다.

필자는 새로운 가설은 아니지만 오랫동안 분화와 역분화에 대한 연구 경험을 가지고 있다. 만일 암줄기세포를 분화, 역분화를 인위적으로 시키거나 시키는 물질을 발견한다면 암을 죽이려고 노력하는 것보다, 착한 세포로 변화시키는 우리 몸의 자연치유 메커니즘을 밝힐 수 있지 않을까.

최근 연구 중에 암줄기세포의 분화에 세포골격의 구조 변화를 통해 정상적인 분화를 유도할 수 있다는 내용이 나온 바 있다. 실제 세포 골격을 구성하는 액틴파이버(액틴섬유)가 튜불린에 의하여 결합하는 중합, 탈중합에 의해 지방세포의 분화를 조절하는 것으로 알려져 있다. 이 메커니즘을 암줄기세포에 적용하면 골격 관련 유전자가 분화를 조절함으로써 필자가 제시한 분화 가설과 함께 암을 치료하는 타겟 방법으로 충분하게 고려해 볼 가치가 있다고 본다.

06 암줄기세포 역분화 기술이 있다면 암줄기세포는 어떻게 될까?

> 항암제 독소루비신(Doxorubicin)을 BRM연구소의 천연복합물인 BRM270의 대조구로 이용해 실험했을 때, 놀랄 만큼 암세포가 제거되는 것을 관찰하였다. 그러나 더 놀랍게도 BRM270이 대조군 항암제보다 더 좋은 효과를 보이는 것을 관찰할 수 있었다.
> 암줄기세포의 경우 항암제로는 100% 제거하지 못하는 것도 보았다. 이때 BRM270처럼 암줄기세포를 제거하거나 분화를 유도하는 천연물 등을 이용해 통합치료를 시도한다면, 항암제와 복합적으로 작용해 치료효과를 높일 수 있을 것으로 기대된다.

역분화 기술과 암줄기세포의 운명에 대하여 이야기해 보고자 한다. 암줄기세포 분화를 이해하기 위해서는 먼저 일반 줄기세포의 분화에 대해 알아야 한다.

분화와 관련된 연구는 줄기세포라는 개념이 정립되기 이전부터 계속 연구가 되어 왔다. 발생학 책에서 쉽게 찾을 수 있는 내용에서부터 이야기는 시작된다. 루라는 과학자가 불에 달군 바늘로 개구리

알을 찔렀더니 그 부분의 배 발생이 정지됨을 보고 이미 기관으로 분화될 운명이 정해져 있다는 전성설의 기본이 되는 연구를 진행했다. 또 다른 후성설에서는 각 할구가 각각 작은 생명체를 만들 수 있는 능력을 가지고, 그에 관련된 유전자에 의한 단백질의 조절로 배 발생이 이루어진다고 말하고 있다.

다시 쉽게 설명하면 이미 작은 생명체의 씨앗이 완전하게 갖추어진 상태로 자기의 영역을 정해놓고 있다는 설, 그렇지만 이러한 분화도 유전자의 조절에 의해 시기가 특이적으로 반응하는 메커니즘을 가지고 있다는 내용이다. 때문에 줄기세포 등이 자신이 분화되어야 할 운명의 기관을 위해 준비된 유전자가 적절한 시간과 장소에서 기능을 담당하고, 그 기능에 따라 만들어진 단백질이 분화를 조절한다는 것이다.

분화도 단독으로 그 기관이 가지는 특징에 대해 반응하는 것이 일반적이지만, 단계별로 유도라는 현상이 나타난다. 완성된 기관으로 분화하기 위해서는 단계별로 형성된 조직 등이 다음 발달단계를 위해 유도작용을 진행할 때 분화가 완성된다.

실제로 암세포에서도 간단하게 몇 가지 유전자만 돌연변이가 되었다고 해서 바로 암이 만들어지지는 않는다는 것이 많은 연구 결과를 통하여 입증되고 있다. 그러므로 단계별 조건을 제어할 수 있다면, 최종적인 암이 기능을 하지 못하도록 만들 수 있다는 것을 이해할 수 있다.

쉽게 말해서 총알이 발사되기 위해서는 손가락으로 방아쇠를 당기고, 총기 안에 서로 물려 있는 장치들이 영향을 미쳐, 마지막 노리쇠 뭉치가 총알의 뇌관을 건드림으로써 폭약이 터지고, 그 힘으로 총알이 날아가는 여러 단계에 문제가 없어야 한다.

이처럼 밀접하게 연결되어 있는 각 단계의 유도에 의한 메커니즘을 어떻게 효과적으로 제어할 것인지 그 방법을 계속 찾고 적용해야 한다.

분화에 대해 좀 더 이야기해 보자. 필자는 암 연구를 시작하기 전, 주로 줄기세포의 분화에 관한 연구를 진행했다. 이때 가장 중점을 두고 연구한 분화 실험에 대해 몇 가지를 소개한다.

박사과정 이후 미국에서 정원줄기세포를 이용한 분화와 유전자 전이를 통한 생체내 분화 유도 실험을 했다. 당시에는 정원줄기세포로부터 정자세포로 분화가 가능한 줄기세포를 분리해 내고, 이 줄기세포에 유전자를 전이한 후 다시 쥐의 정소 내로 이식한다. 이식된 정소에서 증식과 분화가 가능하도록 유도하는 것이다.

〈그림 10〉에서 보는 것처럼, 생쥐에서 분리한 정원줄기세포를 시험관에서 배양하면서 유전자(녹색형광단백질)를 전이하고, 이를 생쥐에 일부 이식했을 때 그림 a처럼 정소세관을 중심으로 증식과 분화를 통해 정자를 생성시키는 현상을 '분화'라고 한다.

암줄기세포의 경우 분화시키는 방법과 분화 이후의 성질에 따라 여러 가지를 생각할 수 있다. 여러 번의 연구 경험을 통해 '만일 암줄기세포를 100% 암세포로 분화시킬 수 있다면 어떨까?' 하고 생각해 보았다.

현재 세계적으로 사용되는 항암제들이 효과적으로 암을 제거하는 것은 잘 알려져 있다. 필자도 항암제 독소루비신(Doxorubicin)을 BRM연구소의 천연복합물 BRM270의 대조구로 실험했을 때, 놀랄 만큼 암세포가 제거되는 것을 관찰하였다. 그러나 더 놀랍게도 BRM270이 대조군 항암제보다 더 좋은 효과를 보이는 것을 관찰할 수 있었다. 암줄기세포의 경우 항암제로는 100% 제거하지 못하는 것도 보았다. 이때 BRM270처럼 암줄기세포를 제거하거나 분화를 유도하는 천연물 등을 이용해 통합치료를 시도한다면, 항암제와 복합적으로 작용해 치료효과를 높일 수 있을 것으로 기대된다.

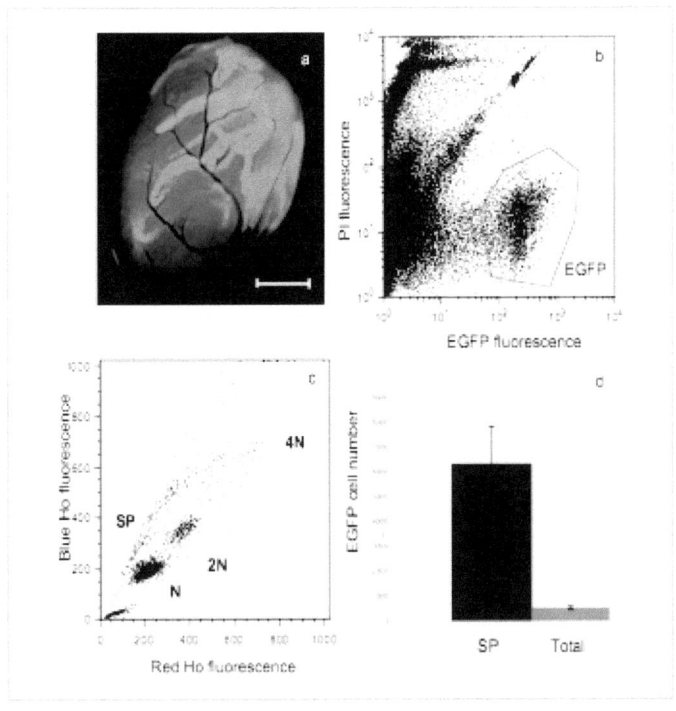

〈그림 10〉 정원줄기세포 이식 후 분화와 증식
Barroca 등, 2009, Nature Cell Biology

암은 200여 개의 암유전자가 상호복합적으로 작용, 암에 따라 매우 독특한 방식으로 생존하면서 우리의 몸을 잠식한다. 때문에 특정한 한 가지 방법으로 이를 제어한다는 것은 거짓말이 될 수 밖에 없다. 수 백명의 암환자가 모두 다른 패턴과 고유의 특성을 지닌 암을 가지고 있기 때문에 암은 '정복'이라는 단어를 함부로 사용할 수 없는 질병이다.

정원줄기세포가 자기가 분화되어야 할 운명인 정자로 분화가 자연스럽게 진행되는 것처럼 암줄기세포가 필자가 만든 표현인 '완전소진 분화방식'으로 자신의 운명을 결정지을 수 있다면 암 치료는 좀 더 쉽게 접근할 수 있다고 본다.

이제 어떤 물질이 이러한 기능을 할 것인가가 매우 중요하고, 암환자들이 궁금해하는 부분이다. 하지만 아직은 필자도 콕 집어서 이것이라고 단정지어 이야기할 수 없다.

다행히 발생학적 메커니즘에서 완전소진 분화의 열쇠를 찾을 수 있다. 그 발생의 메커니즘을 조절하는 유전자는 후생유전학적 방법으로 접근할 수 있다고 본다. 이런 이유에서 천연물에서 답을 찾기 위해 필자와 BRM연구소가 공동의 노력을 경주하고 있는 것이다. 대량 스크리닝 시스템이 갖춰진다면 시간과 경비를 최소화해 반드시 찾을 수 있다고 확신한다.

15분이면 도착할 거리를 방향과 전략이 부재하고 환경이 도와주지 않는다면 4시간도 걸릴 수 있다는 교훈을 최근에 얻고 나서, 잘못 접근하면 1년이면 가능한 연구가 10년도 걸릴 수 있다는 것을 깨달았다. 어떤 문제든 해결책은 있다. 그 해결책을 찾는 사람의 방향 설정과 전략, 그리고 노력이 다르기 때문에 성공과 실패가 결정되는 것이 아닐까.

두 번째는 암줄기세포 제거 역시 분화를 통해 암세포로 만드는 방법과 함께 암줄기세포를 착한 줄기세포로 개과천선하도록 돕는 역분화이다. 이에 대한 실험은 이미 여러 가지 가능성을 제시했으니 다시 설명하지는 않는다. 선행 연구를 통해 원천기술과 지식도 확보한 상태이다. 앞으로의 연구를 통해 분화 이후 암줄기세포의 변화를 살펴보는 것도 매우 흥미로운 연구소재일 뿐만 아니라 암으로 고통 받고 있는 환자들에게는 희망의 메시지가 되지 않을까 싶다.

필자가 정원줄기세포를 연구하게 된 가장 큰 이유는 정소 내에서 세포에서 시작한 분화가 완전한 움직이는 정자까지 그 안에서 모두 일관되게 이루어지는 유일한 기관이기 때문이다. 이 메커니즘에 관여하는 유전자들을 통해 신호전달 시스템을 밝히고 암 연구를 하고 있는 지금은 이전 정소 연구처럼, 한 시야에서 모두 관찰해 전체 암줄기세포의 생성과 분화의 모든 것을 통제해 보고 싶다(그림 10).

가장 큰 의문은 정자를 만들기 위해 운명 지워진 정원줄기세포가 다른 장기로 분화가 가능할까? 하는 부분이다. 가능하다면 이를 위하여 유도물질 등을 이용해 시도하고 싶었고, 최근에는 암줄기세포도 한번 그런 방법으로 유도하는 실험을 진행하고 싶었다.

일단 필자가 최근에 연구발표한 정원줄기세포를 분화시켜 심근세포로 분화한 결과를 소개한다. 〈그림 11〉이 정원줄기세포주를 확립한 다음에 심장세포 유도 물질을 가한 후 결과를 분석한 그림이다. 심장유래 단백질의 생성 유무를 면역항체법을 통해 검증, 박동을 유도해 이 세포로부터 박동 결과를 도출할 수 있었다.

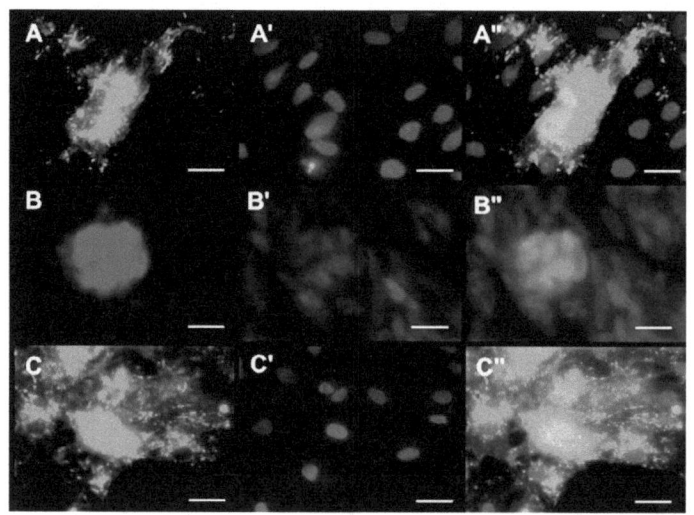

〈그림 11〉 정원줄기세포 분화 기술을 이용한 심장세포로의 분화
Luan 등, 2015

    필자가 이 결과에서 주목한 것은 암줄기세포를 특정 천연물 유도를 통해 세포의 생리학적 변화를 유도한다면, 암에서도 가능한 시스템을 만들 수 있지 않을까 싶었다. 실제로 후성유전학적 관점에서 관찰하면 그런 증거는 여러 문헌 등에서 발견된다. 이러한 분화를 이형분화라고 한다.

    배아줄기세포와 달리 성체줄기세포인 정원줄기세포가 정자세포로의 분화가 아닌 심근세포로의 분화가 유도물질이 자극하는 유전자의 작용으로 잠자는 단백질의 생성을 촉진시키고, 심장세포로의 분화를 야기했다고 생각한다.

암세포에서도 이러한 분화를 유도하기 위한 연구들이 나와 있다. 대표적인 연구가 일명 비타민 A로 불리는 레티노익산(Retinoic Acid; RA)에 의한 분화이다. 여러 논문에서는 암세포를 포함하는 암줄기세포가 분화를 시작하고 분열을 중지한다면 암의 악성은 쉽게 조절될 것으로 믿고 있다. 이를 위하여 다양한 물질을 이용해 분화를 시도했다.

그 중 하나가 레티노익산으로, 더 자세하게는 ATRA(All-Trans-Retinoic Acid)이다. 레티노익산은 간암 표지인자인 AFP 조절에 밀접한 관련이 있다. 〈그림 12〉에서처럼 RA는 핵수용체와 결합해 암세포의 증식과 증식 유도를 억제하고 분화를 유도하는 것으로 밝혀졌다.

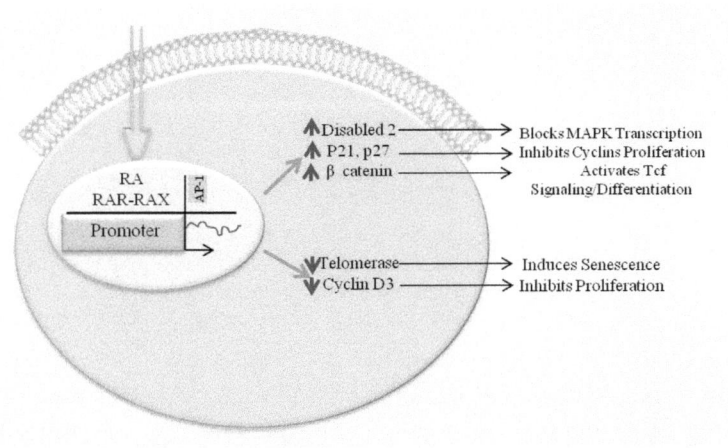

〈그림 12〉 레티노익엑시드(RA)에 의한 암세포의 분화

또한 RA에 의하여 분화된 암세포는 hTERT를 메틸화시킴으로써 이 유전자가 활성을 유도하는 텔로미어 활성효소를 가수화시킨다. 이는 암세포가 더 이상 생존하지 못하도록 한다는 뜻이다.

07 태아 발생과 암줄기세포의
같은 점 vs 다른 점

> 만일 태아상태에서만 발현되어야 하는 유전자들을 어떤 방법으로든지 제어한다면 그 문제가 해결되지 않을까. 다시 자물쇠를 채우는 행위인 메틸화를 유도하거나 아니면 그 유전자를 통제하는 중요한 키 유전자를 찾아서, 반대로 그 유전자를 강력하게 발현시키는 물질을 찾아서 사용하는 것이다.

    이제 암줄기세포를 치료하기 위한 원천적인 물음에 대한 이야기를 하려고 한다.
    인도 여성의 뇌종양을 제거한 상태에서 테라토마 형태의 태아가 발견되었다는 뉴스를 2015년에 접했다(그림 13). 이 테라토마에는 머리카락, 치아 등이 발달되어 있었다고 한다. 남성의 복부에서도 태아가 발견된다는 뉴스도 종종 접할 수 있다.

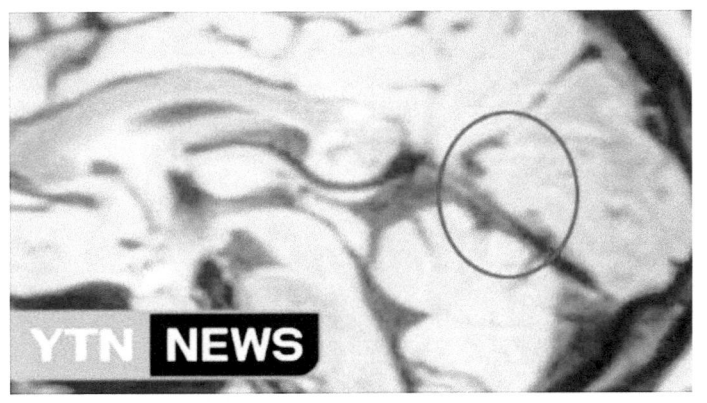

〈그림 13〉 인도여성의 뇌종양 테라토마에서 발견된 태아

　이런 보도내용을 자세히 보면 주로 종양덩어리에서 태아들이 '테라토마' 형태로 발견된다. 배아줄기세포가 분화를 할 때 크게 내배엽, 중배엽, 외배엽성 기관을 위한 전구 형태를 띤 다음 그 배엽으로부터 유래된 기관으로 분화한다. 테라토마는 이 삼배엽을 지닌 형태의 모양을 말한다.

　설명한 것처럼 발생 과정은 아기로 태어난 이후에 세포가 분열하는 속도와는 비교할 수 없을 정도로 매우 정확하게 분열하고, 또 매우 빠르다. 연구 과정에서 줄기세포 배양 경험이 많은 필자도 일반 세포의 분열속도와 비교가 안 되는 그 속도에 매우 놀라곤 한다(그림 14). 그림에서 보듯이 처음 배양할 때는 6개 정도이던 세포가 4일 만에 기하급수적으로 증식되어 있음을 알 수 있다.

　특히 태아에서의 세포분열은 더 빠르게 진행된다. 그래서 필자가 암세포의 분열속도와 태아의 세포 분열속도를 비교해 보았더니, 태아에서는 복제과정에서의 오류를 최소화하면서 진행됐다.

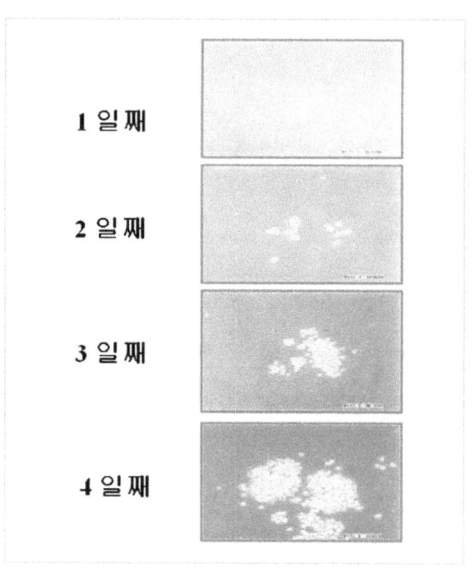

〈그림 14〉 혈액줄기세포(CD34+)의 아가로스
배양 방식에 의한 세포증식 모양

많이 발견되지 않고 면밀하게 조사되지 않았을 뿐이지 정자와 난자가 만나서 태아를 만드는 과정에서 대부분은 착상 전에 죽는다. 그리고 이것이 자주 일어나는 사람의 경우 관련 유전자의 민감도와도 관련이 있다고 한다. 때문에 태아 과정에서 모든 세포 분열, 분화를 조정하고 조절하는 메커니즘이 아기로 태어나면 메틸화되어 그 기능이 정지될 때 정상적인 세포 분열의 사이클이 진행된다.

암환자의 경우 이 메커니즘이 암이 커지는 데에 다시 활성을 보여 암이 증식되도록 돕는다. 세포 분열의 속도를 조절하는 생체 내의 조절 시스템이 유전자 돌연변이에 의해 변형되거나 아니면 흔히 말하는 발암인자에 과다노출돼 유전자들이 탈메틸화되는 것이 원인이다. 이런 차이에서 오는 딜레마가 실제로 암을 만들어 낸다면, 역발상으로 접근한다면 이 부분을 해결할 수 있지 않을까?

한 가지 더 설명해 보자. 줄기세포가 가지는 선의의 기능은 우리 장기나 고장난 세포, 그리고 어느정도 자기의 역할을 마친 체세포가 죽을 때 이를 대체하는 기능을 가지고 있다.

그러나 이 줄기세포가 암세포와 사촌간이라면 믿겠는가. 필자는 두 세포 사이에서 암줄기세포라는 개념이 존재하고, 두 줄기세포가 발현하는 유전자를 교모하게 공유하고 있음을 알게 되었다. 다시 말해 우리 생명체는 장대를 들고 외줄을 타고 있는 것이다. 어느 곳에도 치우칠 수 없는 상태, 전문적인 용어로 '항상성'을 위해 노력하고 이 균형이 무너질 때 암이 찾아온다.

모든 생명체가 자신이 위험에 처했을 때 자손을 생산하는 목적을 가진다고 볼 때, 줄기세포 또한 이러한 목적을 충실하게 수행해 태아 때는 물론 성체가 되어서도 그 역할을 수행하는 것이다.

이 메커니즘에 문제가 생겨서 분열능력만 간직한 줄기세포의 변형이 아닐까 생각해 본다. 이런 위험이 있는 줄기세포를 무한정 만들어 내지는 못한다. 그래서 우리 몸의 세포 중에 줄기세포는 최소로 존재하는 것이다. 세포의 전단계인 전구세포를 통해 그러한 기능이 통제된다. 만약 외부환경에 의해 전구세포가 민감하게 반응해 DNA가 손상되면 p53과 같은 유전자가 세포사멸을 유도하는 강력한 사령관이 되는 것이다.

또한 암은 노화 같은 환경과는 다른 조건이다. 노화가 진행되면 줄기세포는 이런 기작에서 벗어나 계속 세포를 증식시키기도 한다.

태아 발생과 암줄기세포의 같은 점, 다른 점을 살펴본 것은 그럼 어떻게 암줄기세포를 제어할 것인가 하는 질문에 답하기 위해서이다. 태아 상태에서만 발현되어야 하는 유전자들을 어떤 방법으로든 제어한다면 그 문제가 해결되지 않을까. 다시 자물쇠를 채우는 행위인 메틸화를 유도하는 것도 한 방법이다. 아니면 그 유전자를 통제하는 중요한 키유전자를 찾아서, 반대로 그 유전자를 강력하게 발현시키는 물질을 찾아서 사용하는 것이다. 이것이 현재 필자가 암환자들을 위해 BRM연구소와 앞으로 진행하는 연구의 방향이다. 물론 이 방법이 전부가 될지, 아니면 일부만 활성을 보일지는 아무도 모른다.

지금까지 암에 대한 수많은 연구 논문이 나왔는데, 암 치료에 탁월한 효과가 있다고 해도 항암제나 치료제로 개발된 것은 극히 일부였다는 사실은 우리가 잘 알고 있다. 심지어는 2004년 암과의 전쟁에서 실패했다고 선언을 할 정도였다.

필자는 생각이 조금 다르다. 만일 인류가 암과의 전쟁에서 이기는 날 인류의 멸망하는 날일 수도 있다는 생각이 든다. 이렇게 쌍둥이처럼 줄기세포와 달라붙어 괴롭히는 암이라는 존재는 전쟁하듯이 대하면 안 된다. 과학자적인 사고는 아니지만, 암을 죽이는 것이 아니라 암이 죽도록 도와주어야 한다. 암줄기세포는 다시 정상세포로 되돌리거나 아니면 감옥에 가두어 그 세포가 이리저리 튀지 않도록 하는 방법을 찾아서 암환자의 생존력을 높이고 정상이 되면 이를 완치라고 할 수 있다. 관심을 가지고 살펴보면 주위에서 이런 환자들을 쉽게 볼 수 있고, 이들의 간증을 들을 수도 있다.

이런 것을 목격한 필자는 다른 암환자들보다 담담하고 긍정적으로 생활하는 편으로, 대부분은 내가 환자라는 사실을 잘 알아차리지 못한다. 주위 사람들에게 암 투병을 하고 있다고 하면 다들 걱정하면서 너무 유쾌해 보인다며 놀란다. 이것은 내가 특별히 용기가 많은 사람이 아니라 암치료에 대한 믿음이 있기 때문이다. 이 믿음의 바탕에는 BRM연구소와 그동안 연구를 통해 내 몸의 변화를 통해 터득한 것들이 있다.

08 암치료를 위해
노력해야 할 것들

> 암환자 특히, 전문적인 지식이 적은 암환자들을 위해 그동안 줄기세포를 연구하면서 얻은 지식과 다시 암을 연구하면서 얻은 지식, 줄기세포의 조절에 대한 연구 결과들을 여러 가지 경험과 예를 들어 이야기했다. 환자 스스로 암에 대해 정확하게 알고, 자신에게 맞는 이기적 치료방법을 찾는 데 도움이 되기를 바라는 마음 간절하다.

    가족력으로 인해 형제들을 먼저 하늘나라로 보낼 때마다 매번 '나에게도 한번은 오겠구나. 만일 나에게 차아오면 어떻게 받아들일까' 고민했다. 지금 이 순간에도 필사적으로 살고 싶어했던 형제들의 절규가 눈에 선하다.

    예고도 없이 병마가 찾아왔고, 철저하게 대응하지 못했기에 속절없이 패배할 수밖에 없는 상황을 옆에서 지켜보면서 내가 제일 먼저

한 준비는 정기검진 때마다 검사 기록을 하나도 버리지 않고 파일로 만들어 이전 기록과 비교했다. 의사 선생님의 말도 잘 기록했다. '다음 검사 때 결과가 더 나쁘게 나온다면 그것을 어떻게 극복할까' 미리 자료를 찾고 생활을 점검했다.

다만 일에서 오는 스트레스를 다스리는 방법만은 속수무책이었다. 건강 위험요소를 가지고 있는 사람이 금기해야 할 일도 가끔은 선을 넘고, 일에 몰두해서 무리하는 날이 점점 많아졌다.

바이러스성 간염이니 바이러스를 억제하는 약을 꾸준히 복용했지만, 금기사항을 어기는 경우가 늘어나면서 내 몸은 이미 암에 대한 스위치들이 작동되었던 것 같다. 바이러스는 검출되지 않았지만 암지표 단백질인 AFP가 조금씩 증가하기 시작했다. 이를 이상하게 여긴 의사가 CT를 권했고, 결국 1.2cm 크기의 간암을 발견하게 되었다. 이미 어느 정도 준비는 하고 있었지만 '나도 이제 싸움이 시작되었구나!' 싶었다. 이 날, 가장 먼저 떠오른 분이 있었으니 바로 BRM연구소의 박양호 실장님이다.

주치의는 삼성병원에서 치료받을 것을 권했다. 복강경 수술 전문가를 주치의로 정하고 치료를 하고자 마음을 먹었다.

그런데 암 진단을 받은 날, 떠오른 박양호 실장님께 꼭 연락을 하고 싶었다. 연구실로 전화를 드렸더니 이전에 한번 뵈었던 것을 기억하셨고, 이후 제주도 강연 때 만나 필자의 치료를 도와주셨다. 그 인연이 현재까지 이어져 연구를 통해 암환자들을 돕는 동시에 필자의 치료에 대한 공부도 하고 있다.

이런 필자의 경험을 바탕으로 일반적인 암 치료과정에서 꼭 알아두어야 할 일을 정리해 본다.

- 암을 극복하는 데 있어 과신은 금물이다.

절실한 마음으로 처음에 자신이 정한대로 철저하게 지키지 않으면 큰 대가를 치르게 된다.

3년 전 발생한 암은 고주파 열치료를 통해 제거했고 BRM프로그램에 따라 식이요법을 시작했다. 문제는 나아지는 기미가 보이니 심리적인 나태함이 찾아왔다. 이 나태함에 대한 경고는 보통 가족들의 몫이다. 아내가 내게 맨날 "불안하다. 왜 나태해지냐?"며 잔소리를 하기 시작했다.

그러던 중 정기적인 검사에서 AFP가 급상승하는 것을 관찰한 의사가 CT를 통해 3cm 정도의 암을 진단했다. 간의 말단 부위에서 발견된 암은 2년 전 정상적이지 않은 작은 음영이 뚜렷해지면서 암이라는 것이 판정된 듯하다. 나태해지지 않고 더 철저하게 프로그램대로 했다면 이런 일이 생기지 않았을 것이다.

- 포기하지 않고 투병의지를 다진다.

의사들은 암에 걸리면 기본적으로 사람의 심리가 부정-분노-타협-우울-수용의 단계를 거친다고 한다. 물론 암의 종류에 따라 그리고 병기에 따라 다르다고 할 수 있다.

암을 연구하고 암에 대한 정보를 수집하고 분석하는 학자로서, 투병 중인 입장에서 강조하자면 포기하지 않고 방법을 찾아보면 그리고 체력을 유지하면, 나태해지지 않도록 매번 새롭게 투병의지를 다진다면 결국은 좋은 결과가 올 것이란 믿음이 있다.
- 스트레스를 줄이는 것도 중요하다.

　필자도 가능하면 스트레스 줄이는 것을 가장 큰 과제로 여기고 최대한 이 부분에 초점을 맞추어 행동, 계획을 세우고 실천한다. 암 발생원인의 대부분은 스트레스 때문이라는 연구 결과도 있다.

　스트레스에는 정신적 스트레스, 육체적 스트레스, 그리고 유전자가 받는 스트레스가 있다. 정신적 스트레스는 기분이 안 좋거나 나쁜 일은 하루를 넘기면 안 된다. 육체적 스트레스는 과로, 노동의 강도인데 이때는 충분한 잠을 통해 해소하는 것이 좋다. 외국의 암 전문의들도 잠이 우리 몸의 면역체계를 강하게 만들어 암의 증식과 전이를 막는 데 도움이 된다고 말한다.

　유전자에 스트레스를 주지 않는 것도 중요하다. 최근 필자는 암유전자와 암억제유전자를 분석, 혈액 내 세포에서의 변화를 통해 유전자가 과연 어떤 스트레스에 반응하는지 검사하고 있다. 현재 대략 45개의 암 관련 유전자를 분석해 혈액 중 세포에서 이 유전자들의 발현 비율을 측정한 후 정기적으로 발현 비율의 변화를 확인, 외부 환경에 의한 유전자의 스트레스를 측정한다. 이를 통해 유전자 스트레스를 다스리는 방법을 알아내고, 암환자들을 위한 방법으로 제시하고자 한다.

　또한 다양한 암에 따라 필수유전자와 보조유전자의 발현율, 암의 진행정도에 대한 유전적 상관도를 생물정보학 방법으로 분석한 후 개개인의 맞춤형 스트레스 조절 매뉴얼을 만드는 시스템을 개발하고 있다. 이 결과들이 어떤 방법을 사용하는 경우에 변화를 보일 것인지 식이요법과 천연물 요법을 통해 검증, 최소의 노력과 비용으로 암을 통제할 수 있도록 하겠다는 목표를 가지고 있다.

- 투병기간에도 친구가 필요하다.

암환자들이 혼자서 투병을 한다고 생각하면 좌절, 우울 등의 정신적 부작용이 찾아오기 쉽다. 투병생활을 할 때는 어느 시기보다도 친구가 필요한 시기이다. 필자도 이런 친구가 생겼는데, 자신이 얻은 정보를 나누고 서로 돕는 친구가 있으면 효과는 더 클 것이다.

Part 3

숨어 있는 1%의
암줄기세포를 잡아라

BRM연구소

01 진화론에서 본 암세포

> 사람을 포함한 복잡한 다세포 개체들은 최적의 상태를 유지하기 위하여 개별 세포들의 이탈을 막는 정교한 조절 장치를 유전자 내에 가지고 있다. 그러나 체세포의 돌연변이나 바이러스 감염, 노화 등으로 이러한 억제 장치가 약화, 제거돼 각 세포들이 단세포적 행동 즉 자신만의 생존을 위한 최적의 생존환경을 만드는 현상이 암이 된 상태이다.

암세포는 다세포에서 단세포로의 퇴행적 현상이라 할 수 있다. 6억 년 전 발생한 하나의 유전적 돌연변이가 단세포 생물에서 인간을 비롯한 현존하는 모든 다세포 생물로 진화되었다는 연구 결과가 나와 있다.

미국의 생화학자인 오리건대학 켄 프리호다(Kenneth E. Prehoda) 박사팀은 2016년 1월 생명과학저널인 〈이라이프〉(eLIFE)에 관련 논문을 발표했다. '다세포 동물에 관여한 고대 단백질 변천(Evolution of an ancient protein function involved in organized multicellularity in animals)'이라는 논문에서 6억 년 전 일어난 하나의 돌연변이가 단세포 생물에서 다세포 생물로의 진화를 만들었다는 내용이 그것이다. 이 논문에서 프리호다 박사는 단 한 번의 돌연변이로 모든 것이 바뀌었다는 것을 설명하였다.

단세포 원생동물인 깃편모충류(Choanoflagellate)들은 그룹을 이뤄 함께 작업했고, 협력을 통해 특정한 종류의 양분을 섭취했다. 편모충류들의 유전적 변화를 추적해 이러한 협력을 일으키는 특정 단백질도 발견했다. 이 특정 단백질은 다른 단백질을 결속하고 소통하는 것을 가능하게 하는 동시에 개별적인 세포들을 집단으로 묶는 기능을 하였다.

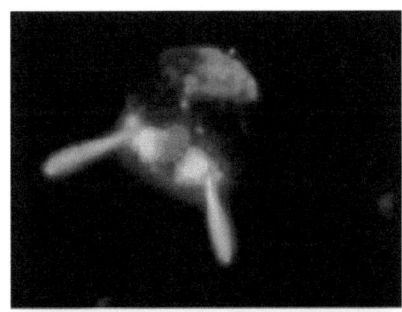
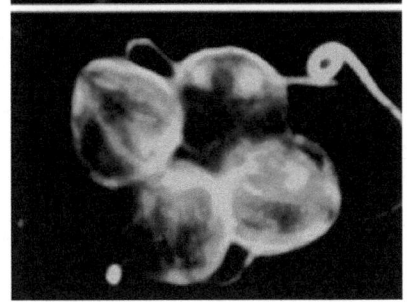

〈그림 15〉 깃편모충류가 홀로 존재하다 그룹을 이루어 양분을 섭취하고 있다.
Arielle Woznica, UC Berkeley

프리호다 박사는 유전자 내에서 일어난 이러한 돌연변이가 현존하는 모든 동물에게서 발견된다고 설명했다.

돌연변이된 단백질(GKPID)은 분열 과정에서 세포들의 협력에 중요한 역할을 하고, 만약 이 과정이 잘못되면 암이 발생될 수 있다는 것이다. 이 단백질이 단세포 생물에서 다세포로 발전하는 토대를 만들었다. 단순한 단세포 생물이 맘모스와 같은 거대한 동물이 될 수 있었고, 사람도 탄생하게 되었다. 그러나 다세포가 되어 세포들을 잘 통제하지 못하면 다시 단세포로 돌아가려는 성질로 인해 암이 발생, 결국 생물체들이 죽게 된다.

프리호다 박사는 개별 세포들이 다세포생물의 일부라는 사실을 잊고, 신체의 지시와 소통을 거부해 각 개체들의 생존과 증식만 하는 단세포적 성질로 되돌아가면 개별 세포들로부터 암을 비롯한 많은 질병이 생긴다고 보았다. 또 세포들 사이의 소통을 돕는 단백질을 주입하면 문제가 있는 세포를 막는 방법을 이해할 수 있다고 설명했다.

이를 뒷받침하듯 〈네이쳐 커뮤니케이션스〉(Nature Communications)지에는 '암세포 과정은 다세포에서 단세포로 가는 역진화다(The reverse evolution from multicellularity to unicellularity during carcinogenesis)'라는 논문이 발표된 바 있다(2014년). 즉 단세포에서 다세포로 진화되어 온 인류가, 다시 단세포로 회귀하면서 다세포에서 조절되는 과정이 망가져서 암세포가 된다는 주장이다.

사람의 발생과정도 이와 비슷하다. 개체의 발생과정은 진화의 과정을 반복한다는 말처럼, 정자와 난자가 수정된 단세포에서 다세포가 형성되어 사람이 태어나는 것이다. 3파트에서 설명한 것처럼, 태아는 수정 후 세포 수가 급증한다. 이때 나타나는 태아단백의 일종인 알파페토프로테인(AFP)은 엄마의 면역세포에서 수정된 세포를 보호하도록 한다. 간암세포에서도 마찬가지이다. 기분 좋은 표현은 아니지만 면역세포에서 태아를 보호하듯이 AFP는 환자의 면역세포의 공격에서 간암세포를 막지 못하게 한다.

　BRM연구소에서는 암 발생을 인류의 진화적 관점에서 단세포에서 다세포로 진화되어 온 과정이 다시 다세포에서 단세포로 회귀하는 과정에서 발생되는 현상으로 본다. 이 과정을 연구함으로써 암을 극복하는 치료의 길을 찾고 있다. 다소 황당할 수 있는 이론이지만 이러한 가설은 이미 발표된 논문에서 그 근거를 찾을 수 있고, 태아와 암의 발생과정은 실제로 유사한 점이 많다.

　과학이 밝혀낸 지구의 나이는 45억 년이다. 최초의 생물체인 단세포 생물은 원시 대기에서 전기 스파크로 인한 자극을 통해 35억 년 전에 처음 지구상에 나타났다. 이후 30억 년이 지나서 단세포들의 협력을 통한 선택적 과정을 통하여 다세포 생물이 나타났다. 단세포 생물 복합체는 협력을 통해서 에너지를 사용하고, 생존하고, 재생산하면서 다세포로 전환되었다.

　식물진화생물학자인 미국 코넬대학의 칼 니클라스(Karl Niklas) 교수는 2014년 미국 학술지인 〈American Jounral of Botany〉 100주년 기념 논문의 하나로, 다세포 생물의 진화에 영향을 주는 동력과 그 제한을 조사했다.

　프리호다 박사의 주장과 달리 니클라스는 "다세포 조직의 진화는 여러 번에 걸쳐 일어났으며, 세포가 서로 붙을 수 있도록 하는 일종의 접착 화학물과 같은 것이 연관돼 있다"고 말했다. 특히 다세포로 진화하기 위해서 세포는 반드시 서로 접착해야 하고, 상호소통하고, 협력하고, 기능상 세포가 특정화되어야 한다. 이를 위해서 세포는 서로를 거부해서는 안 된다. 즉, 유전적으로 어느 정도까지 협력을 해야 한다고 말했다.

세포가 재생산이라는 공동의 목적을 위해서 함께 작동할 필요가 있으며 일단 이것이 이루어지면 서로 구별되는 조직의 형태 즉 심장, 폐 등과 같은 기관이 나타난다.

니클라스는 "지금까지의 연구를 평가하면서 내가 관심을 갖게 된 것은 협력"이라고 말하면서 "그 이유는 다세포는 세포가 함께 기능하도록 되어 있다. 장기적으로 다른 세포를 속이는 세포는 용인될 수 없다. 암세포처럼 다른 세포들을 속이는 세포들은 다세포 조직을 죽일 수 있기 때문"이라고 말했다.

2011년 미국 미네소타대학교 윌리엄 랫클리프 박사팀은 〈미국국립과학원회보〉(Proceedings of the National Academy of Sciences of the United States of America)에 기고한 논문에 "실험실 연구를 통해, 단세포생물에서 다세포생물로의 전환(Experimental evolution of multicellularity)이 놀라운 속도로 이루어졌다는 사실을 확인했다"고 발표하였다.

프리호다 박사의 연구와 니클라스 박사의 연구에서 공통된 의견은 단세포에서 다세포로의 진화는 서로 협력의 결과이며, 이를 어기는 세포는 다세포 조직이 공멸한다는 것이다.

사람을 포함한 복잡한 다세포 개체들은 최적의 상태를 유지하기 위해 개별 세포들의 이탈을 막는 정교한 조절 장치를 유전자 내에 가지고 있다. 그러나 체세포의 돌연변이나 바이러스 감염, 노화 등으로 억제 장치가 약화, 제거돼 각 세포들이 단세포적 행동 즉 자신만의 생존을 위한 최적의 생존환경을 만드는 현상이 암이 된 상태이다.

중국의 중산대학(Sun Yat-Sen University) Xionglei He 교수는 〈네이쳐 커뮤니케이션스〉에 2015년, '암 발생시 다세포에서 단세포로의 퇴화(The reverse evolution from multicellularity to unicellularity during carcinogenesis)'에 관한 논문을 발표했다. 이에 따르면 다세포를 유지하기 위하여 단세포의 개별 행동을 억제시키는 유전자가 고장날 때 암이 발생된다고 보았다.

종양을 이식한 전이에 관한 연구에서도 다세포와 관련된 유전자들의 작용이 손상되는 돌연변이(loss-of-function mutations on multicellularity-related genes)로 인해 암의 전이가 이루어진다는 내용이 있다.

암세포는 여러 면에서 증식 신호, 성장 억제와 세포 죽음을 피하는 방법을 포함하는 불멸성 등 단세포가 가지는 특징을 많이 가지고 있다. 일부 고형암(Solid Tumours)의 경우, 생리적 구조에서 단세포와 유사하지 않은 점은 있지만 단세포 생활에 필수적인 자신의 이기적인 행동을 하기 위한 단세포적 특성으로 역진화한다.

사람의 체세포에는 이러한 단세포적 행동이 이미 존재해 있고, 다세포 생물이 단세포 개별 행동을 통제하는 장치를 벗어날 때 암세포가 활성화되는 것이다. 암세포 입장에서는 어떤 작용으로 인해 새로운 유전적 네트워크를 형성하는 것보다, 다세포 조절 작용에 문제가 생길 때 기회를 놓치지 않고 새 네트워크를 형성하는 것이 더 효과적인 전략이다.

유전자 발현을 분석해 다세포 생물 출현으로 암유전자가 증가했고, 암에서 암유전자보다는 암억제유전자 소실이 더 많았다는 사실이 위의 가설을 뒷받침한다. 이러한 실험 결과들은 암세포는 단세포 상태로 역진화(Reverse Evolution)한다는 것을 나타낸다.

그럼 다세포에서 단세포로의 진화론적 회귀는 어떻게 이루어질까.

02 바이러스와 감염 그리고 암

> 사람을 포함한 복잡한 다세포 개체들은 최적의 상태를 유지하기 위하여 개별 세포들의 이탈을 막는 정교한 조절 장치를 유전자 내에 가지고 있다. 그러나 체세포의 돌연변이나 바이러스 감염, 노화 등으로 이러한 억제 장치가 약화, 제거돼 각 세포들이 단세포적 행동 즉 자신만의 생존을 위한 최적의 생존환경을 만드는 현상이 암이 된 상태이다.

감염과 만성염증이 암의 중요한 인자라는 것은 오래 전부터 인식되어 왔다. 국제암연구소(IARC)에서도 박테리아, 바이러스, 그리고 기생충이 일으키는 감염성 질병들을 암의 주요 원인으로 파악하고 있다.

〈표 3〉은 바이러스 감염으로 발생되는 암의 종류이다. 염증은 만성 감염뿐 아니라 다른 많은 요소들, 즉 물리 화학적 또는 면역적인

요소들로 인해 발생될 수 있다.

바이러스와 박테리아는 인류와 함께 진화되어 왔다. 다른 개체와 달리 바이러스는 살아 있는, 숙주를 이용한 번식을 통해 지구에서 번성한다. 이 과정에서 숙주의 면역작용과 싸우게 된다.

그러나 바이러스와 박테리아는 면역작용을 조절하고 회피하기조차 한다. 바이러스가 숙주의 면역계와의 싸움에서 승리하면 감염이 만성화되고, 만성염증은 암세포 성장에 좋은 환경을 조성한다. 단세포인 바이러스와 박테리아 등이 숙주세포에 기생하면서, 숙주세포를 단세포적 성질을 띠게 만드는 것이다. 즉 바이러스와 박테리아는 숙주의 세포주기조절계(Cell Cycle Regulation System; CCRS)에 영향을 미쳐 무제한적인 숙주세포 증식이 이루어지게 할 수 있다. 즉 다세포 생물체들의 엄격한 질서를 파괴하고 단세포적 행동, 세포 개개인의 이익만을 추구하는 행동을 하게 만든다.

결국 바이러스들은 숙주의 세포주기 조절계를 변형시켜 암유전체(Oncogenomes)을 형성할 수 있다. 바이러스는 자신들이 증식하기 위해 숙주세포를 이용하면서, 숙주에서 잠재되어 있던 단세포의 기질을 깨워 숙주세포도 증식하게 만드는 것이다.

바이러스가 암을 유발한다는 사실은 이미 19세기 초에 알았다. 미국의 병리학자인 프랜시스 페이턴 라우스(Francis Peyton Rous, 1879~1970)는 1910년 닭에서 이식 가능한 육종을 만들고, 그 육종이 여과성 인자에 의해 일어나는 것을 증명했다(1911). 이것이 현대 종양바이러스학의 출발점이 되었다. 이때는 바이러스의 개념이 없어, 바이

바이러스 종류	발견	oncognes	관련 암
엡스타인바 바이러스 Epstein-Barr Virus(EBV)	1964	LMP1	버키트림프종(Burkitt's lymphoma), 비인두암(Nasopharyngeal carcinoma)과 일부 림프증식종(Lymphoproliferative disorders) 등
B형간염 바이러스 Hepatitis B virus(HBV)	1965	HBx	일부 간암(Hepatocellular carcinomas)
사람 T세포 림프 친화바이러스 Human T-lymphotropic virus-I(HTLV-I)	1980	Tax	성인 T세포 백혈병 (Adult T cell leukaemia)
사람 파필로마 바이러스 Human papilloma viruses(HPV) 16 and 18	1983 ~1984	E5, E6, E7	대부분의 자궁경부암(Cervical cancer)과 음경암(Penile cancers)
C형간염 바이러스 Hepatitis C virus(HCV)	1989	NS5A	일부 간암(Hepatocellularcarcinomas)과 림프종(Lymphomas)
카포시 육종 Kaposi's sarcoma herpesvirus(KSHV)	1994	LANA, vflip, vBcl-2 등	카포시 육종(에이즈 환자처럼 면역 체계가 손상된 사람들이 잘 걸리는 암 Kaposi's sarcoma)과 원발성 삼출액 림프종(primary effusion lymphoma)
메켈세포암 바이러스 Merkel Cell Polyomavirus	2008	T항원	메켈세포암(대부분의 희귀하고 예후가 좋지 못한 신경내분비 세포의 악성종양으로 피부에 생기는 종양 Merkel Cell carcinoma)

〈표 3〉 Merkel Cell Polyomavirus:
Molecular Insights into the Most Recently Discovered Human Tumour Virus

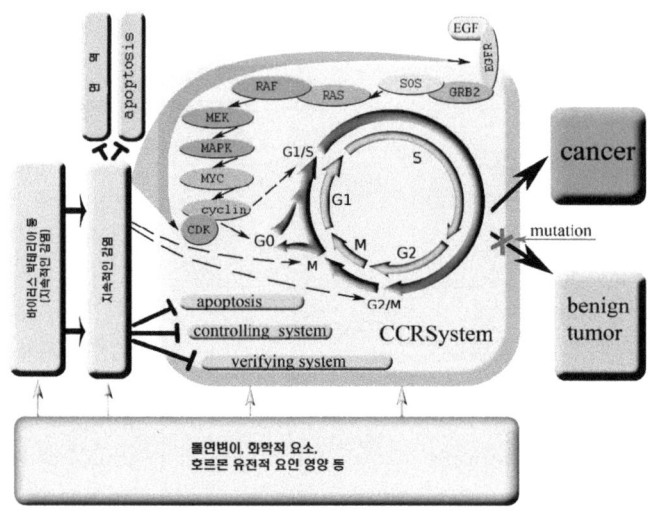

〈그림 16〉 암 발생에서 암유전체 모형
바이러스, 박테리아 등은 숙주세포에 있는 증식을 조절하는
제어 시스템을 무력화시킨다.
Cancer is a side effect of evolution of viruses and bacteria.

러스가 암을 유발할 수 있다는 주장은 다른 연구에 반박을 받아 1930년대까지 암 연구를 포기했다.

록펠러에 있는 그의 동료 리차드 쇼프(Richard Shope)가 토끼에서 암을 발생시키는 또 다른 바이러스인 파필로마를 발견하였다.

이에 라우스는 다시 암을 연구하여 암을 발생시키는 바이러스 학설을 주장했다. 1950년대에 라우스육종바이러스(Rous Sarcoma Virus; RSV)를 입증했고, 1960년대에 이르러서는 암을 발생시키는 단백질을 생산하는 src 유전자를 발견했다. 라우스육종바이러스는 현재 레트로바이러스(Retro Virus)로 알려져 연구에 중요하게 이용되고 있다. 이로부터 50년이 지난 1966년, 라우스육종바이러스의 발견이 인정되어 노벨상을 수상하기에 이르렀다.

암의 원인은 매우 많고 다양하지만, 바이러스와 그 외 다른 감염원들의 중요성이 점차 강조되고 있다. 현재는 7가지의 발암성 바이러스(Oncogenic Virus)가 사람 암의 약 10~15%를 차지한다고 보고 있다. 설명한 것처럼 발암성 바이러스는 세포 증식을 조절해 암을 발생시킬 수 있다. 세포 성장과 증식을 촉진시키는 대부분의 발암성 바이러스는 특이적 발암유전자(specific onogenes)의 발현을 도와 세포를 변형시킨다.

라우스육종바이러스의 발견 이후 포유류에 암을 발생시키는 바이러스(mammalian oncogenic viruses)가 계속 발견되었다. 이들 중 쥐 폴리오마바이러스(Murine polyoma virus; mpyv)와 유인원의 액포형성바이러스(Simian vacuolating virus 40; SV40)가 있다. 사람의 발암바이러스(Human oncogenic viruses)는 1964년 에프스타인-바바이러스(Epstein-barr virus; EBV) 발견 이후 집중적인 주목을 받고 있다. 이 바이러스들은 small DNA viruses, RNA viruses 그리고 레트로바이러스 등 다양하다.

바이러스를 포함하는 미생물등의 병원체를 인지하는 면역계의 일종인 인지 수용체 형태(Pattern recognition receptors; PRRs)는 병원체와 관련된 분자적 형태(Pathogen-associated molecular patterns; PAMPs)로 후천적 면역이 발달되기 전부터 존재한 선천성 면역계이다.

NF-κB를 활성화시키는 바이러스

PRRs 일부인 톨유사수용체(Toll-like receptor; TLRs)는 PAMPs로 활성화되어 엔에프카파비(NF-κB)를 활성화시켜 항미생물 펩타이드(antimicrobial peptides), 사이토카인(cytokines), 그리고 케모카인(chemokines)과 같은 감염을 없애는 분자들을 생산한다.

사이토카인은 림프구, 내피세포와 간엽세포에서 주로 생성된다. 케모카인은 사이토카인 일종으로 조직의 염증반응 시 백혈구를 모으거나 활성화하는 역할을 한다. 엔에프카파비는 염증반응 조절, 면역체계 조절(Immune modulation), 세포자살(Apoptosis), 세포증식, 상피세포의 분화(Epithelial differentiation) 등에 관여하는 단백질군이다. 다양한 유전자들의 발현을 조절하며 세포 내의 신호전달 체계의 중심축을 이루는 것이 바로 엔에프카파비이다.

대부분의 세포에서 NF-κB 단백 이합체는 NF-κB 활성화를 억제하는 IκB(억제자, inhibitor κB) 단백과 결합해 세포질 내에서 비활성화 상태로 존재한다. NF-κB 단백과 IκB 단백의 결합은 NF-κB 단백에 존재하는 RHD(Rel homology domain)에 의해 일어난다. RHD는 NF-κB 단백질들이 공통적으로 가지고 있는 유사영역(Rel-homology domain)으로 이합체 형성, 특정 DNA와의 결합, IκB 단백과의 반응에 관여한다. IκB 단백의 종류로는 IκBα, IκBβ, IκBγ가 있다.

NF-κB의 활성화 경로는 NF-κB 단백 이합체가 억제 단백과 세포질에서 분리, 핵막을 통과해 핵내로 이동하여 목표 유전자와 결합한 이후 면역반응처럼 세포 신호의 중추적인 역할을 한다.

현재까지 밝혀진 NF-κB의 활성화 경로로는 전형적 NF-κB 활성화 경로, 부수적 NF-κB 활성화 경로 2가지가 있다. 이 중 전형적 활성화 경로는 선천면역(Innate immunity)에 관여하고, 부수적 활성화 경로는 적응면역(Adaptive immunity)에 관여하는 것으로 알려져 있다.

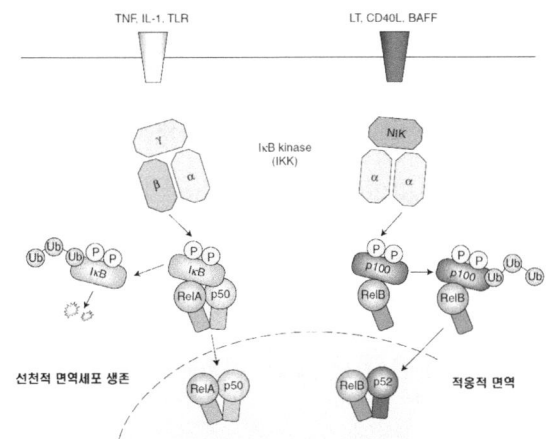

〈그림 17〉 전형적 경로와 부수적 NF-κB 경로
The Nuclear Factor NF-κB Pathway in Inflammation

전형적 경로는 TLRs와 TNFa 그리고 IL-1 같은 염증성 사이토카인들이 RelA을 활성화시켜 염증세포 발현, 세포 생존을 조절한다. 부수적 경로에서는 림프독소(lymphotoxin LT b), CD40L, BAFF, 그리고 RANKL로 활성화되지만 TNFa로는 활성화되지 않는다. 이들은 RelB/p52 복합체를 활성화시켜 임파구를 만들고 B세포를 활성화시킨다.

선천면역의 주요 기능은 대식세포, 과립세포, 수상돌기세포 등 면역세포들이 감염 부위에서 만들어진 친염증성 케모카인(proinflammatory chemokine)으로 인해 몰려들어서 병원균을 제거한다. NF-κ

B는 이러한 선천적 면역세포들을 활성화시키고 생존을 도와 병원균을 제거한다. 이뿐만 아니라 1차로 선천면역계에 의해 완전히 제거되지 못한 병원균들은 대식세포, 특히 수상돌기 세포가 비장(Spleen)이나 림프절에 존재하는 T세포, B세포들에 정보를 주어 세포가 림프조직으로 이동하는 데 부수적 NF-κB 활성화 경로가 관여한다. 이렇게 외부 병원체 침입에 지대한 공헌을 하는 NF-κB가 암세포 생존에도 도움을 준다는 것이 밝혀졌다.

아무리 좋은 것도 넘치면 좋지 않다. 염색체 이상을 일으키는 사람 T세포 백혈병바이러스(Human T-cell leukemia virus(HTLV)-1)은 직접적으로 IKK 복합체와 반응해 NF-κB의 활성도를 높이고, 에프스타인-바바이러스(EBV)는 NF-κB의 DNA 결합을 늘려 전사 활성도를 증가시킨다. DNA가 파괴되어 염색체의 재배열이 일어난 종양세포들은 NF-κB의 활성도가 높아진다.

이로 인해 세포자살를 억제하는 Bcl-2 혹은 c-IAP유전자들의 발현을 늘리고, 종양세포에 대한 세포자살를 억제시킨다. 이것이 종양세포의 생존에 매우 중요한 역할을 한다. NF-κB가 활성화된 암의 경우 항암제에 잘 반응하지 않는 것으로 알려져 있는데, 암줄기세포가 만들어지기 때문이다. NF-κB의 활성화로 혈관내피세포 성장인자(VEGF), 콕스-2(COX-2), 바이러스 등의 감염으로도 증가되는 유도형 일산화질소 생성효소(inducible NO synthase; iNOS)를 통해 혈관을 증식시키며, 금속단백 분해효소(Matrix metalloproteinase), 플라스미노겐 부활체(Plasminogen Activator), 헤파린분해효소(Heparinase) 등을 통하여 종양의 침윤과 전이에 관여한다.

또한 NF-κB는 염증과 면역반응의 신호전달물질뿐만 아니라 세포증식, 세포자살, 세포주기에 관계된 중요한 물질들을 증가시킨다. 이러한 NF-κB 활성화 경로에 조절장애가 발생하면 세포증식, 생존에 관계된 유전자와 혈관 형성, 전이에 관계된 유전자의 조절에 관여해 활성화된 NF-κB는 세포자살 억제, 증식을 자극하고 세포 이동과 침습(invasion)을 촉진시킨다.

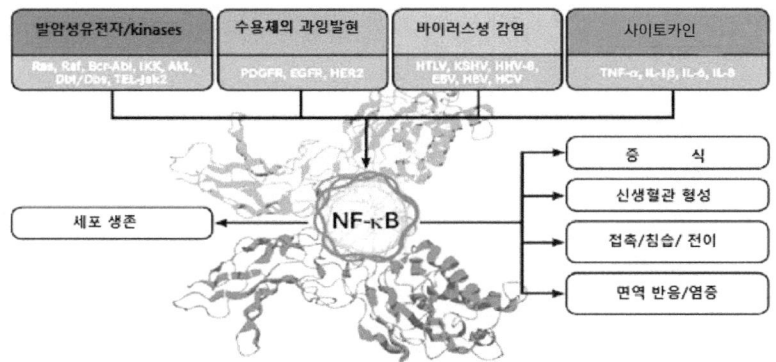

〈그림 18〉 www.onclive.com
Nuclear factor-κB activation: from bench to bedside.
Exp Biol Med. 2008; 233(1): 21-31.

NF-κB가 발암과 관련이 있다는 것은 놀라운 일이 아니다. 놀라운 것은 NF-κB 유전자에서의 돌연변이는 희귀해 림프악성종양(Lymphoid Malignancies) 등에만 존재하며, 대부분의 모든 암세포에서는 활성화된 NF-κB가 관찰된다.

이러한 현상을 설명하기 위한 여러 가지 견해들이 있다. 이들 중에는 NF-κB의 상위 신호경로(upstream signaling pathways)의 돌연변이성 활성화(Mutational activation)로 부분적으로 유도된다는 견해가 있다. 이런 돌연변이는 암에서 종종 나타난다.

최근 또 다른 견해로는 NF-κB가 암과 만성염증 사이를 연결하는 중요한 고리라는 견해이다. 미세환경(Micro environment)에서 염증성 신호들(Inflammatory signals)이 발암성 NF-κB의 활성화를 유도한다. 계속 활성화된 NF-κB는 TNFα와 같은 염증성 매개자(Inflammatory mediators) 합성을 촉진한다. 염증성 매개자들은 암세포의 성장을 자극해 암성 표현형(Malignant phenotype)을 향상시킨다. 염증과 암과의 관련성은 뒤에서 더 이야기하기로 한다.

재발과 전이가 없는 근본적인 암치료는 암줄기세포를 없애는 것인데, 암줄기세포 생성에도 NF-κB가 관여한다. NF-κB 활성화를 선택적으로 억제하는 치료제가 나온다면 암 자체의 성장을 억제하고 전이를 막는 동시에 방사선, 항암제의 치료효과를 높일 수 있을 것으로 보고 활발한 연구가 진행 중이다. 이미 천연물에서 NF-κB 활성도를 억제하는 물질들이 밝혀지고 있어 이에 대한 연구가 계속되고 있다

염증

2000년 전 그리스 의사 글라우디스 갈레누스(Claudius Galenus)는 암과 염증과의 유사성을 관찰했고, 1863년 현대 병리학의 창시자인 루돌프 피르호(Rudolf Virchow)가 염증과 암과의 관련성을 언급했다. 암 부위에 다수의 백혈구가 생기는 것을 발견하고 염증이 생기면 백혈구도 많아진다는 것을 인식, 암과 염증의 관계에 가장 먼저 주목했

다. 그의 가설은 무려 120년이 지나 입증됐다. 이 과정에서 상처를 치유하는 염증 메커니즘과 종양세포 생성 프로세스가 놀라울 정도로 흡사하다는 것을 알게 됐다.

1940년대에 페이턴 라우스(Peyton Rous)와 아이작 베네블럼(Isaac Berenblum)은 타르 혹은 파두유(croton oil)를 반복적으로 피부에 사용해 병리학적으로 암 시작(Tumor initiation)과는 다른 종양 촉진(Tumor promotion) 과정을 밝혔다.

야마기사와의 초기 연구에서는 만성 위궤양이 위암의 주요 원인이라는 가설을 제시하였다. 그는 1911년, 암에 관하여 자극 이론(irritation theory of cancer)을 제시하였다.

이로부터 70년이 지난 후, 호주의 박사는 배리 마셜(Barry J. Marshall)과 로빈 워런(J. Robin Warren)은 헬리코박터(Helicobacter pylori)균을 발견, 이 균이 위염과 위궤양의 발생 원인이 된다는 것을 규명한 공로로 2005년 노벨의학상을 수상했다. 헬리코박터균에 감염되면 위암 발생위험도가 2~4배 높아진다.

이러한 연구들이 염증과 암과의 관련성을 제시하고 있지만, 이후에 나타난 핵심적인 관련성은 전사인자(Transcription factor)인 NF-κB가 관련되어 있다는 것이다. 염증은 선천적인 면역으로, 모든 다세포 동물에서 관찰되는 기본적인 방어반응이다. 다세포 생명의 출현으로, 천천히 성장하는 유기체들은 빠르게 성장하는 병원체를 방어하고, 유전적으로 다른 동종 유기체들의 융합을 막기 위한 새로운 수단이 필요해졌다. NF-κB 없이도 염증이 유도되기도 하지만, 생리적으로는 매우 드물다. NF-*κ*B는 염증 유지와 증폭뿐만 아니라 염증이 더 이상 필요하지 않을 때도 필요하다.

선천적 면역계는 병원체와 외부 이물질 탐지에 적합하여 면역효과자(Immune Effectors)를 생산 혹은 분비해 이들 외부물질과 작용하여 제거한다. 급성염증 반응은 병원체를 없애는 면역반응의 일종으로 항상 나쁜 것은 아니지만, 만성염증반응은 항상 나쁘다고 할 수 있다.

염증이 발생되면 활성산소들이 염증과 상피세포(Epithelial cells)에서 발생된다. 급성염증 반응일 때는 활성산소가 병원균을 제거하지만, 지속적으로 존재하는 활성산소들은 오히려 핵산, 단백질, 지질과 같은 다양한 세포 구성원소들을 손상시킨다. 활성산소들이 유전자들을 산화시켜 돌연변이를 만드는 것이다. 산화된 DNA는 합성될 때 잘못된 짝을 이루게 된다. 일반적으로 활성산소는 주기세포를 자극해 조직재생에 도움을 주지만, 만성염증으로 지속적으로 생산되는 활성산소는 암 재발과 항암제 내성, 전이와 관련된 암줄기세포에 영향을 준다.

만성염증은 발암의 모든 과정에 영향을 준다. 즉 암을 발생시키는 초기 유전적 변화부터 주위 조직에 영향을 받아 종양을 형성하고 전이를 하기까지의 모든 과정에 염증은 가장 중요한 영향을 주는 인자이다. 원래는 숙주를 지키기 위한 면역반응으로 발생된 만성염증이 면역반응으로부터 암세포를 지켜주기까지 한다.

2004년 미국 엠디앤더슨 암연구센터(M. D. Anderson Cancer Center)의 로버트 바스 주니어(Robert Bass Jr.) 박사팀은 암유전자 중

하나인 RAS가 염증에서 중요한 역할을 한다는 것을 알아냈다. 최근에는 이 RAS가 이중적인 역할을 한다는 것도 밝혔다. 암유전자로 작용하는 RAS, RET, BRAF, SRC, 그리고 MYC는 암뿐만 아니라 염증에서도 중요한 역할을 한다. 이 유전자들은 세포 내 염증경로뿐 아니라 세포 밖에서도 활성화되어, 항종양 작용을 하는 면역세포의 방어기전을 방해하는 환경을 만들기 위해 염증 세포를 끌어모아 작용하도록 한다.

암과 관련된 염증의 분자적 기전

염증이나 혹은 암유전자가 활성화되면 암세포 내에서 주요한 전염성 전사인자들(proinflammatory transcription factors 예를 들어 NF-κB, STAT3 혹은 HIF1α)이 활성화된다. 활성화된 전사인자들은 염증성 효소들(cyclo-oxygenase-2; COX-2)은 물론 주요 사이토카인과 케모카인(TNFα와 IL-6 같은) 발현을 매개로 하여, 복잡한 종양 미세환경(Tumour microenvironment)과 다양한 염증성 반응 연결망(Network of Inflammatory Responses)을 형성한다. 대식세포, 수지상세포(Dendritic Cells), 마스트 세포(Mast Cells), 그리고 T세포는 케모카인에 의해 집결, 암세포에 유리하도록 면역반응을 조절해 종양 형성을 돕는다.

만성염증은 암세포를 만들고, 형성된 암세포는 염증을 이용해 주위 환경을 자신이 생존하게 좋은 환경으로 바꿔 무한증식과 전이를 하게 된다.

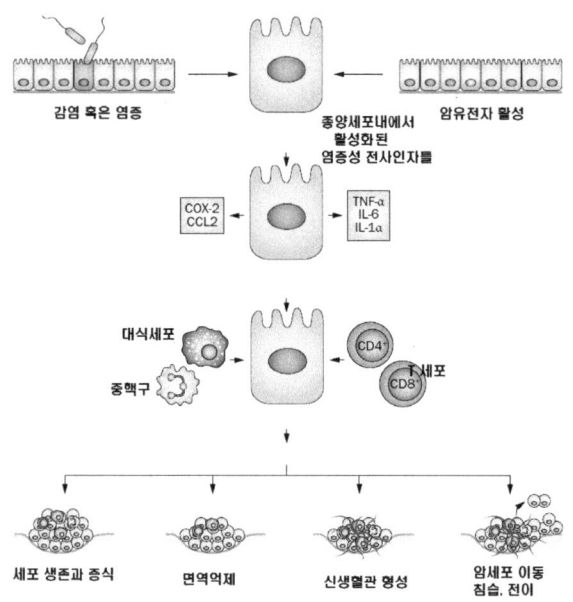

〈그림 19〉 감염 등으로 인한 염증이 발생해 암유전자가 활성화되면
세포 생존과 증식으로 암세포 형성, 전이를 하게 된다.
Nature 454, 436-444(2008).2

    면역력이 약해 감염으로 인한 염증이 만성화되면, 만성염증이 만든 주위 환경은 암세포 증식과 전이에 도움을 주는 것이다.
    다시 단세포와 다세포 사이의 전쟁에 대해 이야기해 보자. 숙주의 입장에서 보면 다세포인 숙주는 다세포 생물이 되면서 각 세포의 이기적인 행동을 통제하는 제어 장치를 발전시켜 왔다. 가장 단순한 다세포인 해면동물까지도 적절한 세포 수를 유지하기 위한 장치를 발전시켜 왔다.
    세포 분열과 생존은 성장요소 자극, 기저막 접촉과 다른 세포와의 접촉, 그리고 적절한 혈액 공급을 포함하는 다양한 사회적 신호로 조절한다. 엄격한 세포 수 조절은 적절한 조직 작용에 필수적이다. 다세포 생물이 나타남과 동시에 부적절한 신호로 복제가 이루어지는 것을 막는 강력한 종양억제 기전(Tumor suppressive mechanisms)을 발전시켜 왔다. 즉 다세포 생물체들의 진화에서 부적절한 세포 분열을 제한하는 새로운 암억제유전자 작용 획득이 필수적이었다. 다세포 생물 출현으로 원래 자유롭게 무한정 증식할 수 있는 발암적 요소를 억제하는 암억제유전자들이 나타난 것은 당연한 결과이다.

만약 이들이 없었다면, 다세포 생물은 존재할 수 없고 EKSWL 단세포 자신들의 증식만을 위한 이기적인 단세포 생물체만이 지구에 존재할 것이다. 단세포인 바이러스는 숙주의 증식제한 기전을 풀고, 숙주세포가 다시 단세포적 성질을 띠게 만들어 무제한 증식하도록 한다.

때문에 암치료에서는 이러한 점을 이용, 단세포에서 다세포로 진화하면서 이들을 통제하는 기전을 회복시킬 수 있다.

태아 발생에서도 유사한 과정을 겪는다. 정자와 난자가 수정되어 단세포를 이룬 배아세포는 다세포로 무한정 증식을 하게 된다. 이때도 태아는 배아세포가 무한정 증식하도록 허용하지 않는다. 세포들이 증식하는 기전을 철저히 조절해 자신에게 꼭 필요한 기관만을 만들게 한다. 박테리아나 바이러스 유전자들이 숙주세포에 기생하면서 자신들만 번식하는 것은 아니다. 숙주세포들까지 제어 없는 증식을 하도록 만든다. 그렇다고 바이러스가 질병만 일으키는 것은 아니다. 바이러스 등의 유전자가 숙주에 삽입하면서 숙주 진화에 상당한 기여를 해왔기 때문이다. 바이러스가 인류의 적인 동시에 인류의 진화에 기여한 것이다. 인은 바이러스와 세균과의 투쟁과 공존 속에서 유전적 다양성을 갖추게 되었다. 유전적 다양성으로 생존력이 강해졌고, 질병 저항력도 높아져 거대 집단을 형성할 수 있었던 것으로 보인다.

이러한 바이러스 침입의 이점에도 불구하고 다세포 생물들의 생존에 치명성을 주자, 숙주 생물체들도 바이러스의 공격에 당하지만은 않고 자신의 유전자에 바이러스 유전자가 삽입되는 것을 방지하거나 혹은 삽입되어도 적절한 발현을 하지 못하도록 후생적인 기전을 발전시켜 왔다. 예를 들어 유전자에 메틸기를 붙이는 작업이 그것이다.

03 후성유전학과 메틸화

> 우리나라 정상세포와 비교해 암세포의 후성적인 차이는 특정 지역의 프로모터 부분이 고메틸화되어 있고, 전체적인 유전체는 저메틸화되어 있다. 프로모터 부분, 즉 암억제유전자 프로모터 부분이 메틸화되어 있으면 암을 억제하는 유전자가 발현되지 못하고, 다른 저메틸화된 유전자들은 매우 불안정해진다. 실제로 암세포를 후성적으로 분석해 보면 비정상적인 메틸화가 발견된다. 이러한 비정상적인 후성성이 부적절한 발현을 유도해 암을 발생시킨다.

후성적이란 말은 무엇을 의미하는가?

20세기 후반부터 발전된 암유전학 분야는 생명과학의 눈부신 발전으로 다양한 실험방법을 통해 암의 원인이 되는 유전자를 밝혀내고 있다. 암을 정복하고자 하는 인간들의 생존 본능은 세포 신호학을 비롯한 생명공학이 나날이 발전하는 계기가 되었다.

실제로 1971년 12월 23일, 닉슨 대통령이 '암과의 전쟁'을 선포한 후 생명공학이 비약적으로 발전했다. 물론 그 전쟁에서 아직까지 승리하지는 못하였지만 말이다.

한 사람에게 있는 모든 세포의 DNA는 동일하지만 세포의 기능과 현상은 그 세포가 생산하는 단백질에 달려 있다. 다시 말해 어떤 유전자가 발현(Expression)되는가에 따라 결정된다. '발현'은 유전자가 단백질을 만드는 것을 말한다. 유전자들이 제 역할과 기능을 잘 수행해야 우리 몸은 정상적인 기능을 발휘, 생명을 유지할 수 있다.

유전자의 발현이 아주 작은 부분이라도 변화되거나 결실되면 그로 인해 각종 질환과 기형, 심한 경우 사망까지 초래할 수 있다. 상당수의 질환은 유전자의 이상에 의해 발생하는 것이다. 돌연변이는 질병 발생의 직접적인 원인이 되며, 이를 질병진단에도 이용한다.

유전자 이상 중 가장 많은 형태는 유전자의 염기서열에 변화가 오는 돌연변이(Mutation)로 알려져 있다. 병적인 돌연변이일 수도 있고, 때로는 단순한 개인별 차이(Polymorphism)일 수도 있다.

인간은 각 개인별로 DNA의 염기서열에 차이가 있다. 수 백개의 염기마다 하나의 확률로 차이가 나타나는데, 이를 단일염기다형성(Single Nucleotide Polymorphism; SNP) 이라고 한다.

SNP는 한의학에서 말하는 '체질' 같은 것으로 질병 발생 가능성이나 약물에 대한 반응 등에 있어 개인별 차이를 설명하는 데 도움이 된다. 현대의학에서도 실제로 SNP를 이용하고 있다. 후성유전학을 통해 특정 유전자에 돌연변이가 없어도, 그 유전자의 발현에 이상이 있으면 질병이 유발될 수 있다는 것을 증명할 수 있다.

인간의 모든 세포는 30억 쌍의 염기로 구성된 DNA를 유전 정보로 보관하고 있다. DNA는 아데닌(A), 구아닌(G), 시토신(C), 티민(T)으로 구성되어 있다.

이 DNA를 쭉 펴면 대략 2m 정도의 긴 길이가 된다. 눈에 보이지도 않을 만큼 아주 작은 세포 속에 2m 길이의 DNA를 보관하기 위해서 세포는 히스톤이라는 단백질을 활용한다. 수많은 히스톤 단백질을 실패로 삼아 실처럼 돌돌 감겨 응축된 상태로 DNA를 보관하는 것이다. 히스톤 단백질은 H1, H2, H2A, H2B, H3, H4 등의 하위 단백질로 구성됐다.

DNA의 어떤 부위는 팽팽하게 히스톤 단백질에 감기고, 또 어떤 부위는 느슨하게 감기면서 아주 조밀하게 뭉친 꾸러미 형태가 된다. 쉽게 말해 DNA는 수많은 히스톤 단백질을 세포 내에서, 그리고 그림에서는 보이지 않지만 외부에서도 감싸고 있는 셈이다.

DNA의 염기 중 시토신(C)에 하나의 탄소와 3개의 수소로 이루어진 '메틸기(CH3)'라는 꼬리표가 붙는 것을 DNA 메틸화(Methylation)라고 부른다. DNA 메틸화는 후성유전학의 핵심 연구분야이다. 후성유전학에서는 DNA 유전정보 이외에 유전자의 발현에 영향을 주는 요인들을 연구한다.

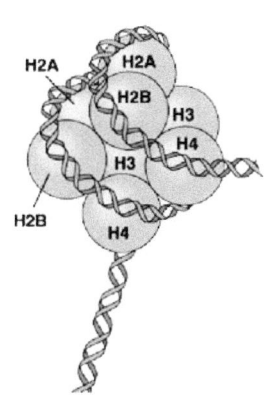

DNA에 메틸화가 일어나면 유전자의 염기서열에는 변함이 없지만 특정 유전자의 발현이 억제되거나 촉진되면서 생명현상

이 다르게 나타난다.

이 메틸화 현상이 DNA에만 발생하는 것이 아니라, DNA를 감싸고 있는 단백질인 히스톤에도 메틸화가 일어난다. DNA 메틸화가 유전자 발현을 조절하는 것처럼 히스톤 메틸화도 유전자의 발현을 조절한다. 이 중 H3 단백질의 4번째 라이신(Lys, 아미노산의 일종)의 메틸화는 유전자의 발현을 유도하고, H3의 27번째 라이신의 메틸화는 유전자의 억제를 유도하는 것으로 알려져 있다.

DNA 전사(DNA에서 RNA를 만드는 것으로, RNA에서 단백질이 합성된다)를 조절하는 프로모터(Promoter) 자리는 시토신(C)과 구아닌(G)이 많아 CpG 염기 부위라고 한다. P는 인산(Phosphate)을 말한다. 이 부분에 메틸이 붙어 버리면 다른 신호 물질이 붙지 못해 앞의 유전자를 단백질로 만들지 못한다. DNA의 유전정보가 단백질로 발현되기 위해서는 DNA에 특정 효소가 달라붙어야 한다. DNA 메틸화 또는 히스톤 메틸화는 이 특정 효소가 달라붙기 어렵거나 쉬운 모양으로 DNA-히스톤 감기 패턴을 조절한다. 이런 방식으로 메틸화는 유전자 발현에 영향을 미친다.

쉽게 말해 메틸화의 영향으로 암유전자 정보를 갖고 있어도 암이 생기지 않을 수 있다. DNA가 똑같은 쌍둥이라도 자라면서 서로 다른 형질을 나타내는 것도 이런 이유에서다.

세포 내에서 단백질이 합성되면 이 단백질은 접히고 구부러지는 과정을 거쳐 3차원 구조를 띠게 된다. 이후 메틸기, 인산기, 아세틸기 등 특정 화학기가 달라붙는 번역 후 조정 과정이 일어난다. 단백질은 번역 후 조정 과정까지 거쳐야 비로소 세포 내에서 제대로 된 기능을 할 수 있다. 때문에 세포 내에서 단백질의 번역 후 조정 과정은 자연스러운 현상이다. 단백질에 인산기가 달라붙는 인산화 과정은 세포 내 신호전달 체계에서 핵심과정이다. 단백질에 인산기가 붙어야 다음 단계로 신호를 전달할 수 있다.

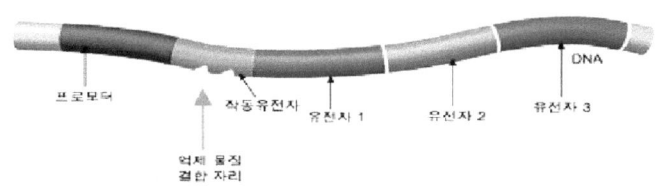

〈그림 20〉 대표적인 예가 유전자 전사 조절부위의 CpG염기 부위 중 시토신(C)에 메킬기가 붙는 것(Promotor Methylation)으로 이 경우 그 유전자는 발현이 차단된다. 이처럼 염기 서열에 변화가 없이 단백질 발현이 변환되는 것을 후성유전적 변화(Epigenetic Change)라고 하며 암세포에서 암억제유전자가 차단되는 중요한 기전이다.

바이러스가 유도하는 세포성 변형(암세포)은 주로 숙주세포의 후성적 기전(Epigenetic Machinery)을 변화시키는 암유발바이러스 단백질(Oncoviral Proteins) 때문이다.

암유발바이러스(Oncoviruses)가 악성종양을 유발하기 위해 후성적인 조절을 하는 과정은 암 발생에 필수적인 과정으로, 이 과정을 암 치료에 이용할 수 있다.

정상세포와 암세포의 후성적 상태는 완전히 다르다. 암세포들은 DNA 메틸화(Methylation), 히스톤 변형을 포함하는 다양한 후성적 변환들이 수반된다. DNA 프로모터 자리(Promoter Regions)에서 DNA 과메틸화(Hypermethylation)가 암을 억제시키는 유전자를 작동하지 못하게 하고, 프로모트 외 global DNA가 저메틸화(Hypo-methylation) 되어 있으면 염색체 불안정성(Chromosomal instability)을 띠게 된다.

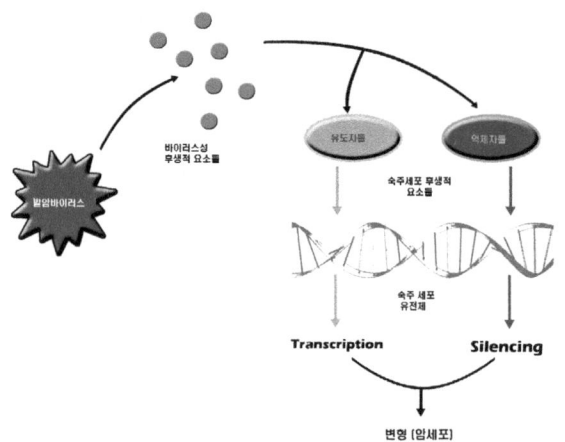

〈그림 21〉 바이러스는 후생적으로 숙주세포들의
증식 능력을 조절해 발암을 유도할 수 있다.
Epigenetic Pathways of Oncogenic Viruses:
Therapeutic Promises

이러한 과메틸화와 저메틸화는 암세포에서 자주 발견된다. 저메틸화가 되어 유전적으로 불안정해진다는 것은 메틸화가 유전자를 보호한다는 뜻이다. 일반적인 부위에 메틸화가 되어 있으면 유전자가 주위 환경 영향을 적게 받는다. 다시 말해 바이러스 등 유해 물질이 들어오더라도 유전자 주위를 메틸이라는 차단벽을 치고 있으면 유전자가 손상되기 어렵다. 즉 프로모터 같이 유전자 조절위치가 아닌 일반적 위치(Global)의 유전자에 메틸기가 붙으면 유전자를 감싸 외부 위험요소에서 유전자를 보호할 수 있다.

후성적인 변화로 인해 암세포화

정상세포와 비교해 암세포의 후성적인 차이는 특정 지역의 프로모터 부분이 고메틸화되어 있고, 전체적인 유전체는 저메틸화되어 있다. 프로모터 부분, 즉 암억제유전자 프로모터 부분이 메틸화되어 있으면 암을 억제하는 유전자가 발현되지 못하고, 다른 저메틸화된 유전자들은 매우 불안정해진다. 실제로 암세포를 후성적으로 분석해 보면 비정상적인 메틸화가 발견된다. 이러한 비정상적인 후성성이 부적절한 발현을 유도해 암을 발생시킨다. 2010년에 〈네이처〉에 발표된 바이러스의 후진 계획(Viruses's backup plan)에서는 바이러스와 숙주세포와의 생존을 위한 치열한 경쟁에서 후성적인 현상을 설명하고 있다.

암을 발생시키는 일부 아데노바이러스는 암억제유전자이기도 한 p53을 작용하지 못하게 한다. p53은 빠르게 번식하는 세포들이 분열되지 못하도록 세포주기를 차단하므로, 바이러스의 입장에서 보면 이 유전자를 작동하지 못하는 데 자신들의 운명이 걸려 있다.

이들 바이러스는 우선 E1A라는 단백질을 만들어 세포들이 빠르게 증식하도록 하는 E2F1이 작용하게 한다. 설명한 것처럼 무한정 세포 번식을 하는 것은 단세포의 특성으로, 다세포로 진화하면서 다세포 생물체들은 단세포 자신만을 생각하는 이기적인 특징을 강력하게 규제하는 프로그램을 발달시켜 왔다.

다세포생물은 현대 암억제유전자로 활동하는 레티노블라스토마(Retinoblastoma; Rb)를 활성화시켜 위험한 E2F1을 꽉 잡아 작동하지 못하게 한다. 그러나 레트로바이러스는 자신들의 이익을 위해 E1A 를 만들어 Rb와 결합하도록 하고, E2F1 단백질이 자유롭게 행동하도록 한다. 이 E2F1 단백질은 ARF 단백질을 활성화시켜 p53을 파괴하는 MDM2 단백질을 만들고, E1B-55K라는 단백질을 만들어 p53을 파괴한다.

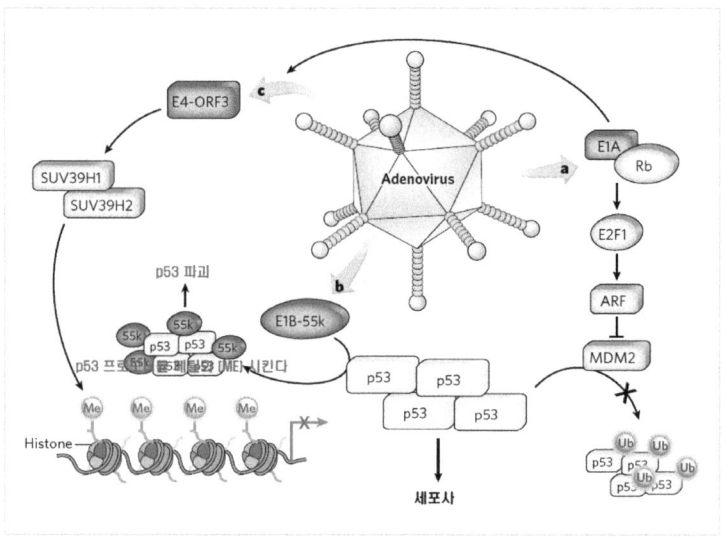

〈그림 22〉 p53을 억제하는 메커니즘
Viruses' backup plan
Nature. 2010 Aug 26; 466(7310):1054-5

그러나 p53은 빠르게 증식하려는 레트로바이러스에게는 너무나 위험한 단백질이다. 이것을 극복하기 위해 레트로바이러스는 후생적 조절을 이용한 방식을 다시 만들어 낸다. E4-ORF3 단백질을 만들어 근본적으로 p53 단백질을 만들지 못하도록 p53 유전자에 메틸기를 붙여 완전히 봉쇄해 버린다. 이는 단세포인 바이러스와 다세포인 숙주와의 전쟁에서 극히 일부이고, 암과의 전쟁도 다세포가 잘 살 수 있도록 좋은 환경을 만들어 주지 못한 단세포들의 반란인 것이다.

'사람의 운명은 타고난다'는 유전학에 대한 깊은 관심은 인간게놈 프로젝트를 진행시켰다. 1990년에 시작된 이 프로젝트는 2003년에 완료되었다. 연구 결과 인간 유전자는 모두 약 25,000개 정도로 이것은 과학자들이 예상한 것보다 매우 적은 것이다. 이 프로젝트가 끝난 후 예상보다 적은 인간 유전자에 대한 기능과 조절에 관심을 가지게 되었다.

2000년대 들어 '후성유전학'이라는 새로운 분야가 나타나면서 유전학의 패러다임이 바뀌게 되었다. 후성유전학(Epigenetics)은 외부의 환경적 요인들로 인해 유전자를 읽는 스위치가 영향을 받아 세포·생리적으로 다양한 표현을 나타낸다. 즉 같은 유전자에서 만들어지는 단백질에 차이가 나타난다.

후성유전학의 등장으로 잘못 되면 조상 탓으로 돌리던 유전적 관점에서 환경 요인도 매우 중요한 것으로 보게 되었다. 세포의 운명, 나아가 사람의 운명은 유전만의 탓이 아니라 유전과 환경은, 후성유전학을 통해 서로 영향을 주고받는 관계라는 것이다. 이는 우리가 DNA 염기서열에 유전적 요소가 각인돼 있다는 체념적 운명론을 버리고 환경을 개선함으로써 유전자도 발현 조절을 통해 개선시킬 수 있다는 희망을 안겨줬다.

미국의 배우 안젤리나 졸리는 유방암 유전자로 인해 미리 절제수술을 선택해 화제가 됐다. 선천적인 유전자로 고민하던 사람들은 후성유전학의 발달로 환경을 개선함으로써 고민거리인 나쁜 유전자를 조절할 수 있게 될 날이 올 것이다. 다만 환경 개선은 저절로 이뤄지는 게 아니라 우리가 끊임없이 노력해야 가능한 것이다.

2005년, 워싱턴주립대 마이클 스키너 교수는 임신시킨 쥐에 화합물을 주입한 뒤 태어난 수컷 새끼는 대부분 고환이 비정상이고 허약하며 숫자도 적었다. 이렇게 태어난 새끼들끼리 교배했더니, 놀랍게도 다시 태어난 수컷 새끼들의 90% 이상에서 생식계에 비슷한 이상을 보였다. 물론 이 쥐들은 환경호르몬에 노출된 적이 없었다. 할머니 쥐가 새끼를 임신했을 때 잠깐 노출된 게 전부였다. 스키너 박사팀은 유명 과학학술지 〈사이언스〉 2005년 6월 3일자에 이 결과를 발표했다.

역시 세계적인 과학학술지인 〈네이처〉 2014년 3월호에서는 '아버지의 죄(The Sins of the Father)'라는 제목으로, 부계를 통해 유전되는 후성유전학에 대한 연구 결과들을 소개했다.

예를 들어 같은 해 1월 〈네이처 신경과학〉은 특정 자극에 대한 공포가 후성유전학적으로 유전된다는 연구 결과를 싣고 있다. 수컷 생쥐를 아세토페논(Acetophenone)이라는 아몬드 냄새가 나는 물질에 노출시킨 뒤, 발에 충격을 주는 실험을 반복하면 생쥐는 아세토페논 냄새만 맡아도 공포반응을 보였다. 이 수컷 생쥐와 이런 학습을 한 적이 없는 암컷 생쥐를 교배해 나온 새끼 대부분도 아세토페논에 민감한 반응을 보였다. 그리고 이 새끼의 새끼 역시 마찬가지였다.

연구자들은 세 세대에 걸친 생쥐들을 해부한 결과, 아세토페논에 민감한 뉴런이 있는 부분이 평균보다 크다는 사실을 발견했다. 이들 생쥐에서는 아세톤페논과 결합하는 후각수용체의 유전자인 Olfr151이 많이 발현돼 있었다. 즉 아세토페논이 수컷 생쥐의 정자 게놈에서 Olfr151 부근의 화학적 변이(메틸화 감소)를 일으켜 유전자 발현이 더 잘 되도록 하고, 이 구조변이가 후세에서도 유지됐다.

스키너 교수는 "오늘날 서양에 만연한 비만과 당뇨병 등 대사질환을 생활습관이나 식단의 변화로만 설명하기는 어렵다"면서 "과거 DDT나 다이옥신, 비스페놀A 같은 화학물질에 과다하게 노출된 적이 있는 인류가 이런 질환에 취약하게 후성유전학적으로 변이가 일어난 게 또 다른 원인일 수 있다"고 주장했다.

최근 눈에 띄게 늘고 있는 불임 역시 결혼시기가 늦어진 것만으로는 설명하기 어려운 현상이다. 하지만 후성유전학을 적용하면 잘 맞아 떨어진다. 과거 후생적으로 조절에 관여하는 물질에 자신 또는 부모들이 노출되었을 확률이 높다.

스키너 교수의 실험처럼 후성유전학이란 용어에도 불구하고 후생유전은 유전될 수 있다. 후성유전학에 따르면 DNA 염기서열이 변하지 않아도 특정 형질이 나타나거나 발현되지 않을 수 있다. 또한 특정한 세대에 출현한 형질이 2~3세대 정도 대를 이어 유전될 수 있다.

이는 획득한 형질이 유전된다는 라마르크의 주장과 비슷하다. 후성유전학 연구가 시작되면서 비슷한 주장을 했던 라마르크의 이름이 다시 언급되고 있다. 찰스 다윈이 '종의 기원'을 발표하면서 진화론에 묻혀 한탄 속에 눈을 감았던 라마르크가 다시 부활한 것이다.

후성유전은 형태나 행동에서 어떤 특성이 바뀌었음에도 관련 유전자의 DNA 염기서열은 전혀 변화가 없는 현상을 설명하는 이론이다. 즉 DNA 염기분자나 DNA 가닥을 감싸고 있는 실패 같은 단백질인 히스톤 분자의 표면에 화학적 변형이 일어나고, 유전자의 발현 패턴이 바뀌면서 일어나는 변이다. 후성유전학이라는 말은 이런 변이가 유전됨(세포 또는 개체 차원에서)을 뜻한다. 이러한 메커니즘 의 하나가 DNA 메틸화와 히스톤 변형(histone modification)이다.

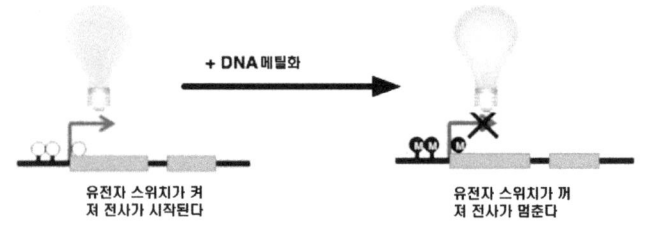

〈그림 23〉 유전자 스위치가 켜지면 전사가 시작된다.

지금 음주를 즐기거나 흡연을 즐기는 것이 단지 자신의 몸을 망치는 것만이 아니라 자손들에게까지 전달될 수 있다. 물론 수명이 늘어난 이유도 있지만 암 발생이 증가하는 것을 후생학적으로 설명할 수 있을 것이다.

수 천, 수 억 년 동안 진화하면서 인류는 외부 환경에서 자신들을 보호할 수 있도록 방어 기전을 발전시켜 왔다. 갑자기 발달된 문명으로 인해 예전에 없던 새로운 물질들이 인공적으로 만들어지면서, 새로운 환경에 당황한 인체는 후생적인 변화를 감당할 수가 없게 됐다.

암환자들의 생명을 단축하는 습관 중의 하나가 움직이지 않고 침대에 누워 있는 것이라고 한다. 물론 생리적인 모든 기능이 나빠진 상태에서 움직이는 것은 대단한 고통이다. 그러나 미국 암협회에서는 환자들에게 움직일 수 없는 경우 침대에서라도 가벼운 스트레칭이라도 하기를 권고한다. 원시 시대부터 인간은 몸을 움직여 먹을 것을 구하며 생존했다. 메틸기가 붙는 화학적인 후성적 변화뿐 아니라 생활 속의 후성적 변화, 즉 너무 편안한 생활은 암환자에게는 독과 마찬가지다.

04 만암의 근원이 되는 암줄기세포

> 초기 배아발생과 종양발생 사이의 더 큰 차이는 암세포들은 암유전자들(Oncogenes)의 활성과 암억제유전자들(Tumour Suppressor Genes)의 불활성화로 유전적 불안정성이 나타난다. 이와 달리 배아세포 발생에서 필수적인 줄기성(Stemness) 유지와 암유전자와 암억제유전자들의 엄격한 시·공간적 조절이 유지된다.
> 이러한 이유로 배아세포조절 유전자 연구가 새로운 암치료의 목표가 되고 있다. 최근 연구로는 암세포 주위 환경의 영향으로 후성적인 변화가 발생, 조절 기능이 상실될 수 있다는 내용이 나오고 있다. 특히 암세포와 그 환경은 상호 정보를 주고받아 암세포가 살기에 좋은 환경, 즉 암세포가 생존하기 좋은 환경을 만들기 위해 애쓴다.

줄기세포는 체내 어떤 형태의 세포도 될 수 있는 모세포(Mother Cells)들이다. 자신과 같은 줄기세포를 만들면서 다른 형태로 발전할 수 있는 세포로 분열되는 것이 줄기세포의 특징이다. 뇌, 근육, 피부, 뼈, 혈액 등 다양한 형태로 줄기세포들로 분화될 수 있다.

'분화'란 구체적으로 세포가 작용할 수 있는 능력을 가지게 되는 최종적인 세포로 변형되는 것으로, 여러 종류가 있다.

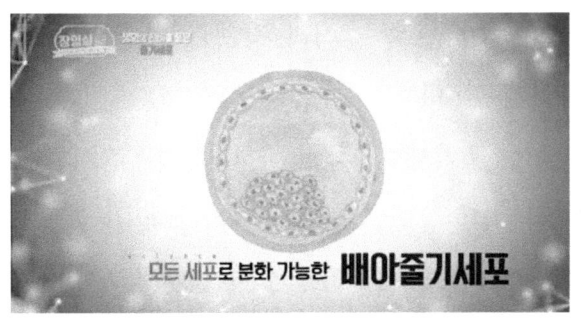

〈그림 24〉 배아줄기세포는 모든 세포를 만들 수 있다.

정자와 난자가 만나 만들어지는 배아줄기세포는 체내 어떤 형태의 세포도 될 수 있는 모세포들이다. 자신과 같은 줄기세포를 만들면서 다른 형태로 발전할 수 있는 세포로 분열되는 것이 줄기세포의 특징이다. 뇌, 근육, 피부, 뼈, 혈액 등 다양한 형태로 줄기세포들로 분화될 수 있다.

혈액은 혈액줄기세포, 뼈는 뼈줄기세포, 근육은 근육줄기세포에서 만들어진다. 이러한 혈액줄기세포, 뼈줄기세포, 근육줄기세포를 성체줄기세포라고 한다.

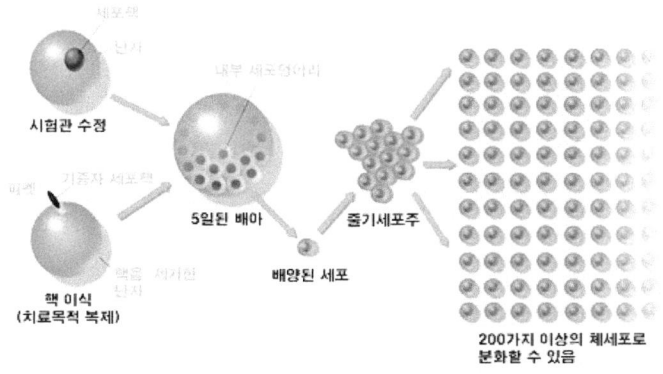

〈그림 25〉 줄기세포들은 그 분화도에 따라
각기 만들 수 있는 세포들의 수가 줄어든다.

〈그림 25〉의 줄기세포주는 머리, 장기 등 어떤 형태로도 분화될 수 있는 배아줄기세포이다.

성인이 되어도 줄기세포는 존재한다. 각 부분의 특정 지역에 존재하는데, 그 부분이 손상되면 재생에 관여한다. 간에는 간줄기세포가 존재해 간절제술 등으로 일부가 손상되면 그 부분이 재생된다.

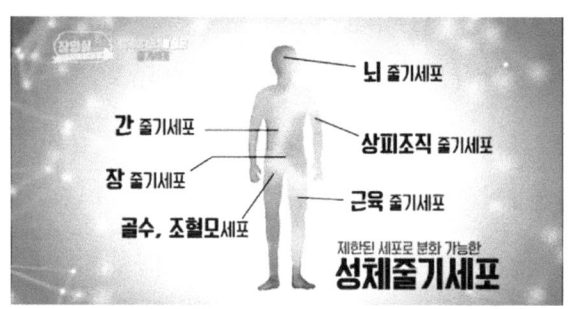

〈그림 26〉 줄기세포는 각 부분의 특정 지역에 존재하는데,
그 부분이 손상되면 재생에 관여한다.

암줄기세포에 대해 알고 치료방향을 정하라

암세포 중 악성도가 높은 일부의 암세포가 암의 성장을 주도한다는 가설에서 암줄기세포(Cancer Stem Cell)가 제시되었다. 최초로 백혈병에서 암줄기세포 분리에 성공, 그 후 고형암에서도 분리되었다. 암줄기세포가 암세포 계층 구조의 최상위를 구성, 유전적으로 다양한 계층 구조가 종양 내부에 존재해 서로 경쟁하는 것도 밝혀졌다.

암줄기세포에 대해 잘 이해하면 암의 재발, 전이의 복잡하고 역동적인 과정을 잘 알고 치료의 방향을 정할 수 있다.

줄기세포는 이미 1937년 푸르트(Furth) 등에 의해 최초로 존재 가능성이 보고되었으나, 1997년이 되어서야 보네트(Bonnet)와 딕(Dick)이 급성골수구성백혈병에서 존재가 명확히 입증됐다. 이후 뇌종양(2004년), 대장암(2007년) 등 고형암 암세포주들에서도 암줄기세포의 존재가 차례로 밝혀졌다. 암줄기세포가 대부분의 암에서 발견된 것은 불과 10년이 되지 않는다. 하지만 현재 암치료의 방향이 암줄기세포를 목표로 하고 있으므로, 암 극복에 얼마나 중요한지 알 수 있다.

인체의 각 조직에는 줄기세포가 존재해 장기를 유지시킨다. 정상조직에서 감염이나 손상 등에 의해 세포가 손실되는 경우 줄기세포가 분열해 재생에 도움을 준다. 암조직에서도 1% 정도의 암줄기세포가 존재해 암의 전이와 재발에 중요한 역할을 한다.

암줄기세포는 암의 발생과정 중 특정 세포에서 유전자 변이가 초래돼 줄기세포처럼 무한히 분열증식하고, 다양한 표현형을 가진 암세포를 끊임없이 만들어내는 능력을 가진 세포이다.

학계에서는 암줄기세포를 특이적으로 치료할 수 있는 표적치료제가 개발되면, 기존 항암제로 치료가 불가능한 암환자도 효과적으로 치료하고 암의 완치를 기대할 수 있을 것으로 보고 있다. 최근 관련 분야를 중심으로 많은 관심의 대상이 되고 있다.

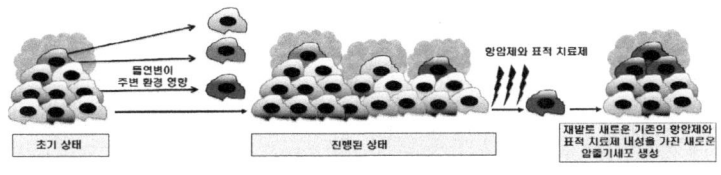

〈그림 27〉 돌연변이 등으로 암줄기세포가 만들어진다.

그러나 항암치료 혹은 표적치료로 대부분의 종양세포가 제거된 후에도, 소수의 암줄기세포는 살아남아 증식하고, 재발한 종양은 주 구성성분이나 성격이 크게 달라진다. 유전적으로 서로 다른 암줄기세포 클론들은 서로 경쟁한다. 그 결과 자가분열(Self Renewal)능력이 강한 클론이 선택되고 분화능은 소실된다. 결국 암이 진행되면서 자가분열능력이 강한 암줄기세포가 경쟁에서 이기고, 대부분의 암줄기세포를 형성해 더 악성으로 진행된다.

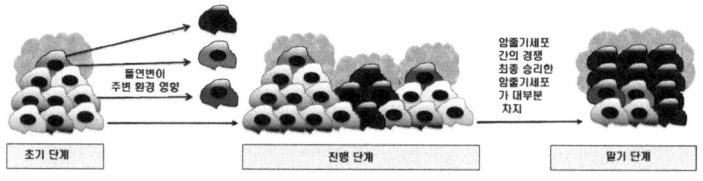

〈그림 28〉 돌연변이와 환경 등으로 암줄기세포들도 분화 능력과 자가재생 능력에 다른 다양한 암줄기세포를 형성한다.

암줄기세포의 바이오마커는 한 가지로 정해져 있는 것이 아니라 암의 병기마다 변할 수 있다. 암이 진행되면서 구성 세포들의 성격이 달라지기 때문이다. 때문에 암줄기세포 바이오마커들은 특정 종양의 병기에서만 유효하므로, 진행 병기마다 검증되어야 한다.

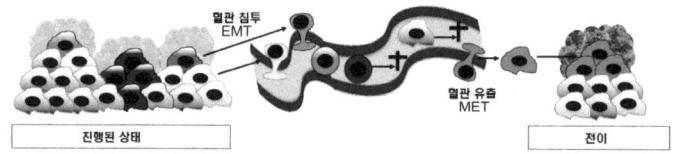

〈그림 29〉 파종(dissemination)으로 다른 위치로
암이 전이될 때 암줄기세포들은 성질이 변한다.
The evolving concept of cancer and metastasis stem cells
stem cells J Cell Biol 2012; 198:281-293.

즉 암줄기세포들은 암세포들이 성장, 전이하면서 진화해 각 상황에 맞게 변이된다. 항암제에 노출된 후에도 생존한 암줄기세포들은 항암제에 내성을 갖게 되고, 간에서 폐로 전이된 폐암세포들은 간암세포와는 또 다른 표식자와 행태를 보인다는 것이다. 이처럼 암줄기세포는 암이 진행되면서 다양하게 변한다.

최초의 암줄기세포는 어떻게 만들어질까? 여러 가지 가설이 있는데, 대부분 인정받고 있으므로 암줄기세포 생성에 다양한 경로가 있다는 의미이다.

줄기세포 돌연변이

발달 중인 줄기세포에서 돌연변이가 발생, 많은 자손들에게 돌연변이를 유전시키기 위해 재생산된다. 이렇게 생성된 딸세포는 종양이 되기 쉽고, 암성 돌연변이가 될 가능성을 증가시킨다.

성체줄기세포

피부나 장처럼 세포교체율이 높은 조직과 관련이 있다. 이 조직에서 대부분의 다른 성체줄기세포와 달리 빈번한 세포분열과 긴 수명 때문에 암줄기세포 기원가설에 후보가 된다. 성체줄기세포의 돌연변이가 축적되는 이상 환경을 만드는 것이다. 즉 돌연변이가 되기 위해서는 상당한 시간 동안 생존하는 세포여야 하는데, 성체줄기세포들은 이러한 기간 동안 생존이 가능하기 때문이다.

역분화

돌연변이 세포의 역분화는 어떤 세포가 암줄기세포가 될 수 있을지 그 가능성을 제시하면서 일반 세포가 줄기세포와 같은 특성을 가질 수도 있는 것을 제시한다. 정상 줄기세포는 자가재생(Self-Renew) 능력을 가지고 있어, 간세포(Progenitor Cells)를 거쳐 성숙한 조직들로 분화하고 증식한다. 암줄기세포는 줄기세포 혹은 간세포들의 돌연변이를 통해 혹은 분화된 세포들이 역분화를 거쳐 만들어지고, 원발성 암을 형성한다. 암줄기세포도 정상 줄기세포와 같이 자가재생 능력이 있고, 이질적인 암세포를 형성한다.

이러한 원인 중 하나가 단세포, 즉 박테리아나 바이러스에 의한 역분화이다.

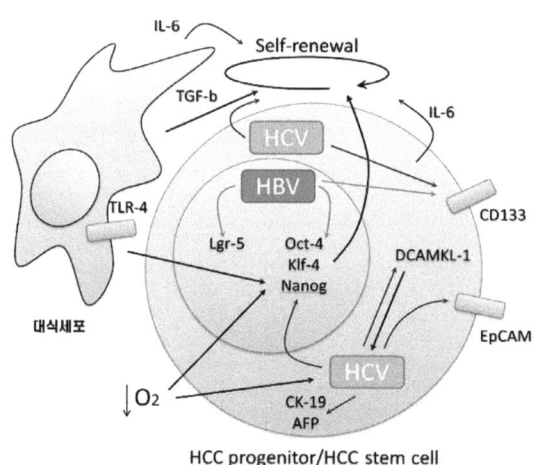

〈그림 30〉 B형·C형 간염바이러스들은 숙주세포들의 면역세포를 이용해 암줄기세포로 변형시킬 수 있다.

우리나라에서 많이 발생하고 있는 간암은 대부분 간염 바이러스에 의한 것이다. 그리스 데모크리토스대학(Democritus University of Thrace)의 Penelope Mavromara 교수는 B형과 C형 간염바이러스가 줄기세포의 주요 인자인 Oct-4, Klf-4, Nanog를 활성화시켜 암줄기세포 형성을 촉진한다고 주장하였다.

다시 말하면 암덩어리(Bulk Tumor)에 1% 미만으로 존재하는 암줄기세포는 무한 재생능력이 있고 항암제 내성, 전이, 재발에 깊이 관여한다. 스스로 니치(Niche) 즉 종양 주위의 미세환경(Tumor microenviroment)과 작용해 신생혈관을 만들고 전이와 재발에 중심적인 역할을 한다. 때문에 현대의 항암치료는 암줄기세포를 없애는 데 중점을 두고 있다.

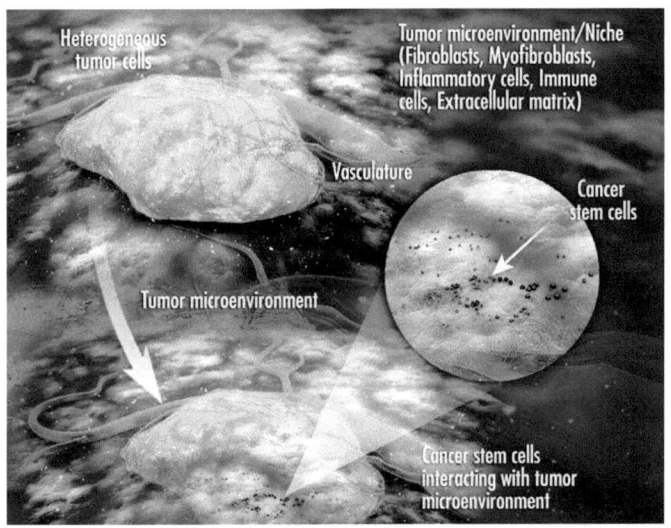

〈그림 31〉 종양미세환경과 암줄기세포의 상호작용
(Cancer and inflammation)
Cancer Stem cells: exploring the Roots of
Cancer BOSTON BIOMEDICAL

암줄기세포는 설명한 것처럼 성체줄기세포와 비슷한 성질을 가지고 있다. 단세포적 성질을 가지고 있는 암세포들은 단세포 생물처럼 시간이 지나도 죽지 않고 분열을 계속해 새로운 생명체로 다시 태어난다. 이는 최초로 태아가 단세포에서 다세포로 성장하기 위해 배아줄기세포를, 그리고 성인이 된 뒤에도 조직의 유지를 위해 성체 줄기세포를 가지고 있는 것과 같다. 이는 단세포적 성질을 가진 암세포가 암조직 유지를 위해 줄기세포의 성질을 이용하는 것이라고 할 수 있다.

태아 발생과 암세포의 놀라운 유사성

태아의 발생과정에서는 놀라울 정도로 세포분열이 정교하고 빠르다. 암세포의 분열속도도 빠르기는 하지만, 태아세포만큼 조절 기능이 정교하게 작동하지는 않는다. 단지 증식만 할 뿐이다. 세포 본래의 기능을 완벽하게 수행하기 위해 다양한 제어 장치를 가진 정상세포와 달리, 암세포는 단지 복제과정이 빠르기만 할 뿐이다.

물론 암세포에서도 다소 조절 기전이 있다. 단지 태아 발생처럼 정확하고 정교하게 조화된 세포 복제 기능은 못한다. 태아는 잘못된 유전자를 제어해 고치고, 고치지 못하면 죽음을 명령한다. 대부분의 태아가 발생과정에서 착상에 이르기 전에 죽는 것은 놀라운 일이 아니다.

태아는 단세포의 빠른 성장을 요구하지만, 다세포의 엄격한 통제를 받는다. 태아 발생과정에서 빠르게 증식하는 많은 유전적 기전은 성인이 된 후 발생하는 암세포들이 도용한다. 분열의 속도나 분열과정의 유사성에 비추어 볼 때 놀라운 일은 아니다. 발생과정에서 중배엽의 세포들이 분화돼 이동하는 과정에 이용되는 유전자들이 암세포의 전이과정에서 그대로 이용된다.

암세포가 후생적 기전을 변형시켜 필요한 유전자를 발현시키듯이, 정자와 난자가 만나 수정이 되면 후생적 변화를 거친다. 부모에게서 받은 유전자 한쌍을 가진 접합자(Zygote)가 착상을 할 때 메틸기가 제거되고, 태아 발생 때는 다시 메틸화 정소에서 메틸기가 제거되는 등 반복적인 현상이 발생되는 것은 원래 한 세포 내의 유전자에서 모든 세포로 분화될 수 있다는 것을 나타낸다. 즉 수정된 한 배아세포는 머리, 심장, 피부 등 모든 것으로 분화될 수 있다.

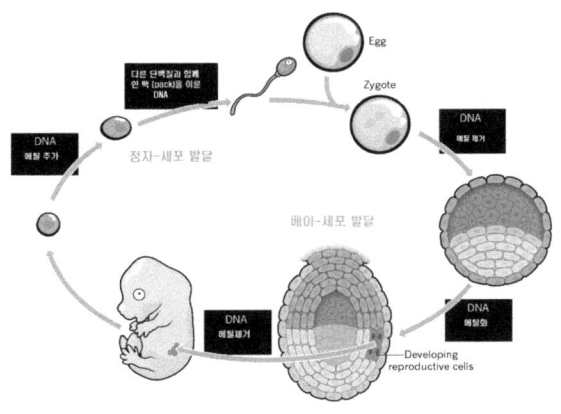

〈그림 32〉 후성적 성질은 여러 단계의 후생적 변환을 통해
다음 세대로 전달될 수 있다.
Nature. 2014 Mar 6 ; 507(7490):22-4.
Epigenetics:The sins of the father.

그러나 일단 자리를 잡으면 그곳에 속하는 세포만 만들 수 있다. 간에서는 간세포만, 장에서는 장세포만 만들어 내는 것이다. 이는 수정된 단세포에서는 자유롭게 분열이 가능하지만, 일단 다세포가 되면 다세포의 관리 통제를 받는다. 유전자의 변화 없이 후성적으로 단백질 발현을 조절할 수 있는 것이다. 이처럼 생물발생 과정에서 후성적 변화가 일어나 증식에 필요한 유전자가 발현되는 것과 암세포의 후성적 변화를 포함한 다양한 경로가 태아 발생과 비슷한다.

최근 발생 생물학의 발전으로, 초기 배아가 생물학적 생태와 분자적 근거에서 암 발생과 많은 유사성을 공유한다는 것이 밝혀지고 있다. 이로 인해 발생 생물학 연구가 더욱 촉진돼 암 진단과 치료에 새로운 방향(therapy target)를 설정할 수 있을 것이다.

1892년, 프랑스 생물학자인 로브스타인(Lobstein)과 레카미르(Recamier)가 최초로 암의 배아 발생 기원을 제시했다. 이후 1970년대에 피에르(Pierce) 박사는 "체내에서 지속적인 배아세포의 증식으로 보아 암세포와 배아세포는 유사성이 많고, 암은 발생생물학의 한 분야(Cancer, a developmental biology)"라고 제기해 넓은 범위에서의 발생생물학과 종양발생학의 관련성을 지적하였다.

미국 노스켈리포니아 대학 머레이(Murray MJ)교수는 1999년, 착상기간 동안 태반세포에 사용된 세포성 기전은 체내 침습(invade) 등 암세포가 확산되는 데 사용된다고 주장했다. 세포막 수용체로 작용하는 인테그린(Integrins)과 다른 세포접합분자들(Cell Adhesion Molecules), 세포외 기질(Extracellular Matrix), 기질금속단백질분해효소(Matrix Metalloproteinases) 모두가 자궁 내 복잡한 내분비(Endocrine), 자가분비(Autocrine) 그리고 근거리분비(Paracrine) 환경에 조절된다.

신생혈관 생성(Angiogenesis)은 착상과 암세포 확산(Cancer

Spread)의 공통적인 현상이다. 신생혈관이 만들어지는 동안, 내피세포들(Endothelial Cells) 또한 유사한 세포성 기전을 사용해 주위 기질(Matrix)을 용해시키고, 이동시켜 새로운 혈관을 형성한다. 이러한 침습적 형태를 조절하는 모체 기전을 잘 이용해 암 전이 형태를 이해할 수 있다고 주장했다.

후성적 기전에 관한 유사성을 다시 자세히 살펴보자. 배아 발생 초기와 암세포 생성 모두에서 탈메틸레이션 과정이 유도된다. 실제 실험에서 DNA 메틸분해효소가 암세포, 배아세포 모두에서 매우 높게 나타난다. 이외 배아세포와 암세포의 공통점은 탈메틸화로 레트로트랜스포존(Retrotransposons) 발현이 증가된다.

레트로트랜스포존은 전이성 인자(Transposable Element)의 하나로(다른 하나는 DNA 트랜스포존이다), 유전체 여기저기로 옮겨 다니는 DNA 조각이다. 또한 해당 부분이 복제된 DNA 조각이 게놈에 들어가기도 한다. 그 결과 한 게놈에 수백에서 심지어 수백만 카피가 존재하기도 한다. 수억 년에 걸친 진화과정 동안 이런 과정이 반복되면서 전이성 인자가 우리 게놈의 45%를 차지하고 있다.

인간게놈에서 유전자를 정보를 담고 있는 부분은 1.5%에 불과하다. 이 말은 실제로 단백질을 만들 수 있는 유전자는 전체 유전자 100개 중 1.5개에 불과하다는 것이다. 예전에는 단백질을 만들지 못하는 유전자들은 '쓰레기 유전자(Junk DNA)'라고 해서 쓸모없다고 생각했다. 그러나 이러한 난코딩(Non-coding)된 유전자들이 다른 유전자 발현을 조절하고, 환경에 따라서는 다시 발현될 수 있다. 이런 사실이 알려지면서 현재는 중요한 유전자로 대접받고 있다.

전이성 인자는 게놈의 안정성을 해치는 존재이므로(유전자나 발현조절 부위에 끼어들면 심각한 결과를 초래할 수 있다) 세포는 이러한 전이성 인자가 깨어나지 못하도록 여러 조치를 취한다. 먼저 후성유전학적 조치로 DNA 메틸화나 히스톤단백질 탈아세틸화로 이 인자의 발현을 억제하고, 설사 발현되더라도 전사체를 인식해 파괴하는 RNA간섭 시스템을 준비하고 있다.

그러나 노화로 인해 통제력이 떨어지면 전이성 인자가 깨어나 전이를 일으키고, 각종 질병을 유발한다는 최근 연구 결과도 있다. 즉 나이가 들어 생식력이 떨어지는 개체는 자연선택에 영향을 주지 않기 때문에 유전자의 운반체인 몸을 관리하는 시스템의 정교함이 급격히 떨어진다.

나이가 들면 시르트6(SIRT6)라는 유전자의 발현이 떨어지는데, 이 유전자는 유전자의 발현을 억제하는 히스톤 탈아세틸화효소를 암호화한다. 이 시르트6가 전이성 인자의 DNA 히스톤 복합체를 꽁꽁 묶어 발현을 억제시킨다는 사실이 밝혀졌다. 결국 나이가 들어 시르트6 발현이 줄면 이에 대한 억제력이 떨어지고, 그 결과 유전체의 불안정성이 커져 암으로 연결될 수도 있다.

후성학적 유사성 이외에 착상 전의 배아세포와 암세포의 유전적 발현의 유사성도 있다. 두 형태의 세포들은 분화된 세포들이 다시 미분화와 증식하는 줄기세포 형태를 띠는 디프로그램(Deprogramming)을 통해 줄기세포 상태로 증식, 잠재적으로 불멸의 침습(Invasive)을 꾀

한다. 이와 똑같이 배아세포에서와 같은 특히 디프로그램, 증식 그리고 미분화에 관련된 같은 유전자 세트가 암세포에서도 발현된다.

이러한 유전자 모두는 정상적인 체세포에서는 발현되지 않는다. 정상적인 체세포에서는 분화와 노화만이 나타난다. 이러한 예로 영국 런던 분자발생학 연구실의 몬크(Monk) 등은 2001년, 3가지의 새로운 배아유전자로 잘 알려진 OCT4 유전자가 사람의 암세포에는 발현되지만, 정상 체세포에서는 발현되지 않는 것을 발견하였다.

미국 테네시 주 성유다아동연구병원(St. Jude Children's Research Hospital)의 바우디노(Baudino) 박사팀은 2002년, 〈유전자와 발생(Genes & development)〉에 발표한 논문에서 암유전자인 c-myc가 배아줄기세포(Embryonic Stem(Es) Cells)와 난황세포(Yolk Sac Cells)에서 매우 높게 발현되고, 초기 배아 발생에 필수적이라고 보고했다. c-myc 결함이 있는 세포는 암세포가 잘 형성되지 않는다는 보고도 있다. 따라서 c-myc 발현과 그 작용은 배아 발생과 암형성에 필수적이다. 이외에도 c-met, c-fms, c-kit, fgf-2 그리고 src를 포함하는 다른 중요한 유전자들은 배아 발생과 암형성 시기에 모두 발현되지만, 정상적인 세포에서는 거의 발현되지 않는다.

태아종양 표식자(Oncofetal Biomarkers)

태아발생 시기에만 존재하는 단백질들이 암환자에서도 발견되어 태아종양단백질(Oncofetal Proteins)이라 부른다는 것은 잘 알려진 사실이다. 암세포에서 중요한 역할을 하는 이 단백질들은 다양한 암의 초기 진단, 치료 그리고 예후에서 일반적인 생체표시자(바이오마커)로 사용되고 있다.

현재 태아종양 단백질들은 주로 단백질(항원, Antigen), 당류(Carbohydrates), 지다당(Glycolipids) 그리고 호르몬 4가지로 나뉜다. 이들 중 암태아성 항원(Carcinoembryonic Antigen; CEA)이 주로 사용된다. 이외에도 다른 진단적 암태아표식자(Oncofetal Maker)인 알파페토단백질(α-fetoprotein), 평편세포 항원(Squamous Cell Antigen), 서바이빈(Survivin), 암항원 19-9(Cancer antigen 19-9), 전립선 특이적 항원(Prostate Specific Antigen), 조직 폴리펩타이드 특이적 항원(Tissue Polypeptide-Specific Antigen) 그리고 사람 융모성 생식선 자극호르몬(Human Chorionic Gonadotropin) 등이 있다.

암세포들도 종양태아세포와 같이 종양관련항원(Tumour Associated Antigens)을 생산해 면역세포의 공격에서 벗어날 수 있다. 주요 종양관련항원들로는 CEA, CA 228 그리고 CA 15로 임신 3분기(three trimesters) 동안 상승되는 것을 발견했다.

체코 마사리코바대학교(Masaryk University) 드브라크(Dvorak P) 교수팀은 2006년, FEBS Leters에 배아와 암줄기세포는 다양한 줄기성 마커(stemness markers)를 공유하며 자가재생(selfrenewal)과 분화를 유도하기 위해 유사한 분자적 기전과 신호경로를 이용한다고 발표했다. 이 중 섬유아세포 증식인자 2(fibroblast growth factor 2; FGF-2) 경로는 가장 중요한 사람 배아세포에서 자가재생 그리고 암줄기세포에서 암생성 조절자라고 밝혔다.

그는 이외에도 인간 융모성 고나도트로핀(human chorionic gonadotropin; HCG) 그리고 흉선자극호르몬(Thyroid-stimulating hormone; TSH)과 같은 일부 호르몬은 특별한 암세포와 초기 배아 발생에서도 생산된다는 것을 발견했다. 이처럼 초기 배아발생과 종양 생성 사이에서 발현되는 유사한 단백질은 초기 배아발생과 종양 생성 사이의 직접적인 연관성을 제시한다.

특히 암발생(Tumourigenesis)과 초기 배아발생 사이의 유사성에는 윈트(Wnt), 노치(Notch), 헷지호그(Hedgehog), FGF, BMP 등 여러 가지 신호가 관여한다. 세포 활성과 형태가 발생되는 데 필수적으로 요구되는 이 신호들은 암줄기세포와도 관련돼 있어 암발생과 깊이 연관되어 있다는 증거가 된다.

그러나 배아발생 신호와 암발생 신호가 완전히 일치할 수는 없다. 배아세포는 암세포와 달리 무한증식을 허용하지 않고 엄격한 조절 기능을 가지고 있다. 즉 종양발생에서 암줄기세포들은 정상 줄기세포에서의 초기 배아발생과 많은 특징을 공유한다.

하지만 정상 줄기세포의 자손들(Progenies)은 최종적으로 성숙한 세포들을 만들어 발생과정을 마치는 반면, 암줄기세포는 완전히 성숙되지 않은 일정하게 분열하는 자손세포를 만들어 암을 발생시킨다.

초기 배아발생과 종양발생 사이의 더 큰 차이는 암세포들은 암유전자들(Oncogenes)의 활성과 암억제유전자들(Tumour Suppressor Genes)의 불활성화로 유전적 불안정성이 나타난다. 이와 달리 배아세포 발생에서 필수적인 줄기성(Stemness) 유지와 암유전자와 암억제유전자들의 엄격한 시·공간적 조절이 유지된다.

이러한 이유로 배아세포조절 유전자 연구가 새로운 암치료 목표가 되고 있다. 최근 연구로는 암세포 주위 환경의 영향으로 후생적인 변화가 발생, 조절 기능이 상실될 수 있다는 내용이 나오고 있다. 특히 암세포와 그 환경은 상호 정보를 주고받아 암세포가 살기에 좋은 환경, 즉 암세포가 생존하기 좋은 환경을 만들기 위해 애쓴다.

기존의 암치료는 빠르게 증식하는 세포들을 파괴하는 항암제, 특정 신호경로를 차단하는 표적치료를 해왔으나, 자주 나타나는 내성으로 인해 한계점에 이르렀다.

《숨결이 바람 될 때》라는 책을 보면 스탠퍼드의대 신경외과 레지던트 폴 칼라니티의 폐암 투병기를 담고 있다. 서른여섯의 폴은 영문학, 철학석사 과정을 거쳐 의과대학에 진학한 후 레지던트 마지막 해를 보내고 있었다. 바로 이때 생각지 못했던 병마, 폐암 4기 판정을 받는다. 그는 미국 최고의 폐암 전문의에게 최신 표적치료제로 치료를 받았지만 내성으로 인해 사망한다. 표적치료제의 한계를 잘 보여주는 예이다.

때문에 이제는 암세포와 주위 환경 사이의 관계를 이용해 암세포 환경을 암이 생존하기 힘든 상태, 즉 건강한 상태로 개선하는 치료로 방향을 전환하고자 하는 연구들이 시작되고 있다. 예전에 우리 조상들이 몸 전체의 균형을 잡아 튼튼한 체질을 만들고 여러 가지 질병들을 치료하고자 하는 것과 같은 원리이다.

암줄기세포와 그 환경 사이의 상호작용

암줄기세포들은 자가재생을 할 수 있는 전이성 암세포들이다. 이들의 가소성과 휴지기성(Dormancy)은 치료 저항성과 관련이 있다. 암줄기세포들은 원상태를 유지하는 것이 아니라 환경에 따라 잘 변화한다. 또한 필요할 때에 분열하기에 약물 저항성이 강하다.

중간엽줄기세포(Mesenchymal Stem Cells; MSCs)는 조혈줄기세포와 함께 골수 내에 존재하는 줄기세포이다. 배양 시 증식력이 탁월하고 적절한 배양환경이 주어지면 신경세포, 혈관내피세포, 뼈세포, 연골세포 등 다양한 계통의 세포로 분화하는 다분화의 특성을 지니고 있다. 지속적인 염증으로 인해 중간엽줄기세포들은 변형이 일어나 암을 형성하려는 경향이 있다. 암세포들의 환경에는 정상적인 세포들도 악성종양으로 바꿀 수 있는 수많은 요인들을 가지고 있다.

CXCL12(백혈구를 활성화시키는 사이토카인), 인터루킨 6(IL6), 그리고 IL8를 분비하는 중간엽줄기세포는 지속적인 염증으로 인해 NF-kB를 향상시켜 암세포의 줄기성(Cancer cell stemness)를 촉진하는 반면, 암줄기세포는 IL6를 배출해 더 많은 MSCs를 끌어들인다. MSCs도 길항작용(Antagonist)을 하는 Gremlin 1을 생산해 미분화상태(Undifferentiated State)를 촉진시킨다. 또한 주위의 암세포들은 IL4를 생산해, 종양괴사인자(Tumor necrosis factor; TNF)를 생산해 NF-kB 신호경로들을 향상시켜 종양미세환경(TME)을 촉진시키는 TH2를 축적시킨다.

면역체계에서 대해 말하자면, 외부의 바이러스나 박테리아 등 우리 몸에 병을 일으키는 물질들이 체내에 침입하면 이를 방어하기 위해 골수에서 만들어진 임파구 일부가 흉선에서 T세포가 된다. 흉선의 T세포는 킬러 T세포, 헬퍼 T세포, 억제 T세포로 나눌 수 있다. 말 그대로 헬퍼 T세포는 면역반응을 돕고, 억제 T세포는 면역반응을 억제, 킬러 T세포는 암과 바이러스 등을 제거한다.

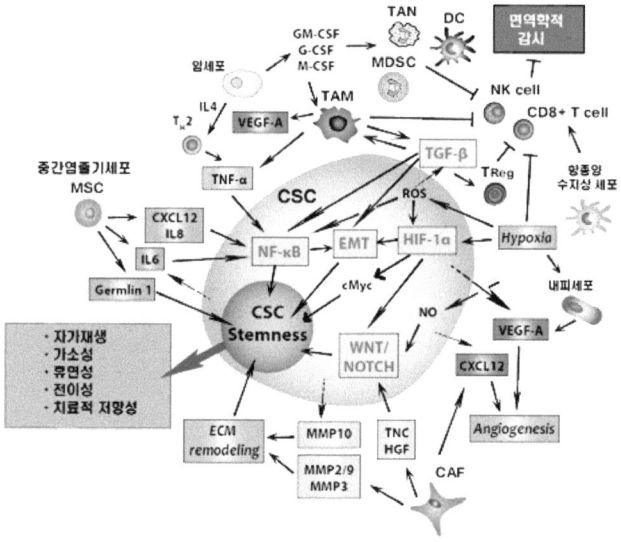

〈그림 33〉 암줄기세포와 환경 사이의 분자적·세포적 작용
The Cancer Stem Cell Niche: How Essential Is the Niche in Regulating Stemness of Tumor Cells.

후천적 면역에서는 두 경로의 면역반응이 있다. 세포 내에서 발생하거나 기생하는 암세포나 바이러스 등을 없애는 세포성 면역반응과 세포외 혈액 등에 존재하는 미생물 등을 없애는 체액성 면역반응이 그것이다. Helper-1, Helper-2 T세포는 원래 Helper-0 T세포에서 분화된 것이다. 대개 세포성 면역반응은 Helper-1 T세포가, 체액성 면역반응은 Helper-2 T세포가 작용한다.

체내로 박테리아가 들어오면 대식세포가 식작용을 한 뒤 세포 내에서 분해, 항원을 제공하는 단백질과 결합해 세포 표면으로 이동하는 것을 '항원제시'라고 한다. Helper-0 T세포가 항원을 인지한 뒤 Helper-1, 혹은 Helper-2 T세포로 분화된다. Helper-1 T세포로 분화되기 위해서는 IL-12 등이, Helper-2 T세포로 분화되기 위해서는 IL-4 등이 필요하다. 암세포에서는 Helper-1 T세포가 많이 필요하며, 과량의 Helper-2 T세포가 존재하면 염증 환경이 조성돼 오히려 암세포에게 위험하다. 이러한 염증성 환경은 암세포에서 NF-kB를 다시 활성화시켜 암줄기세포를 만들도록 돕는다. 암세포들이 이 환경을 조성한다.

이러한 미세환경에서 암세포들은 대식세포증식자극인자(Macrophage colony-stimulating factor; M-CSF), 과립구 대식세포 콜로니 자극인자(Granulocyte macrophage colony-stimulating factor; GM-CSF), 그리고 과립구집락자극인자(Granulocyte Colony stimulating factor; G-CSF)를 생산해 종양연관대식세포들(Tumor-associated macrophages; TAMs), 미분화 골수성 세포(Myeloid-derived suppressor cells; MDSCs), 종양연관중성구(Tumor-associated neutrophils; TANs), 그리고 수지상세포(Dendritic cell; DC)의 확장(expansion)을 유도한다.

특히 암세포는 대식세포를 조정해 종양과 관련된 대식세포(TAM)를 만들고, 이 대식세포가 TNFa와 TGF-b를 생산해 NF-kB와 연관돼 또는 TGF-b와 연관돼 내배엽 세포에서 중간엽세포로 전이(Epithelial-

Mesenchymal Transition; EMT)를 촉진해 암줄기세포의 가소성을 향상시킨다. EMT 경로가 촉진되면 접착되었던 세포들이 분리되어 나오면서 이동이 촉진된다. TGF-b도 직접적으로 NF-kB 신호경로와 상호작용해 암세포의 줄기성을 더 향상시킨다.

이외에도 TAMs이 생산한 TGF-b는 억제 T세포(regulatory T cells; Treg cells)을 축적한다. TAM, TReg, 그리고 저산소적 환경(Hypoxic Environment)은 대식세포의 식작용(Macrophage Phagocytosis)는 물론 T세포 독성(CD8+ T cell)과 NK세포 독성 억제를 통해 면역감시(Immunosurveillance)를 억제시킨다. T세포가 유도하는 종양억제(T-cell-mediated tumor rejection)에 필수적인 항종양자극 수지상세포들(anti-tumor stimulatory DCs subset)은 결국 종양 주위에서 멀어지게 된다.

더욱이 저산소로 인해 증가되는 ROS는 TGF-b 신호경로를 통해 세포 생존을 촉진시키고 EMT를 유도한다. 저산소(hypoxia)와 활성산소(ROS) 모두 암줄기세포들을 유도해 HIF-1a를 발현시켜 직접적으로 EMT를 촉진시킨다.

hypoxia도 c-Myc 발현을 증가시켜 줄기성을 향상시킨다. Hypoxia는 TGF-b WNT 신호경로를 통해 미분화 상태(undifferentiated state)를 촉진시킴으로써 암세포 줄기성을 촉진시킨다. CSCs와 암과 관련된 섬유아세포(cancer-associated fibroblasts; CAFs)는 CXCL12를 생산해 신생혈관 생성(angiogenesis)를 촉진시키고, 저산소는 암줄기세포와 내피세포(endothelial cells; ECs)를 변형시켜 혈관내피증식인자(vascular endothelial growth factor; VEGF)를 생산함으로써 많은 신생혈관을 유도한다. 내피세포들은(ECs) 직접적으로 세포 사이의 접촉 또는 노치(NOTCH) 신호경로를 통한 일산화질소(nitric oxide; NO) 생산으로 암줄기세포의 자가재생을 촉진시킨다.

암과 관련된 섬유아세포는 테나신 C(tenascin C; TNC)와 간세포성장인자(hepatocyte growth factor; HGF)를 생산해 암줄기세포 유지를 위한 윈트(WNT)와 노치(NOTCH) 신호를 향상시킨다. 테나신 C는 세포외 기질에 존재하는 세포접착성 당단백질의 일종으로, 각종 암조직의 세포외 기질과 태아의 기관 형성에서 많이 나타난다.

암과 관련된 섬유아세포도 암줄기세포가 생산하는 MMP10과 함께 MMP2, 3, 그리고 9을 생산한다. 이러한 기질금속 단백질 분해효소(Matrix metalloproteinases; MMPs)는 세포외 기질(Extracellular Matrix; ECM) 분해와 리모델링을 촉진해, 세포외 기질(EMT)과 암줄기세포의 상태를 향상시킨다.

암세포들에서 생산되는 풍부한 성장인자들(growth factors)은 암세포 주변에 있는 정상적인 세포들에 영향을 미친다. 즉 암세포들은 주위의 환경을 자신들에게 유리하게 만들어 성장, 전이한다.

세포들은 홀로 존재하지만 끊임없이 주변 세포들과 교신한다. 이때 세포들은 사이토카인이라는 물질을 분비해 서로 연락을 주고받는다. 사이토카인은 평소 세포를 수리하고 외부물질을 없애는 데 필요한 정보들을 준다. 또한 수리를 못할 정도의 세포라면 자살을 하게 만든다. 다세포 생물들의 생존을 위해 항상 정보를 주고받게 된다. 그러나 단세포 성질이 강해지면 사이토카인들은 각 세포들의 생존과 무한증식만을 하도록 하고, 다세포 생존을 위한 조절 과정은 하지 않는다.

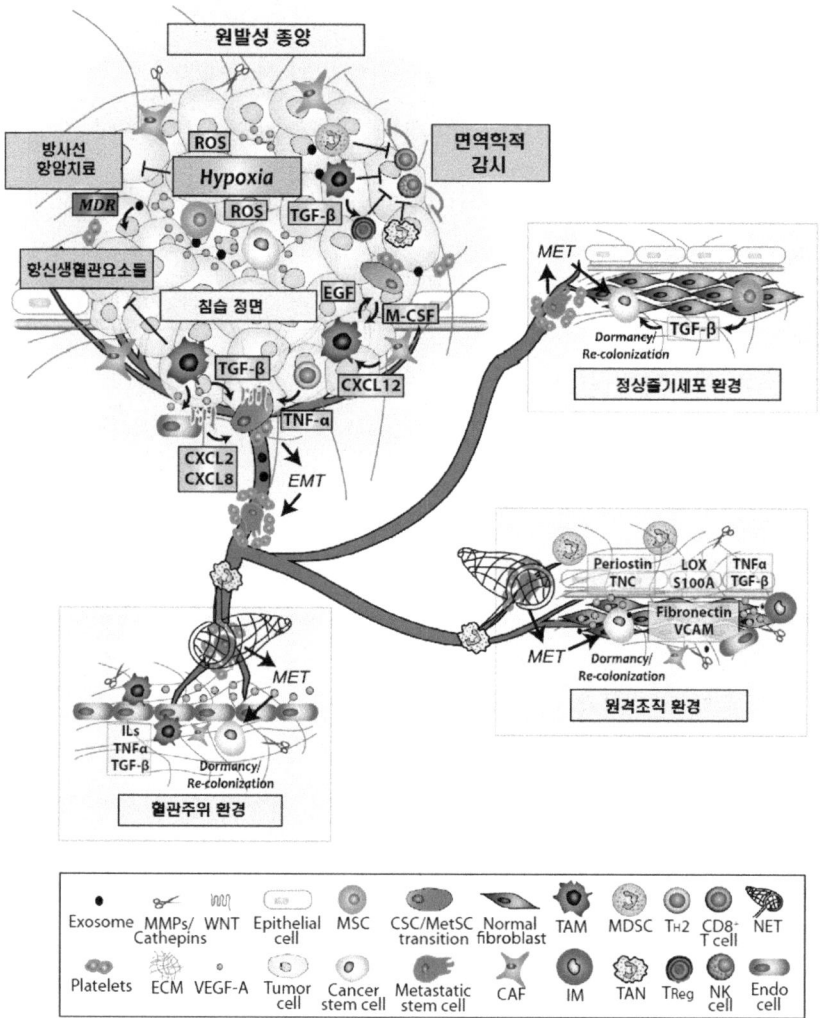

〈그림 34〉 원발성 종양에서 암줄기세포 환경의 역할
The Cancer Stem Cell Niche:
How Essential Is the Niche in Regulating Stemness of Tumor Cells

원발성 종양과 그 전이에서 암줄기세포의 환경

원발성 종양(Primary Tumor)에서는 정상적인 혈관형성이 어렵고, 필요한 산소가 적절히 공급되지 못해 암덩어리에서 저산소(Hypoxia) 현상이 발생하며, 활성산소(ROS)가 증가된다. 저산소와 활성산소 모두 암줄기세포의 신호경로를 향상시켜 암세포 생존을 돕고 암세포의 줄기성을 유지하게 한다.

이와 동시에 중간엽줄기세포(MSCs)와 암줄기세포(CSCs)는 혈관생성인자(Angiogenic Factors)를 생산해 신생혈관 형성(Angiogenesis)을 자극한다. 정상세포보다 증식능력이 뛰어난 종양세포들은 더 많은 신생혈관을 만들고 이를 통해 영양을 공급받아 종양세포가 증가하게 된다.

원발성 종양에서는 다양한 케모카인과 사이토카인이 방출돼 MDSCs, TAMs, 그리고 TANs을 소집한다. 이러한 전-종양성(pro-tumorigenic), 전-전이성 세포들(pro-metastatic cells)은 NK세포들과 CD8+ T세포들의 세포독성 작용들을 억제시켜 면역학적감시(immunosurveillance)를 억제한다.

종양관련대식세포들(TAMs)은 T억제세포들(Treg cells)을 축적해 T세포들의 세포독성(T cell cytotoxicity)을 더 약화시킨다. TAMs, CAFs, 새롭게 생산된 혈관들과 다른 기질세포들(stromal cells)은 암세포들이 침습하는 정면(invasive front)에 축적되며, 또 그곳에서 CAFs가 대식세포증식자극인자(Macrophage colony stimulating factor; M-CSF)를 방출해 종양과 관련된 대식세포의 신생혈관 형성 전의 스위치(TAMs' pro-angiogenic switch)를 켠다.

종양관련대식세포들은 신생혈관을 억제하는 요소(antiangiogenic factor)들이 발생되는 것을 억제하고, 혈관내피증식인자 A (vascular endothelial growth factor A; VEGF-A)와 WNT를 방출해 신생혈관 형성을 촉진한다.

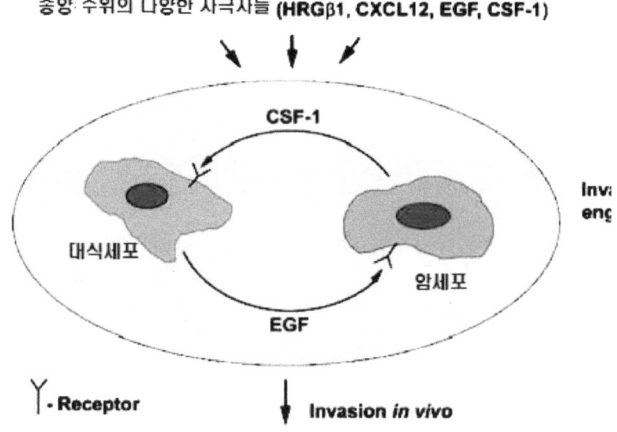

〈그림 35〉 암 형성에 도움을 주는 자극인자들
The EGF/CSF-1 Paracrine Invasion Loop Can Be
Triggered by Heregulin B1 and CXCL12

암과 관련된 섬유아세포에서 유도된 CXCL12(기질세포에서 유도되는 인자 1(Stromal cell-derived factor 1; SDF1)로도 알려져 있다)는 EGF-M-CSF 루프(loop)를 시작시켜 암세포가 종양관련 대식세포(TAMs)를 자극, M-CSF를 방출시켜 EGF를 생산한다. 반면 암줄기세포에 있는 활성화된 표피성장인자(Epidermal Growth Factor Receptor; EGF) 수용체는 암세포들의 침략성(invasiveness)을 증가시킨다. CXCL12는 배아발생 과정 동안, 골수에서 혈액세포들이(hematopoietic cells) 이동하는 것과 대혈관(large blood vessels)이 형성되는 것을 유도한다. 또한 CXCL12는 암 발생과 신생혈관 형성에도 중요한 역할을 해서 암의 진행, 전이와 관련돼 있다.

혈소판(platelets)과 접촉한 암줄기세포들은 EMT를 통해 전이성 줄기세포(Metastatic Stem Cells; MetSC)가 된다. 침략 전면(invasive front)에서도 WNT, NOTCH, TNF-a, TGF-b, 그리고 다른 사이토카인들이 종양기질(Tumor stroma)에서 방출돼 전이성 줄기세포(MetSCs)의 생존을 돕는다.

그동안 TAMs과 암줄기세포들은 엑소좀(exosomes)과 여러 요소들(factors)를 방출해 도달하는 암세포 생존에 적합한 전-전이성 환경(pre-metastatic niches)를 만든다. 엑소좀도 종양세포들에서 다재약재내성(Multidrug Resistance; MDR)을 촉진시킨다. 엑소좀은 두 층의 막으로 이루어진 작은 소체로, 여기에는 DNA와 RNA 그리고 단백질이 존재한다. 이들은 응고, 세포 사이의 신호 전달, 세포의 폐기물 관리와 같은 전문 기능을 수행한다. 또 질병 특이적 핵산과 단백질을 만들어 체액으로 방출하는 것으로 알려져 있다. 때문에 엑소좀도 질병의 지표로 치료 접근 방법을 위한 연구 대상이다.

혈관에서 혈소판은 전이성 줄기세포(MetSCs)를 둘러싸서 거친 외부 환경으로부터 보호한다. 혈관에 있는 암덩어리들은(Tumor cells Clusters) M-CSF와 EGF를 방출해 대식세포와 MetSCs를 전이지역으로 유도한다. 혈관을 허물고 혈관 밖으로 전이성 환경(metastatic niches)을 성공적으로 만든 후, MetSCs는 MET를 통해 암줄기세포가 될 수 있다. 이는 휴면기가 될 수도 있고, 전이가 될 수 있다.

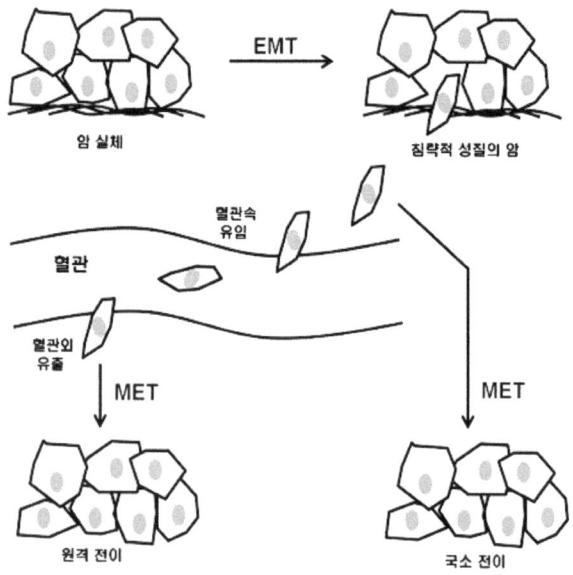

〈그림 36〉 EMT는 암전이에 관여한다
Role of epithelial - mesenchymal transition
in invasion and metastasis of breast cancers.

암줄기세포들은 중간엽줄기세포(MSCs)가 가진 정상 줄기세포 환경(normal stem cell niche)을 만드는 경로를 도용할 수 있다.

정상 줄기세포 환경에서는 TGF-b와 같은 다양한 요소들(factors)과 암줄기세포들의 줄기성을 유지할 수 있고, 이들을 생존시킬 능력이 있는 다양한 세포들을 가지고 있다. 줄기세포 환경(niche)에서 암줄기세포들은 주위에 있는 비종양성 세포들의 EMT 경로를 향상시켜 암줄기세포로 변형시키고, 암줄기세포가 새로운 환경에 정착하도록 돕는다. 원발성 암줄기세포들(Primary CSCs)은 원거리에 있는 조직들의 환경을 조절해 미래를 위한 전이성 환경(metastatic niche)을 만들 수 있다. 원발성 종양세포들은 VEGF-A, TGF-b, TNF-a, 그리고 LOX를 보내면 전이성 환경(Metastatic Niche)에서 주화성 단백질(chemotactic protein)인 S100A과 세포외 기질의 리모델링(ECM remodeling)을 유도해 전-전이성 환경(pre-metastatic niche)를 만든다.

새롭게 형성된 혈관에서는 피브로넥틴(fibronectin)과 혈관세포 접착분자(Vascular cell adhesion molecule ; VCAM)를 만들어 염증성 단핵구들을(Inflammatory monocytes ; IMs)를 소집, 전이성 성장에 필요한 MMPs를 방출한다.

그 환경(niche)에서 인테그린(Integrins:세포와 세포간 그리고 세포외기질(cell-extracellular matrix; ECM)과 상호작용을 위한 가교역할을 하는 세포막 수용체(transmembrane receptors)과 호중구 세포외 덫(Neutrophil Extracellular Traps; NET)은 암줄기세포 이동과 도착을 촉진시킨다. 페리오스틴(periostin)과 TNC가 이런 환경을 유지시킨다.

한편 리질옥시다제(Lysyl Oxidase; LOX)와 S100A는 능동적으로 MDSCs를 소집해 전이성 성장(metastatic growth)을 촉진시킨다. 암줄기세포들은 VEGF-A와 같은 안지오크라인 요소들(angiocrine factors)이 풍부한 혈관 주변 환경에서 만들어진 모세혈관 주위에서 전이성 과성장(metastatic outgrowth)을 촉진시킨다. 주위에 있는 TANs도 NETs를 생산해 MetSCs 정착을 돕는다. 암성장에 적합한 환경이 형성될 때 암줄기세포들은 TAMs, CAFs, 그리고 다른 기질세포들(stromal cells)과 근거리 분비 루프(paracrine loops)를 만들어 암줄기세포 자신들의 유지에 필요한 TNF-a, TGF-b, 그리고 여러 인터루킨들(ILs)을 공급한다.

이와 동시에 주위에 있는 기질세포들은 MMPs와 동물 조직에 있는 단백질 분해 효소들인 카텝신(cathepsins)을 방출해 ECM 파괴를 가속화, 다시 TGF-b와 VEGF-A와 같은 다양한 성장요소들(growth factors)을 방출해 종양을 확장시킨다.

이처럼 지속적인 염증은 암을 생성하고, 생성된 암세포들은 암세포가 더 잘 자랄 수 있는 환경으로 바꾸면서 성장, 전이된다.

만암의 근원이 되는 암줄기세포

인간 유전체의 서열이 밝혀지면서 인류는 많은 질병의 원인이 다 해결될 줄 알았지만 인간 유전체 서열 지도는 단지 시작에 불과했다. 인체가 정상적인 기능을 발휘할 때와 질병에 걸렸을 때 어떤 유전학적인 차이가 있는지 분명치 않다.

인체는 모두 동일한 DNA 서열을 가지고 있지만, 어떤 세포는 뇌세포가 되고 어떤 세포는 심장세포가 된다. 배아줄기세포에서 성체줄기세포로 분화되면서 세포마다 다른 유전 형질을 발현하도록 특정 부위마다 유전자 스위치를 켜고 끄는 작용이 가해지기 때문이다. 세포 내에서 유전자 표현 방식을 다르게 조합하도록 바꾸는 현상을 '후성유전적 변형'이라고 부른다. 후성유전학(Epigenomics)은 유전체(Genome)

서열은 바꾸지 않고 활성화된 유전자 영역들의 조합을 달리해서 각 세포 내에 특징적인 변화를 부여해 주는 현상을 연구하는 학문이다.

후성유전적으로 유전자 발현을 조절하는 방법에는 'DNA 메틸화' 즉 DNA의 염기 중 하나인 시토신에 메틸기가 달라붙어 유전자를 인식하는 장치가 작동되지 않도록 하는 방법, '히스톤 변형' 즉 히스톤 단백질로 DNA를 감아 묶어서 기능을 억제하는 방법, 그리고 마이크로 RNA를 통해 전사를 조절하는 방법이 있다.

흔히 암은 '유전병'이라고 한다. 암은 모든 질병 중에서 후성유전적 변화와 가장 분명하게 연결되어 있다. 후성학적 연구 결과로 인간의 질병은 유전체와 후성유전체가 함께 작용한 결과임이 분명해졌다.

예전에는 단백질을 코딩하고 있는 인간 유전자의 약 1%, 즉 350개 정도의 유전자들만이 돌연변이가 생겼을 때 암세포의 발생을 유도할 수 있는 것으로 알았다. 그러나 연구를 통해 단백질을 만들지 못하는 DNA도 RNA로 전사해 마이크로RNA(micro RNA)가 되어 단백질 합성을 조절한다는 사실이 밝혀진 이후, 더 많은 암발생 요인들이 존재하게 되었다.

DNA 자체는 매우 안정된 물질이므로 돌연변이 가능성이 낮다. 하지만 DNA를 보호하고 있는 히스톤이란 단백질을 비롯해 그런 방어 장치가 벗겨진 DNA 복제과정에서는 돌연변이에 취약하다. 그리고 돌연변이가 전혀 생겨날 수 없다면 진화가 불가능해진다. 변이가 없다면 진화도 없기 때문이다.

세포는 복제과정에서 어쩔 수 없이 발생하는 돌연변이를 감시하고 수리하는 장치를 발달시켰다. 그렇다고 이 장치들이 완벽한 것은 아니다. 약 10억 개의 염기가 복제될 때마다 한 개 정도에서는 염기치환의 오류가 발생한다. 이중나선 결손(Double-Strand DNA Breakage)이라는 현상도 자주 발생하는데, 이 경우 암세포가 기원하는 배경이 된다. 세포가 분열할 때마다 약 50회의 이중나선 결손이 생긴다는 보고가 있다.

이외에도 유전자 재조합 현상도 돌연변이에 중추적 역할을 한다. 우리 몸의 면역세포들은 다양한 항체들을 만들기 위해 유전자를 재조합한다.

이처럼 암은 외부의 발암물질뿐 아니라 우리 몸의 진화적 과정에서도 발생되고 있다. 암세포가 진화 과정 중 발생되는 퇴화 과정일 수 있다는 것이다.

줄기세포는 후생생물에서 손상된 조직을 복구하고, 후생생물이 장수할 수 있도록 만들어 주는 진화의 결과물이다. 후생생물에서 포유류, 영장류로 진화하는 과정에서 살아남기 위해 각 종이 선택해야 했던 많은 분자적, 생리적 기전들이 역설적으로 암세포를 위해 사용된다는 점이 다세포 진화로 인한 혜택에 대한 보상인지도 모른다.

줄기세포가 노화를 비롯한 다양한 치료제로 인식되면서 줄기세포라는 단어가 유행하기 시작했지만, 줄기세포가 모든 암의 기원이라는 개념은 별로 알려지지 않았다. 줄기세포는 몸을 수리하고 손상된 기관을 복구하는 데 필수적이다. 이 줄기세포들도 다른 일반세포들과 같은 유전자로 구성되어 있다. 줄기세포라고 해서 특히 다른 능력을 가진 유전자를 포함하고 있는 것은 아니다. 단지 일반 세포와 달리 후생적으로 훨씬 더 다양한 유전자들이 활성화되어 있고, 혹은 일부는 비활성화되어 있는 것이다.

단세포 생물들의 이기적 유전자의 목적이 복제를 통해 더 많은 자손을 남기는 것이라면, 세포의 수준에서 줄기세포는 가장 이기적인 세포인 셈이다. 다세포 개체들은 생존을 위해 선택된 줄기세포의 이기적인 행위를 적절히 통제할 방안을 찾아내야 한다.

그 중의 하나가 줄기세포의 숫자를 최대한 줄이고, 임시방편으로 전구세포들의 증식을 통해 세포의 숫자를 확충하는 방식이다. 전구세포들이 놓인 미세환경에 따라 세포의 증식 여부가 결정되는 정밀한 조절이 이루어진다. 이 과정에서 DNA 손상이 일어날 경우 p53나 IKK4a 같은 유전자의 스위치가 켜지고 즉시 세포사멸이 일어나는 기전들이 줄기세포의 무한 복제를 제한한다. 물론 노화가 진행되고 줄기세포의 증식이 꼭 필요한 상황이 증가할수록, 이러한 제한 효과는 감소할 수밖에 없다. 이때 다세포 진화와 더불어 발단된 전사인자인 NF-κB의 역할이 매우 중요하다.

두 얼굴의 전사조절 단백질, NF-κB

암세포가 잘 죽지 않는 것은 NF-κB가 비정상적으로 활성화되어 있기 때문이다. NF-κB는 세포 사멸을 억제하는 유전자를 활성화시켜 세포가 죽지 않도록 한다. 말한 것처럼 이 단백질은 외부에 침입한 박테리아 등을 제거하기 위해 활성화된다.

NF-κB는 특정 유전자의 전사 조절 부위 DNA에 특이적으로 결합해 그 유전자의 전사를 활성화시키거나 억제하는 전사 조절 단백질이다. '전사'란 핵 안에 있는 유전자인 DNA가 단백질을 만들기 위해 RNA을 만드는 것이다. 즉, 필요한 단백질을 만들기 위해 핵 안으로 침입, 필요한 유전자 부위를 활성화시키는 것이다. 생명체의 유전체는 아주 중요해 보호장치가 잘 되어 있다. 핵 안에서 보호되고 있는 유전체는 단백질을 만드는 과정에서도 핵 밖으로 나오지 않는다. 대신 DNA와 상보적인 구조를 가진 RNA가 만들어져 핵 밖에서 단백질을 합성한다.

또한 NF-κB는 p53 같은 암억제유전자를 억제하는 동시에 RAS와 같은 암유전자를 활성화시키는 작용을 한다. 만성염증을 유도해 암세포, 특히 암줄기세포가 생존하기 좋은 환경을 만드는 데도 관여한다.

NF-κB는 세포 신호의 최종 단계에서 세포를 생존시키는 단백질을 만들어 암세포의 생존을 도움으로써 항암제에서도 암세포가 살 수 있도록 한다. 이처럼 암세포의 생존과 항암제 내성에 NF-κB가 관련된 것이 밝혀짐에 따라 NF-κB를 억제할 수 있는 항암제 개발에 많은 제약 회사들이 힘을 기울이고 있다. 최근 암의 전이와 재발에 암줄기세포가 원인이라는 것이 밝혀지고, 이 암줄기세포 형성에 NF-κB가 상당한 역할을 한다는 사실이 밝혀지면서 NF-κB 억제제 개발 경쟁이 더욱 치열해지고 있다.

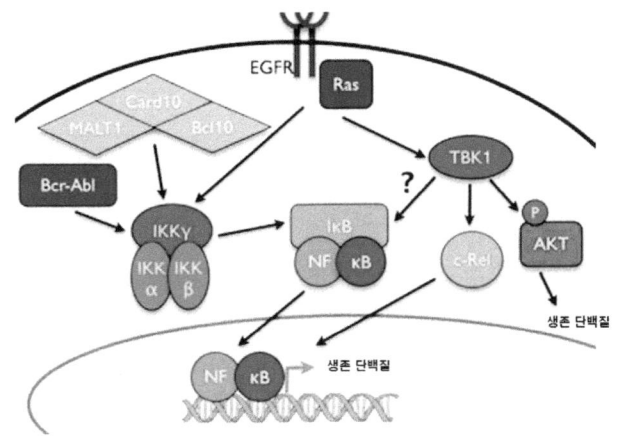

〈그림 37〉 NF-κB는 세포 신호의 최종 단계에서 세포를 생존시키는 단백질을 만들어 암세포의 생존을 도와 항암제에서도 살 수 있도록 한다.

대부분의 신약 개발은 천연물에서 시작된다. 신약 개발은 이러한 천연물들을 최소한의 독성을 가지고 분리해 합성하는 것을 목표로 하고 있다. 이미 천연물에서 NF-κB를 억제하는 많은 물질들이 발견되고 있다. 다만 복합물인 천연물로 NF-κB를 억제하더라도 최종 분리 단계를 거친 단일물질로는 억제효과가 상당히 제한된다. 이는 천연물들이 서로 이러한 효과를 내는 데 상승작용을 있기 때문이다. NF-κB를 억제하는 천연물로는 쿠르쿠민, 레스베라트롤 등이 있다.

NF-κB의 경로를 파악하라

세포 표면에는 톨유사 수용체(Toll-like receptors; TLRs), 인터루킨-1베타 수용체(Interleukin-1β receptors; IL-1R), 종양괴사인자 수용체(Tumor necrosis factor receptors; TNFR) 그리고 최종 당화

생성물들(advanced glycation end products; RAGE)의 수용체들이 나타난다.

이 수용체들은 병원체와 관련된 분자형태(pathogen-associated molecular patterns; PAMPs), 손상된 세포에서 특별히 발현되는 패턴(damage-associated molecular patterns; DAMPs) 그리고 사이토카인과 같은 전-염증성 자극(pro-inflammatory stimulis)을 인지한다.

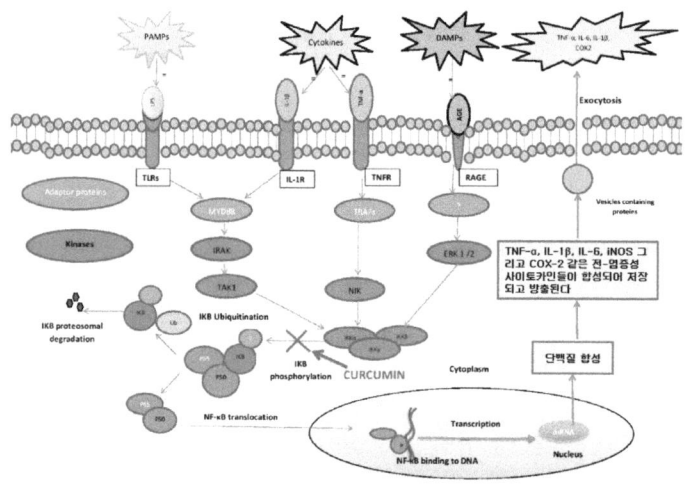

〈그림 38〉 NF-κB를 억제하는 천연물인 쿠르쿠민
Plant polyphenols as inhibitors of NF-κB induced cytokine production-a potential anti-inflammatory treatment for Alzheimer's disease?

수용체들이 PAMPs, DAMPs 그리고 사이토카인들과 결합되면 골수성 분화 주반응 단백질(myeloid differentiation primary response protein 88; MyD88)과 종양괴사인자 연관 요소들(Tumor necrosis factor associated factors; TRAF)와 같은 어댑터 단백질

(Adaptor Protein)을 활성화시킨다.

어댑터 단백질이란 수용체가 어떤 신호를 받았을 때 특정 세포막 아래서 특정 단백질을 집합시키는 능력을 가진 단백질을 말한다. MyD88과 TRAF는 IRAK, TAK1, NIK, 그리고 ERK 1/2과 같은 'MAPK(Mitogen Activated Protein Kinases) 특이적 단백질 인산화효소'를 활성화시킨다. MAPK는 인산화효소 중 하나로 다양한 생명현상과 관련이 있다.

인산화효소들(kinases)은 IkB-α를 인산화시키는 작용을 하는 IkB kinases(IKKα, IKKβ, IKKγ)를 활성화시킨다. 활성화된 세포들에서는, 인산화로 인해 NF-κB가 분리되어 나온다. NF-κB를 억제하고 있던 IkB가 인산화되어 붕괴되면 NF-κB가 분리, 핵내로 이동된다. 수많은 목표 유전자들의 프로모터에 존재하는 특이적 DNA 계선(sequences)에 결합하는 것이다.

이 유전자들은 전-염증성 사이토카인(pro-inflammatory cytokine)을 암호화시키는 작용을 하고 있다. 예를 들면, L-1, L-2, L-6, TNF-a와 ,IL-8, MIP-1a, MCP1, RANTES, eotaxin이 있고, Cyclooxygenase-2(Cox-2)과 inducible nitricoxide synthase(iNOS)가 있고 어댑터 단백질로 ICAM, VCAM, E-selectin이 있다. 〈그림 38〉에서 강황 등에 많이 존재하는 쿠르쿠민은 IkB kinases를 억제해 NF-κB가 핵내로 침입하지 못하도록 막는다.

NF-κB : 세포사멸을 억제하는 유전자의 발현을 유도하는 전사조절인자. 인산기가 붙으면 활성을 띠고 인산기가 떨어져 나가면 활성을 잃는 방식으로 활성이 조절된다. 유방암, 림프종, 다발성 골수종과 같은 악성종양에서 비정상적으로 많이 존재하는 단백질이다.

인산기(Phosphate Group) : 인산과 산소로 이뤄진 화학구조로, 단백질에 결합하면 단백질의 구조와 기능을 변화시켜 활성화 또는 비활성화시키는 등 신호전달에서 스위치 같은 역할을 한다.

암의 재발과 전이의 주범은 암줄기세포

우리 몸의 세포는 대부분 끊임없이 생성되고 소멸된다. 그런데 인체 조절 과정에 문제가 생기면 소멸되어야 하는 세포가 사라지지 않고 계속 존재하는 경우가 발생한다. 세포가 계속 생겨나면서 필요하지 않은 세포가 늘어나면 덩어리를 이루며 자라는데, 바로 종양(Tumor)이다.

종양에는 막으로 둘러싸여 경계를 이루어서 '양성종양'과 경계가 일정하지 않은 상태에서 주변 장기를 침범하고 혈관과 림프관을 타고 온몸을 떠돌아다니면서 전이하는 성질을 가진 '악성종양'으로 나뉜다. 흔히 악성종양을 암(Cancer)이라 한다.

악성종양은 양성종양보다 훨씬 넓은 부위를 제거한다. 일정한 경계를 이루고 있지 않아 넓은 부위를 제거해도 암 재발이 빈번한 것은 육안으로 식별되지 않는 조그마한 암줄기세포가 하나라도 남아 있으면, 계속해서 자라기 때문이다. 특히 암줄기세포는 기존의 항암제나 방사선 치료에도 없어지지 않고 살아남아 재발과 전이의 주요원인이 된다.

현재의 암치료 방법은 수술, 항암요법, 방사선요법이 주를 이룬다. 최근에는 면역학과 유전학적 치료법이 소개되기 시작했다. 수술은 사람의 몸에 자라난 종양세포 덩어리를 제거하지만, 전이된 암세포까지 제거하기는 어렵다. 더구나 눈에 보이지 않은 작은 암줄기세포가 하나라도 다른 장기로 이동하는 경우에는 수술 후 암이 재발되기 쉽다. 항암제는 치료할 수 있는 암의 종류가 제한될 뿐 아니라 부작용이 크고 내성이 생긴다. 때문에 오래 사용하기 어렵고, 시간이 지날수록 치료효과가 낮아지는 단점이 있다. 자궁암에는 방사선 치료, 유방암에는 호르몬요법 등이 이용되지만 이들 치료법은 특정 암에만 일시적 효과가 있을 뿐이다. 이밖에 면역요법, 온열요법을 비롯한 여러 가지 치료법이 개발되어 있지만, 대부분 제한된 효과로 인해 모든 암치료에 적용하기 어렵다는 단점이 있다.

암이란 몸에서 일어나는 어떤 현상을 가리키는 것으로, 특정 질병 한 가지를 가리키는 것이 아니라는 점에서 수많은 종류의 암을 동시에 해결한다는 것은 어려운 일이다.

최근 암의 재발과 전이에 암줄기세포가 중심 역할을 한다는 연구 결과가 속속 나오면서 암줄기세포가 암 완치를 위한 새로운 타겟이 되고 있다. 면역요법으로 암을 치료하는 일본 구마모토 소재 센신병원의 구라모치 쓰네오 박사도 "암줄기세포를 잡아야 암 고친다"라고 밝혔다.(신동아 2013년 12월호)

구라모치 박사의 주장은 암줄기세포를 완전히 제거하지 않고서는 암을 극복할 수 없다는 것이다. 다시 말해 암줄기세포는 항암제에 효과가 없다. 휴면 상태를 벗어나게 할 때, 다시 말해 암줄기세포를 분화시킬 때 치료가 가능하다고 말한다.

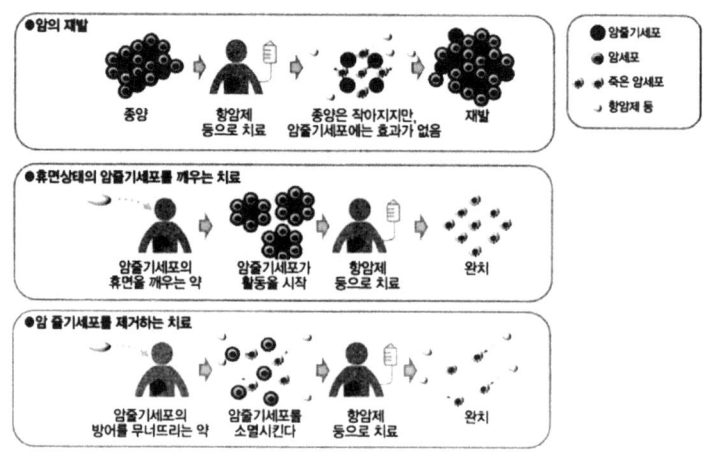

〈그림 39〉 암줄기세포를 잡아야 암을 고칠 수 있다.
(신동아 2013년 12월호)

일반 암세포는 방사선과 항암제에 일시적이나마 효과가 있다. 하지만 암줄기세포는 이러한 치료에도 계속 살아남아 암환자들에게 지속적인 재발과 전이를 일으킨다고 한다.

과학전문지 〈사이언스〉에서는 2015년 "암줄기세포만을 타겟으로 하면 소수로 존재해 치료 진행 속도가 너무 느리다. 반면 전통적인 치료법대로 암줄기세포를 죽이지 못하고 일반 암세포만을 파괴하면 지속적인 재발이 발생된다. 때문에 두 가지 방법을 병행해야 완전한 암치료가 될 수 있다"고 주장하였다.

일반 암세포가 암줄기세포로 변하기도 한다. 항암제 효과가 좋은 일반 암세포가 이에 저항해 생존하기 위해 암줄기세포가 될 수 있다. 줄기세포 성질을 가진 세포가 암줄기세포로 변형돼 암이 발생되는 경우

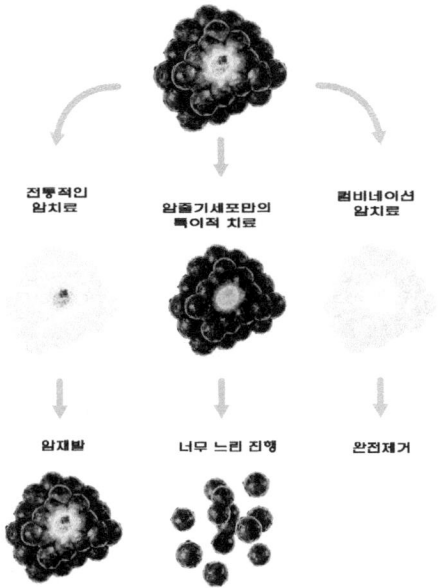

〈그림 40〉 암의 뿌리인 줄기세포를 타겟으로
Science. Jan 16; 347(6219):226-9.
The cancer stem cell gamble

그 암은 전이, 재발성이 강한 원래의 암 성질을 가지게 된다. 그런데 일반 암세포가 암줄기세포가 되고, 암세포가 전이를 위해 줄기세포가 암줄기세포가 되는 중심 기전에는 언제나 NF-κB가 존재한다.

암줄기세포를 촉진시키는 NF-κB

〈그림 41〉에서 NF-κB는 암줄기세포에서 암세포의 증식, 전이, 신생혈관 혈성을 촉진시키는 반면 암세포가 스스로 죽게 만드는 세포자살(Apoptosis)을 억제시킨다. 이러한 역할을 하는 NF-κB를 억제시키는 경우, 암줄기세포기 항암제 치료효과가 좋은 일반 암세포로 분화되고

암줄기세포로 되는 과정을 차단시킨다는 논문이 2015년 〈세포 암학회〉(Cellular oncology)에 발표되었다.

제주대학교 정동기 교수는 2015년 5월과 12월, NF-κB 억제자로 복합천연물인 BRM270을 사용한 연구 결과를 연이어 〈국제암학회〉(International Journal of Oncology)지에 발표했다. 12월에 발표한 논문에서 그는 "에 "BRM270이 NF-κB를 억제해 전이를 억제한다는 논문을 동물실험으로 한번 더 확인, 암줄기세포를 억제하는 것으로 드러났다." 고 말했다.

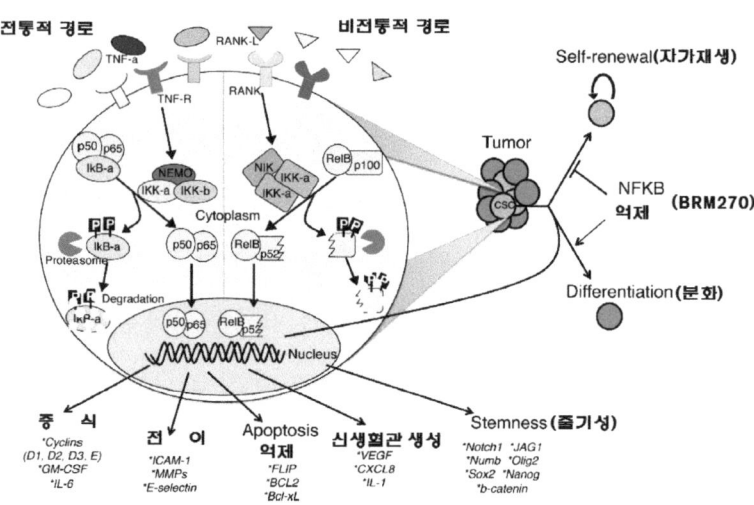

〈그림 41〉 암줄기세포를 억제하는 NF-κB
Cell Oncol(Dordr). 2015 Oct; 38(5):327-39.

NF-κB가 활성화되면 전이성이 낮은 표식자인 E-cadhrin 등이 낮게 표시되는 반면, 전이성이 높은 Twist1, Snail 등이 높게 올라가 전이성이 높은 암이 된다. BRM270이 NF-κB를 억제해 낮춤으로서 전이성을 억제할 수 있는 것이다.

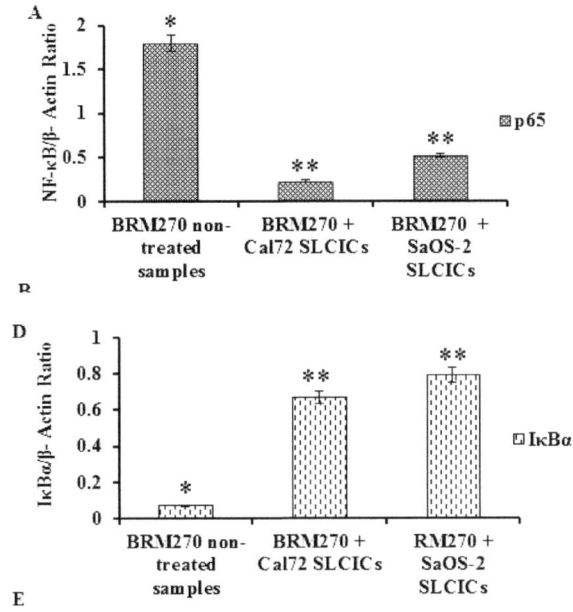

〈그림 42〉 NF-κB를 억제시키는 BRM270

정동기 교수의 실험실에서 베트남인 몽글리(Raj Kumar Mongre)는 BRM270의 항암효과 증명으로 박사 학위를 받았다.

이처럼 천연물을 이용해 다양한 신호전달을 차단, 약물 내성을 막아 보려는 시도는 국내·외에서 활발하게 이루어지고 있다. 기존의 항암제는 물론 부작용을 최소한 최신 항암제인 표적치료제조차도 부작용, 내성으로 인한 단기적인 치료 효과를 보일 뿐이다. 이보다 더 효과적인 항암제 개발은 인류의 도전 과제라 할 수 있다.

암세포와 면역과의 관계

콕스 1(COX-1)은 신장과 위장관을 포함한 많은 장기는 물론 혈소판에서 항상 저농도로 존재하고 있다. 정상적 상태에서는 COX-2가 뇌와 신장피질, 기타 국소 부위에만 존재한다.

하지만 COX-2는 염증성 사이토카인에 의해 자극될 때 다량 생겨나, 통증과 염증을 일으키는 프로스타글란딘을 만들어낸다.

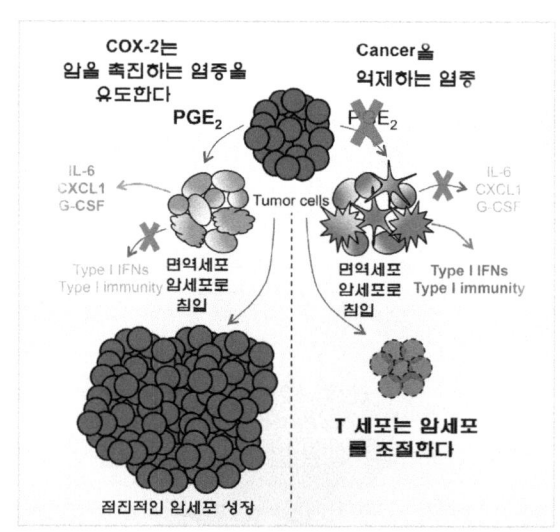

〈그림 43〉
COX-2 ⇨ PGE2 ⇨ IL-6 기전을 통해 암세포는 면역세포를 회피한다. 이를 차단하면 면역세포가 암세포를 공격할 수 있다.

프로스타글란딘은 원래 혈관을 확장하고, 근육을 수축시켜 염증반응을 유도하는 면역에 관여한다. 그러나 지속적으로 프로스타글란딘이 만들어지면 면역세포들이 오히려 암세포를 도와 암세포를 증가시킨다. 반대로 지속적으로 만들어지는 프로스타글란딘을 억제시키면 암세포의 성장이 억제되고, 면역세포들이 암세포를 죽이는 본래의 작용을 하게 된다. BRM270은 이 프로스타글란딘을 억제시켜 만성염증 환경을 차단함으로써 암세포가 증식되는 환경을 바꾼다.

새로운 항암제들이 개발되기 전, 대부분의 암은 진행이 빨라 진단을 받은 후 치료를 받지 않으면 5년 이상 생존한다는 것이 거의 불가능했다. 그래서 '5년간 생존했다'는 것은 암이 진행하지 않는다는 뜻이 되고, 암으로부터 해방되었음을 의미하는 지표로 사용되었다.

다양한 항암제가 개발된 현재는 5년 생존율로 완치를 판정하는 것은 무의미하다. 암 자체가 느리게 성장하는 경우도 있지만, 항암제 특히 표적치료제에 내성이 생길 때까지는 암 성장이 지연되기 때문이다.

새로운 항암제가 개발되면서 조금은 암환자들의 생존을 증가시키는 것은 사실이다. 하지만 암세포 역시 항암제의 발전에 맞추어 진화한다. 새로운 항암제가 개발돼 치료하면 암세포 대부분은 죽지만 생명력이 긴 암줄기세포는 살아남는다. 단순히 살아남는 것이 아니라 더 진화돼 전보다 나쁜 환경에서도 잘 살아날 수 있게 되고, 더 잘 전이되며, 잘 재발되도록 변이가 되는 것이다. 이런 이유로 암줄기세포가 발견된 이후, 암줄기세포는 암정복을 위한 주요 타겟이 되고 있다. BRM270은 이 암줄기세포를 타겟으로 하는 천연물이다.

후성적 방법으로 인한 NF-κB를 조절하라

NF-κB는 설명한 것처럼 다양한 생체신호를 조절한다. 세포의 생존, 면역반응 등에 광범위하게 작용하는 전사인자(Transcription Factor; TF)인 NF-κB는 다른 많은 전사 인자와 마찬가지로 작용하는 세포의 종류와, 작용시기 등에 따라 여러 가지 기능을 한다.

세포에 특정 신호가 주어지면 DNA에 신호가 전달돼 필요한 단백질을 만들어낸다. NF-κB는 핵막을 뚫고 들어가 DNA 특정 부위와 결합해서 자극하는 세포질 내 단백질 복합체이다. 다시 말해 NF-κB가 세포핵 내 특정 유전자 DNA와 결합해 특정 효소나 단백질이 다양하게 만들어진다. 이로 인해 NF-κB는 면역 활성도, 염증 반응계는 물론 종양의 발병, 진행과정에 중요한 영향을 미친다. NF-κB의 비정상적인 활동으로 인해 유발되는 질병은 암뿐 아니라 경화증 등으로 다양하다.

NF-κB는 노화와도 관련이 있다. 노화가 진행되면 염증·면역반응을 조절하고 종양 성장을 억제하는 기능이 점차 약해지는데, 바로 NF-κB 생성이 증가하기 때문이다. NF-κB의 자극으로 특정 유전자 발현 속도가 증가하면 관련 효소, 단백질 생산이 늘어나고 염증성 프로스타글란딘을 비롯해 기타 에이코사노이드 생산도 비정상적으로 늘어나게 된다. 또한 NF-κB 활성이 증가하면 면역계가 과잉활성되어 자가면역질환, 염증반응이 악화된다. 이런 환경이 암줄기세포에 많은 도움을 준다.

따라서 NF-κB 생산과 활성을 억제하면 암의 재발, 전이를 억제하는 데 많은 도움을 주게 된다. 다음은 후생적인 방법으로 비록 NF-κB가 활성화되어 있더라도 목표로 하는 유전자의 프로모트를 메틸화시키면 NF-κB 단백이 결합하지 못해 암세포가 전이되지 못한다.

SOX9는 암세포 침습에 중요한 역할을 하는 단백질이다. 이 단백질을 만드는 유전자의 프로모트를 메틸화시키면, 활성화된 NF-κB가 이 유전자에 결합하지 못해 기능을 잃게 된다.

후성유전학은 DNA 염기서열의 변화 없이 유전자발현 기능에 변화가 일어나는 과정이라는 것을 말한 바 있다. 후성유전학적 조절(Epigenetic Regulation)이란 DNA 메틸화, 히스톤의 번역 후 공유결합(아세틸화, 인산화, 메틸화, 유비퀴틴화, 수모화 포함)을 통한 히스톤의 변화 등으로 염기서열의 변화 없이 유전자 활성 조절함으로로써 특정 유전자의 발현상태를 안정적으로 변형, 유지하고 나아가 이를 자손에게 전달하는 과정이다. 후성유전학적 조절로 세포의 유전체 유전정보가 주변 환경의 신호와 통합돼 세포의 분화, 발생, 형태형성뿐 아니라 암을 비롯해 여러 질환의 발생과도 연결되는 등 다양한 생물학적 과정이 조절된다.

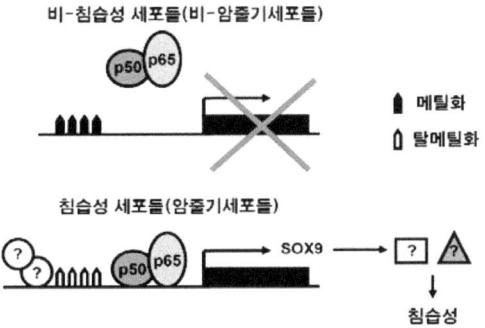

〈그림 44〉 전사인자의 NF-κB의 구성 성분인 P50과 P60이 Sox9 메틸기가 붙어(메틸화) 있는 프로모트 부위에 결합을 하지 못하여 신호를 전달하지 못한다. 이 결과 전사인자가 핵 안으로 진입해도 신호를 전달하지 못해 Sox9가 발현되지 못한다. 프로모터 부위가 탈메틸화 되면 P50과 P60이 결합해 Sox9가 발현, 암세포 침습을 도울 수 있다.
Epigenetic Regulation of SOX9 by the NF-κB Signaling Pathway in Pancreatic Cancer Stem Cells

후성유전학의 대표기전인 DNA 메틸화는 DNA 메틸 전이효소에 의해 DNA에 있는 사이토신 염기에 메틸기가 전이되는 정상 효소반응으로 발생과 발달, X염색체 비활성화, 외부 기생 유전체의 발현 억제 등 정상세포의 기능에 매우 중요하다. 이런 작용이 외부 기생 유전체에서 숙주세포를 보호하는 역할을 한다.

DNA 메틸화가 증가하거나 감소하는 이상조절 현상은 암세포와 종양조직에서 자주 관찰돼, 암의 진단과 치료 표지인자로 사용되고 있다. 암세포에서는 유전체 전반의 메틸화 정도는 감소하지만(Global genomic hypomethylation), 정상세포에서는 메틸화가 일어나지 않았던 CpG 섬(CpG island) 프로모터 부분의 DNA 메틸화(CpG island hypermethylation)로 인해 유전자 발현이 억제되는 것이 관찰된다. 특히 암억제유전자의 프로모터에 DNA 메틸화가 일어나면, 그 발현이 억제됨으로써 암발생의 한 원인으로 작용한다. 이러한 이상 메틸화, 즉 잘못된 후성적 조절을 통해 정상세포로 되돌릴 수 있는 연구가 진행되고 있다.

식이성 천연물로 후성적 기전을 조절한다

유전적으로 변화되는 것과는 달리, 후성적 변화는 가역적이며 내외부적 요인들로 변화될 수 있다. 이러한 후성적 특징을 이용해 식이적(diet), 치료적 반응에 대한 생리적 조절을 할 수 있다.

지난 20여 년 동안, 초기에 해독 혹은 항암효과로만 알려져 왔던 과일과 채소에 풍부한 식이성 천연물들이 후성적 조절에 효과적이고, 암을 포함하는 사람들의 다양한 병리적 현상을 일으키는 비정상적 후생적 조절에 효과적이라는 증거들이 집약되고 있다.

후성적인 조절효과가 있어 다양한 암억제유전자들을 다시 발현시

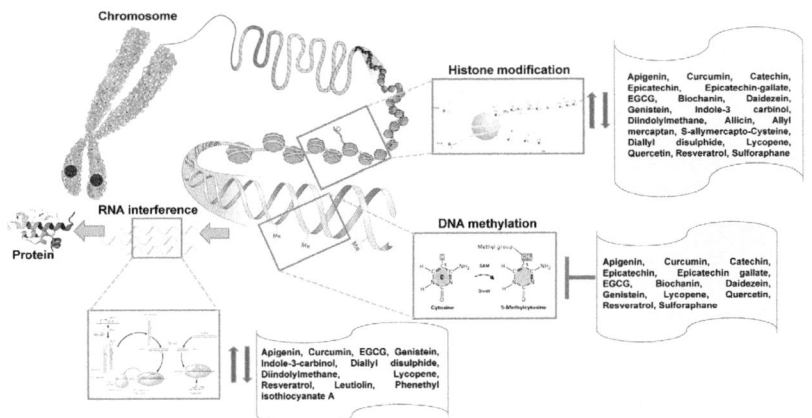

〈그림 45〉 유전자 발현을 조절하는 후생적 메커니즘
식이성 천연물 중에는 DNA 메틸레이션 패턴(methylation patterns),
히스톤 변형(histone modification), 그리고 마이크로 RNA(micro RNAs)을
변형시켜 항암효과를 나타내는 것들이 있다.
Semin Cancer Biol. 2016 Oct; 40-41:82-99

키는 천연물을 다음의 표에서 소개한다(Dietary phytochemicals as epigenetic modifiers in cancer).

Dietary Agent	Structure	IUPAC Name
Apigenin		5,7-dihydroxy-2-(4-hydroxyphenyl)chromen-4-one
Curcumin		(1E,6E)-1,7-bis(4-hydroxy-3-methoxyphenyl)hepta-1,6-diene-3,5-dione
Green tea polyphenols		
Epicatechin		(2R,3R)-2-(3,4-dihydroxyphenyl)-3,4-dihydro-2H-chromene-3,5,7-triol
Epigallocatechin		(2R,3R)-2-(3,4,5-trihydroxyphenyl)-3,4-dihydro-2H-chromene-3,5,7-triol
Epicatechin gallate		[(2R,3R)-2-(3,4-dihydroxyphenyl)-5,7-dihydroxy-3,4-dihydro-2H-chromen-3-yl] 3,4,5-trihydroxybenzoate
Epigallocatechin gallate		[(2R,3R)-5,7-dihydroxy-2-(3,4,5-trihydroxyphenyl)-3,4-dihydro-2H-chromen-3-yl] 3,4,5-trihydroxybenzoate
Soy isoflavones		
Biochanin A		5,7-dihydroxy-3-(4-methoxyphenyl)chromen-4-one
Daidezein		7-hydroxy-3-(4-hydroxyphenyl)chromen-4-one
Genistein		5,7-dihydroxy-3-(4-hydroxyphenyl)chromen-4-one
Lycopene		(6E,8E,10E,12E,14E,16E,18E,20E,22E,24E,26E)-2,6,10,14,19,23,27,31-octamethyldotriaconta-2,6,8,10,12,14,16,18,20,22,24,26,30-tridecaene
Quercetin		2-(3,4-dihydroxyphenyl)-3,5,7-trihydroxychromen-4-one
Resveratrol		5-[(E)-2-(4-hydroxyphenyl)ethenyl]benzene-1,3-diol
Sulforaphane		1-isothiocyanato-4-methylsulfinylbutane

〈표 4〉 국제화학연합(IUPAC) 에서 지정한
식이성 식물화합물(Dietary Phytochemicals)의 구조와 이름

Dietary Phytochemical	Molecular mechanism(s)	Target genes	Preclinical Model	Disease Type	Dose/Concentrati
Apigenin	DNMT inhibitor DNMT inhibitor	NA Decreases CpG hypermethylation in Nrf2 promoter	Esophageal cells Skin cancer (mouse skin)	NA Cancer	20–50 μM (1.56–50 μM)
Curcumin	DNMT inhibitor	NA	Esophageal Leukemia	Cancer	3–50 μM
Catechin Epicatechin Epicatechin-gallate Epigalocatechin-3-gallate	DNMT inhibitor DNMT inhibitor DNMT inhibitor DNMT inhibitor	$RAR\beta$ $RAR\beta$, MGMT, MLH1, CDKN2A, RECK,TERT, $RXR\alpha$,CDX2, GSTP1, WIF1	Breast Breast Esophageal Esophageal, Oral, Prostate, Lung, Colon cancer cells	Cancer	5–50 μM 50 μM 20–50 μM 20–100 μM: 0.3–06%
Biochanin A	DNMT inhibitor	NA	Esophageal, Prostate	Cancer	20–100 μM
Daidezein	DNMT inhibitor	NA	Breast		20–40 μM
Genistein	DNMT inhibitor	$RAR\beta$, MGMT, CDKN2A, GSTP1, HMGNS, BTG3 $RXR\alpha$, CDX2, GSTP1, WIF1	Esophageal Prostate Tumors (Mice)		50–300 mg/kg 3.75–100 μM
Lycopene	Unknown DNMT inhibitor	GSTP1, $RAR\beta$, HIN-1 Activation of GSTP1 promoter	Breast Prostate	Cancer	2 μM 5–40 μM
Quercetin	DNMT inhibitor	CDKN2A	Esophageal Breast Colon	Cancer	5–20 μM
Resveratrol	DNMT inhibitor	NA	Breast, Lungs	Cancer	20–40 μM
Sulforaphane	DNMT inhibitor	NA	Esophageal, Colon	Cancer	50 μM

〈표 5〉 DNA 메틸레이션을 변형시키는 식이성 식물화합물

Dietary Agent	Disease Type	miRNA
Apigenin	Lung cancer cells	miR138, miR-125a-5p
	Neuroblastoma cells	miR-138
Curcumin	Bladder cancer cells	miR-203
	Lung cancer cells	miR-320, miR-26a, let-7i, miR-130a, mir-16, miR-125b,miR-23a, miR-27b, miR-155, miR-625, miR-576-3p, miR-186, miR-9
	Leukemia	miR-15a, miR-16-1
	Pancreatic cancer cells	miR-103, miR-140, miR-146b, miR-148, miR-15b,miR-181a, miR-181b, miR-181d, miR-195, miR-196a,miR-199a, miR-19a,miR-204, miR-20a, miR-21, miR-22miR-23a,b, miR-24, miR-25, miR-26a, miR-27a, miR-34a,miR-374, miR-510, miR-7, miR-92, miR-93, miR-98
EGCG	Neuroblastoma cells	miR-92, miR-93,miR 106b, miR-34a, miR-99a
	Hepatocellular carcinoma cells	miR-467b, miR-487b, miR-197, miR-805, miR-374, let-7f, miR-350, miR-24-1, miR-137, miR-335-3p, let-7a, miR-222, miR-26b, miR-30c-1, let-7d, miR-98, miR-30c, miR-30b, miR-32, miR-674, miR-532-5p, let-7 g, miR-18a, miR-192, miR-302d, miR-30b, miR-802, let-7e,miR-322, miR-720, miR-146b, miR-340-3p, miR-185, miR-425, miR-10a, miR-126-5p, miR-101a, miR-30e, let-7c, miR-141, miR-33, miR-29a, miR-199b, miR-450a-5p, miR-21, miR-23a, miR-101b, miR-148a, miR-193, miR-23b, miR-107, miR-140, miR-551b, miR-466c-5p, miR-106a, miR-590-3p, miR-875-3p, miR-224, miR-292-5p, miR-678, miR-469, let-7b, miR-463miR-574-3p, miR-201, miR-290-3p, miR-181a, miR-302a, miR-429, miR-133a, miR-190b, miR-710, miR-135b, miR-296-5p, miR-191, miR-188-5p, miR-298, miR-181a-1, miR-466 g, miR-26b, miR-466f-3p, miR-29b, miR-1224, miR-291b-5p, miR-324-5p, miR-486, miR-128, miR-450b-3p, miR-135a, miR-294, miR-671-5p, miR-878-3p, miR-801, miR-370, miR-1, miR-494, miR-133b
	Lung carcinoma	let-7c, miR210
	Pancreatic cancer cells	let-7c
	Colon carcinoma cells	miR-27a, miR-20A, miR-17-5P, miR-21
Genistein	Ovarian cancer cells	miR-100, miR-122a, miR-125b, miR-126, miR-135, miR-135b, miR-136, miR-137, miR-141, miR-152miR-190, miR-196a, miR-196b, miR-204, miR-205, miR-206, miR-217, miR-22, miR-296, miR-30a-3p, miR-30a-5p, miR-331, miR-335, miR-342, miR-362, miR-449b, miR-454, miR-497, miR-500, miR-501, miR-503, miR-515, miR-517c, miR-532, miR-565, miR-578, miR-584, miR-585, miR-590, miR-595, miR-625, miR-647, miR-7, miR-765, miR-766
	Pancreatic cancer cells	miR-200
Indole-3 carbinol Diindolylmethane	Breast cancer cells	miR34a
	Prostate cancer cells	miR34a miR-21
	Mouse lung tumors	miR-21, mir-31, miR-130a, miR-146b and miR-377
Lycopene	Hepa 1-6 cells (hepatic cells)	miR-21
Diallyl disulphide	Endothelial progenitor cells	miR-221
	Breast cancer	miR34a
Resveratrol	Prostate cancer cells from lymph node	miR-1224-5p, miR-1228, miR-1231, miR-1246, miR-1260, miR-1267, miR-1268, miR-129, miR-1290, miR-1308, miR-1469, miR-149, miR-150, miR-152, miR-15a, miR-17, miR-1825, miR-185, miR-18b, miR-1908, miR-1915, miR-197, miR-1972, miR-1973, miR-1974, miR-1975, miR-1977, miR-1979, miR-20a, miR-20b, miR-24, miR-296-5p, miR-483-5p, miR-513a-5p, miR-548q, miR-572, miR-575, miR-612, miR-638, miR-654-5p, miR-659, miR-671-5p, miR-7, miR-762, miR-764, miR-874, miR-92b, miR-939
	Prostate cancer cells	miR-101, miR-106a, miR-106b, miR-1274b, miR-136, miR-141, miR-145, miR-17, miR-182, miR-1826, miR-200b, miR-200c, miR-20a, miR-20b, miR-21, miR-214, miR-221, miR-222, miR-302c, miR-375, miR-378, miR-720, miR-768-3, miR-93
	Colorectal cancer cells	miR-1, miR-100-1/2, miR-102, miR-103-1, miR-103-2, miR-146a, miR-146b-5p, miR-16-0, miR-17, miR-181a2, miR-194-2, miR-196a1, miR-205, miR-206, miR-21, miR-23a, miR-23b, miR-25, miR-26a, miR-29c, miR-30a-3p, miR-30c-1, miR-30d, miR-30e-5p, miR-323, miR-340, miR-363-5p, miR-424, miR-494, miR-497, miR-560, miR-560, miR-565, miR-565, miR-572, miR-574, miR-594, miR-615, miR-622, miR-629, miR-631, miR-638, miR-639, miR-657, miR-659, miR-663, miR-801, miR-92a-2
Luteolin	Prostate cancer cells	miR-630
	Gastric cancer cells	miR-34a
Phenethyl isothiocyanate	Prostate cancer cells	miR-141

〈표 6〉 miRNA 단계에서 식이성 식물화합물과 그 변화

Dietary Agent	Molecular mechanism	Disease conditions	Dose
Curcumin	DNMT inhibitor	Prostate cancer	0.1 g/day
	DNMT inhibitor	Colorectal cancer	0.036-0.18 g/day
Catechin	DNMT inhibitor	Prostate cancer	NA
Epicatechin	DNMT inhibitor		25.5 mg
Epicatechin-gallate	DNMT inhibitor		39.8 mg
Epigalocatechin-3-gallate	DNMT inhibitor		200 mg
Genistein	DNMT inhibitor	Prostate cancer	30 mg
	Decreases MBD1, MBD4, MeCP2 expression		
Daidzein	HDAC inhibitor	Prostate cancer	0.02 mg
Indole-3 carbinol	HDAC inhibitor	Prostate cancer	225 mg
Lycopene	DNMT inhibitor	Prostate cancer	20–25 μM
Quercetin	DNMT inhibitor	Renal cancer	1400 mg/m^2
Sulforaphane	Decreases DNMT expression	Prostate cancer	200 μmoles/day

〈표 7〉 식이성 식물화합물로 시행 중인 임상시험
Dietary phytochemicals as epigenetic modifiers in cancer:
Promise and challenges

05 천연물로 암줄기세포를 억제한다

> 2세대 표적치료제의 단점을 극복하는 3세대 항암제로 천연물을 이용한 복합체를 들 수 있다. 여러 가지 성장신호를 한꺼번에 차단하므로 한두 가지 신호를 차단하는 표적치표제의 내성을 벗어날 수 있다. 또한 면역기능도 향상시켜 표적치료제의 단점을 한꺼번에 없앨 수 있을 것으로 기대된다. 새로운 항암제 개발이 멀지 않았다고 볼 수 있다. 특히 다양한 기능의 항암물질을 가지고 있는 복합식물을 이용하는 임상이 시도되고 있다.

지구상의 많은 생명체가 하나의 세포로 되어 있는 단세포 생물이다. 이들 단세포 생물은 불멸성을 있어, 노화되면 다른 세포와 융합하거나 분열해 계속 삶을 이어 나간다.

그러나 인간과 같은 다세포 생물은 자손에게 유전자만을 전한 뒤 죽음을 맞이한다. 죽음이란 단세포 생물이 다세포 생물이 되면서 필연적으로 지불해야 하는 대가인 것이다.

지구상의 모든 생명체의 목적은 자신의 유전자를 더 많은 후손들에게 전달하는 것이다. 많은 후손을 남긴 생명체는 더 이상 존재할 가치가 없다. 이들에게 단세포와 같은 불멸성은 오히려 후손들의 생존환경을 열악하게 만든다. 즉 더 생존해 봐야 귀중한 자원만 낭비하는 것이기 때문이다.

우리 유전자에는 적당한 시기에 죽는 죽음의 정보가 입력돼 있다. 이는 후손뿐 아니라 모든 생명체에게 이로운 일이다. 다만 개인의 유전적 특성과 환경에 따라 빨리 작동할 수도, 늦어질 수도 있다.

그렇지만 모든 생명체는 살려고 하는 강한 욕망을 갖고 있다. 이는 다세포든, 마찬가지이다. 다세포 생명체들은 후손들을 위해 이러한 욕망을 잠재울 수 있지만, 단세포는 그렇지 않다. 암세포는 다세포 생명체에 있으면서 단세포적 성질을 띤다.

세포 하나하나는 독자적인 생명체이다. 우리 몸을 이루는 세포들은 필요에 따라 끊임없이 분열을 거듭한다. 하지만 40~50번 복제가 일어나다 보면 의미 있는 부분까지 유전자가 짧아지고, 결국 세포는 죽음에 이르게 된다. 단세포 생명체나 암세포는 이렇게 짧아지는 텔로미어(Telomere)를 연장할 수 있는 효소를 가지고 있어 무한분열이 가능하다. 암세포는 다세포 생명체가 단세포로 회귀하려는 성질을 가진 세포로, 태아 때 세포 분열하는 것과 비슷하다. 태아 때의 세포분열 신호들이 대부분 암세포에서 다시 꺼질 때 세포분열이 이루어진다. 단지 태아 세포들은 이런 분열을 조절하는 억제장치를 가지고 있다.

암세포는 단세포에서 다세포로 진화하는 과정에서 발생되는 필연적인 진화의 산물이다. 이런 성질을 가진 암세포를 다시 분화시켜 암세포를 정상세포로 되돌리기 위한 연구들이 진행되고 있다. 역분화(De-differentiation)된 세포들을 재분화시켜 정상세포로 만드는 것이다. 즉 다세포 생명체에서 단세포 성질로 되돌아간 것을 다시 다세포적 성질을 회복, 다세포 생명체에의 규칙을 지키도록 하는 것이다. 말한 것처럼 다양한 연구를 통해 이런 역할을 하는 천연물들이 밝혀지고 있다.

암세포에만 효과를 발휘하는 분자표적형 항암제에 관한 연구와 개발이 암정복의 실마리를 제공하는 듯했다. 하지만 한두 개의 표적 신호만을 막는 탓에 내성을 가진 암세포가 출현, 그 효과에 의문을 나타내고 있다.

이와 달리 천연물은 복합물로 이루어져 여러 가지 신호를 동시에 차단해 효과를 발휘한다. 한 분자만을 차단하는 표적치료제보다 더 다양한 신호전달 과정을 차단하고 면역효과도 높일 수 있다고 본다.

암환자 대부분은 전이와 재발로 사망한다. 그 주범이 암줄기세포이다. 암줄기세포를 완벽하게 차단한다면, 암의 전이와 재발을 막아 근본적으로 암을 치료할 수 있을 것이다. 연구를 통해 암줄기세포에 영향을 주는 원인, 이를 차단하는 물질들이 계속 찾아내고 있다.

연구 성과 중 하나가 NF-κB를 차단하는 천연물의 발견이다. NF-κB는 여러 암유전자의 기저 부분에 존재해 대부분의 암 발생과 전이, 재발에 관여하는 암줄기세포의 형성과 유지를 돕는다. 항암제, 방사선 치료로 더욱 활성화되는 NF-κB는 암치료를 어렵게 만드는 주범이다.

천연물에는 억제되어 있는 암환자들의 면역을 활성화시키는 물질도 많이 존재해, 치료 효율을 높이는 데 도움이 될 것으로 본다.

암의 천적은 면역세포인데, 암환자의 경우 면역이 약해져 제대로 암을 찾아내 파괴하지 못한다. 암세포는 정상세포가 변한 세포이다. 암세포는 정상세포와 다른 단백질을 생산하거나 같은 종류라 해도 비정상적으로 많이 생산해서 정상세포와 구별된다. 이를 구분하는 세포가 항원제공세포(Antigen-presenting cells)이다.

항원제공세포는 침입하는 바이러스나 암세포를 파괴하고, 그 일부를 자신의 표면에 나타내어 면역세포(T cell)에 정보를 주어 바이러스나 암세포 파괴를 유도한다. 암환자의 경우 이런 '항원제시' 과정이 약해져 있거나 암세포에 의해 고의적으로 차단돼 있다.

암세포가 빨리 성장한다는 점에 초점을 맞춘 화학항암제는 부작용, 내성이 생긴다. 전이 유방암, 전립선암, 폐암, 대장암의 90%가 화학항암제에 내성이 있다. 암세포에만 작용하는 것으로 알려진 2세대 항암제인 표적치료제 역시 내성, 면역기능 저하가 나타나고 있다. 암 줄기세포는 항생제를 도로 뱉어내는 힘이 일반 암세포보다 훨씬 강하다. 암세포 내부로 들어온 표적지료제 역시 밖으로 배출해 버린다.

내성의 다른 또 다른 기전은 암세포의 특정단백질에 달라붙은 표적치료제 때문에 암세포가 죽더라도 암세포는 다른 단백질을 이용해 성장신호를 핵내에 전달할 수 있다. 이 단백질이 변형된 암세포는 약물에 대항해 내성이 생긴다.

2014년 미국 조지타운대의 연구에 의하면 폐암 환자의 40%가 표적치료제에 내성이 생겼고, 원인은 돌연변이 때문으로 밝혀졌다. 돌연변이로 인해 표적치료제를 무력화시키는 단백질이 많이 생겨난 것이다.

이런 2세대 표적치료제의 단점을 극복하는 3세대 항암제로 천연물을 이용한 복합체를 들 수 있다. 여러 가지 성장신호를 한꺼번에 차단하므로 한두 가지 신호를 차단하는 표적치료제의 내성을 벗어날 수 있다. 또한 면역기능도 향상시켜 표적치료제의 단점을 한꺼번에 없앨 수 있을 것으로 기대된다. 새로운 항암제 개발이 멀지 않았다고 볼 수 있다. 특히 다양한 기능의 항암물질을 가지고 있는 복합식물을 이용하는 임상이 시도되고 있다.

제주대학교 생명공학부 동물유전공학 및 줄기세포 연구실(정동기 교수)과 BRM연구소(박양호 실장)가 공동으로 수행한 연구에서 식물 천연물 복합물이 골수암, 그리고 폐암에서도 특히 암 전이를 촉진하는 유전자가 과발현된 암줄기세포가 억제됨과 동시에 전이를 막는 결과를 보였다. 제주대학교 연구팀은 많은 환자들이 이용하면서 이미 임상에서 효능을 보고 있는 천연물들을 복합 추출해 이를 과학적으로 입증하기 위해 BRM연구소와 협력해 이 연구를 진행했다.

첫번째로 2015년 5월에는 천연물 추출물이 NF-κB를 억제해 암줄기세포를 막음으로써 전이와 재발을 억제하는 것을 확인했다. 이어 폐암세포를 주입한 쥐 모델에 암 전이를 촉진시키는 리포칼린(Lipocalin) 유전자를 주입, 천연물 추출물의 효과까지 밝혀냈다. 이 연구 결과는 국제적 논문인 〈국제암학회〉 12월호에 발표되었다.

현재는 천연물을 통해 암줄기세포의 근원적 분화, 역분화 기전과 초기제어에 관한 연구를 진행하고 있다.

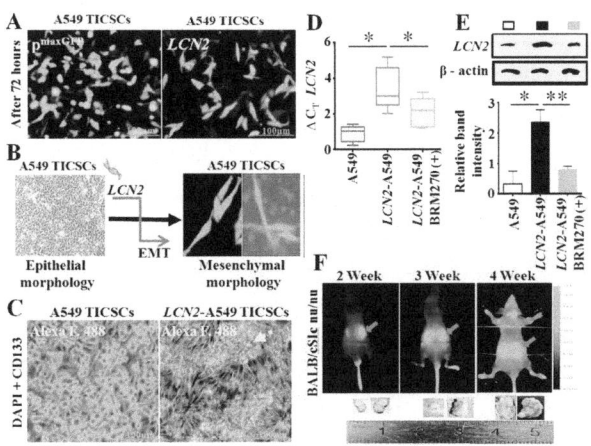

〈그림 46〉 항박테리아 효능이 있는 리포칼린 단백질이
암세포 전이에 매우 효과적으로 작용한다는 입증 결과이다.
이 결과를 전제로 BRM270의 전이효과 실험을 진행했다.

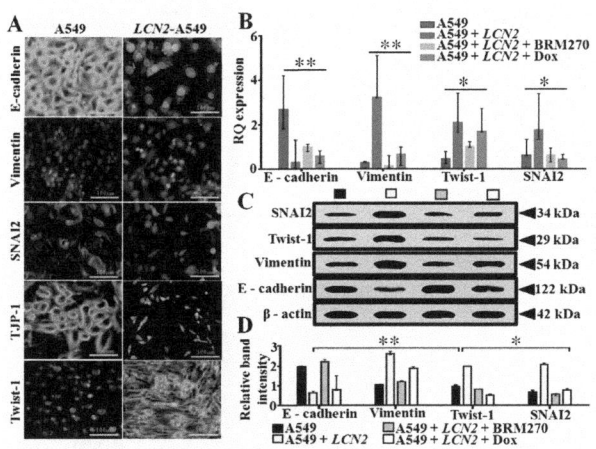

〈그림 47〉 폐암세포를 주입한 쥐 모델에서의 암 억제효과.
리포칼린 과발현 쥐인 두 번째 라인 쥐들은 온 몸으로 암이 퍼졌고
BRM270의 경우는 거의 감소했다. 암조직을 떼어낸 사진에서도
단기간 실험임에도 불구하고 현저하게 줄어들어 있다.

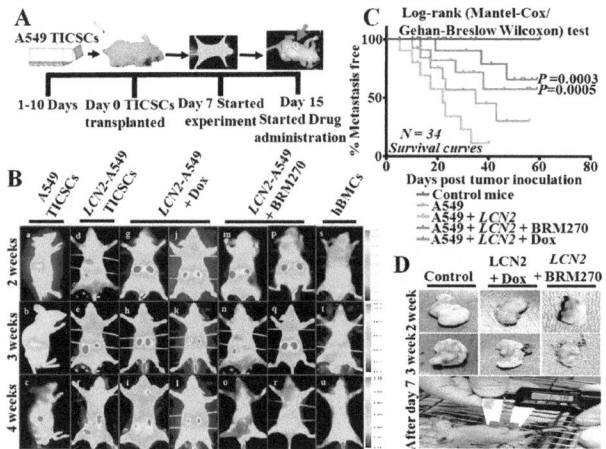

〈그림 48〉 천연물 복합추출물(BRM270)이 중간엽세포를
활성시키는 유전자를 억제하고 NF-κB 유전자를 억제하는
동시 효과를 통해 암이 전이를 복합적으로 억제한다는 실험 모델이다.

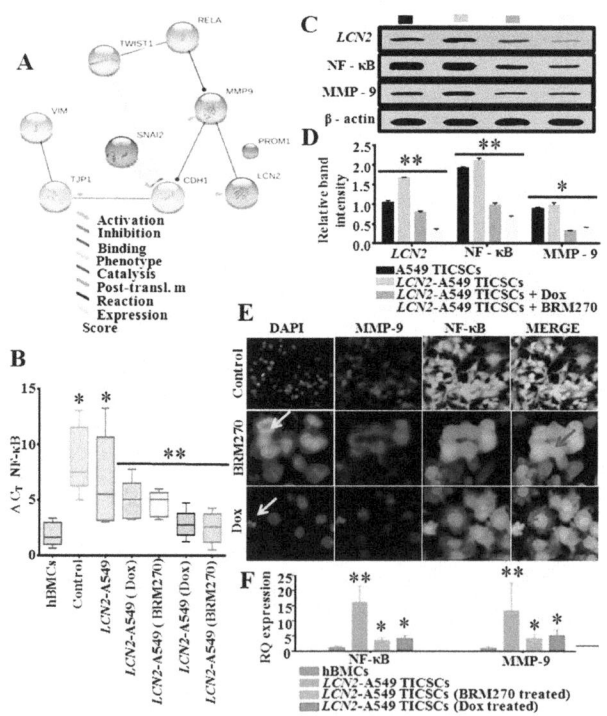

다만 약효가 있다고 해서 천연물을 마음대로 사용하는 것은 위험하고, 효과적인 용법과 용량이 검증된 상태에서 사용하는 것이 바람직하다.

말한 것처럼 일반 암세포가 암줄기세포가 되기도 한다. 항암제 효과가 좋은 일반 암세포가 이에 저항해 생존하기 위해 암줄기세포가 될 수 있고, 줄기세포 성질을 가진 세포가 암줄기세포로 변형돼 암이 발생되면 전이와 재발성이 강한 암의 성질을 가지는 것이다. 일반 암세포가 암줄기세포가 되거나 암세포가 전이하기 위해 또는 줄기세포가 암줄기세포가 되는 중심 기전에는 항상 NF-κB가 존재한다.

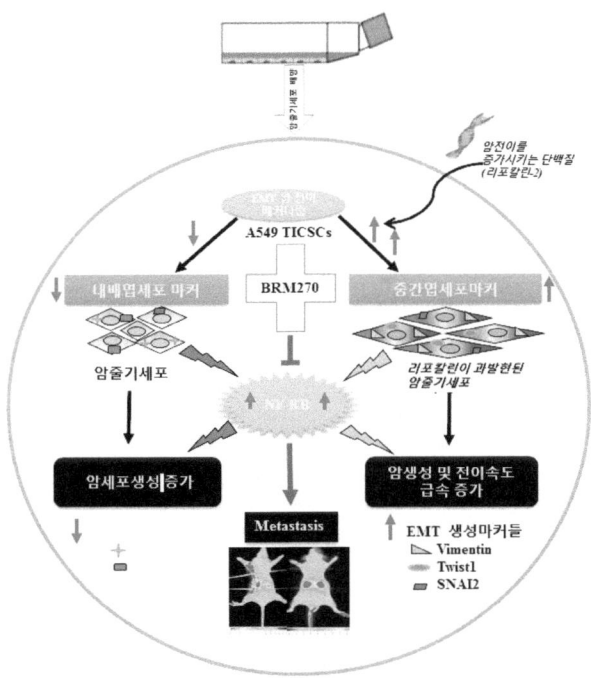

〈그림 49〉 BRM270은 암 전이를 억제시키는 효과를 보였다.

천연물복합 추출물인 BRM270은 이 NF-κB를 억제해 암줄기세포의 근본적 작용을 차단한다. 이와 더불어 암 전이에 도움을 주는 것으로 알려진 리포칼린을 억제하는 것을 연구를 통해 밝혀냈다.

이러한 암줄기세포 억제 기전은 한두 가지 세포의 신호전달을 차단하는 기존 항암제와 달리, 여러 가지 신호전달을 차단해 항암제의 내성화를 극복할 수 있을 것으로 기대된다.

BRM연구소 수요강좌

암 치료의 새로운 패러다임

일 시 | 매주 수요일 오후 2~4시
장 소 | BRM연구소(02. 549. 3301)

BRM연구소에서는 매주 수요일에 여는 '수요강좌'를 통해 암과 간(肝)질환에 대한 궁금증에 대한 답을 자세히 알려주고 있다. 환자와 가족이 함께 강좌를 들으면서 병에 대해 이해하고, 스스로 올바른 치료방법을 선택할 수 있도록 돕기 위한 것이다.

그동안 통합의학을 체계적으로 연구해 온 BRM연구소에서는 현대의학과 천연물에 대한 국내·외 연구 결과를 바탕으로 최신 치료법을 연구, 현대의학과 병행해 환자들의 치료 효율을 높이는 데 도움을 주고 있다.

특히 환자들에게 단순히 상담을 통한 프로그램을 제공하는 것이 아니라 병원에서 검사한 CT, 의무기록 사본, 초음파, 면역조직 화학검사 등 검사결과를 토대로 현재 병의 진행상태를 파악해 환자별 맞춤 프로그램을 제안한다.

한 언론사의 편집국장이었던 K(60대)씨는 대장암으로 시작해 간과 폐, 복막에 전이된 상태에서 BRM연구소를 찾았다. 현재는 연구소의 한방천연물 요법으로 상태가 호전되고 있는 중이다. 현대의학의 항암화학요법과 표적치료제인 신생혈관 억제제 '아바스틴'만 썼을 때는 별다른 효과가 없었지만, 2개월 정도 한방천연물 요법으로 통합치료를 했더니 간과 폐의 암은 크기가 줄어들고, 복막의 암은 사라진 상태이다.

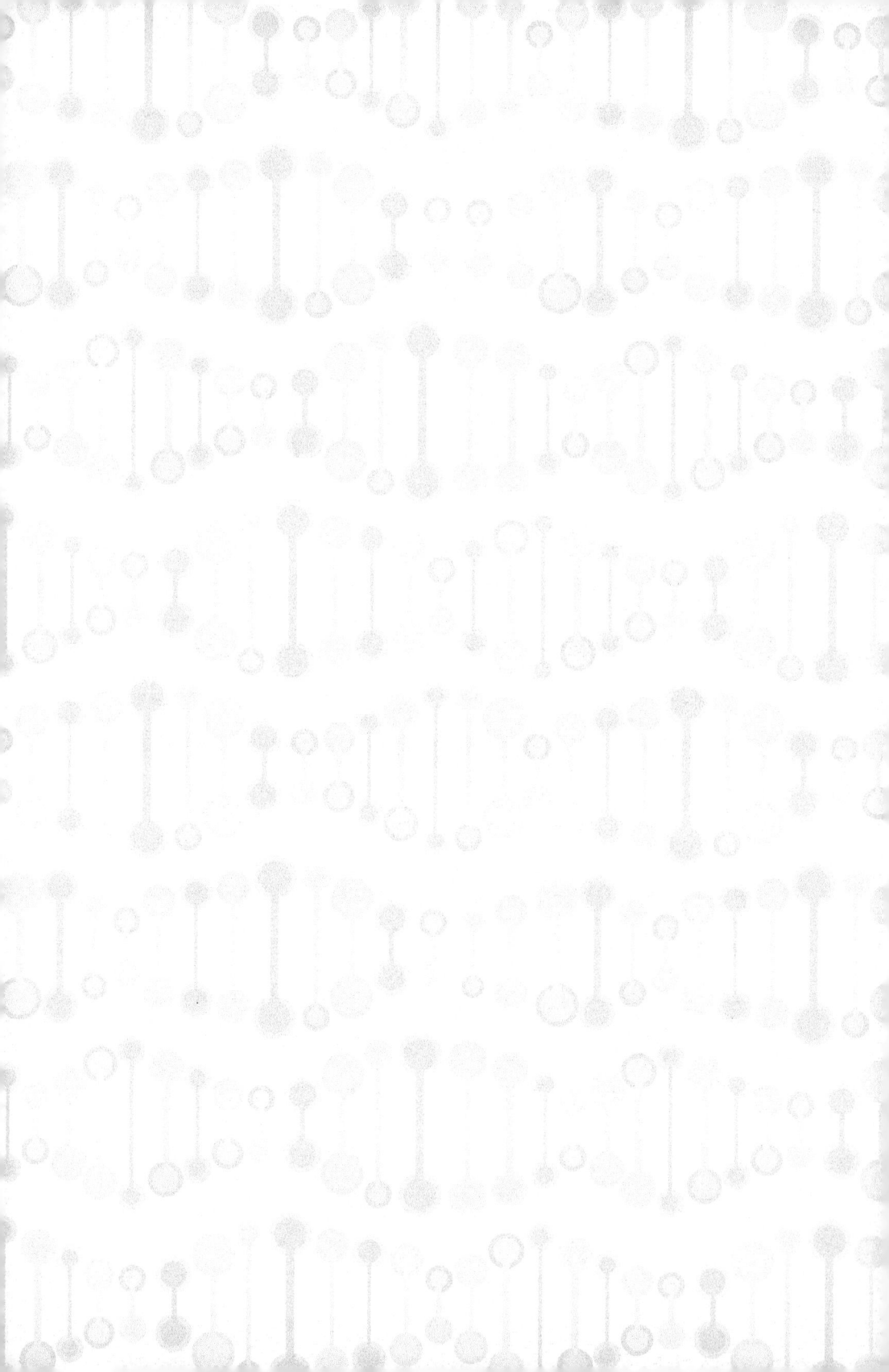

Part 4

암 투병 Q&A

BRM연구소

01. 항암제와 표적치료제, 방사선 치료에 따른 증상관리는?

정상세포는 세포분열이 조절돼 일정한 세포 수와 기능을 유지하지만, 암세포는 성장이 조절되지 않고 계속 분열증식한다.

항암제는 전신에 퍼져 있는 암세포에 작용하는 치료 방법이다. DNA와 RNA의 합성 과정, 유사분열을 방해하거나 DNA 분자 자체에 해로운 영향을 미쳐서 암세포를 죽이는 것이다.

그러나 항암제는 암세포뿐만 아니라 정상세포 중 분열과 증식이 활발한 부분인 위장관의 점막, 머리카락, 골수, 생식계의 세포들에도 영향을 미쳐 건강한 세포를 손상시킨다.

이런 부작용은 항암제의 종류와 환자에 따라 차이가 있다. 대부분은 일시적으로 발생해 완전히 회복되지만, 어떤 부작용은 완전히 사라지는 데 몇 개월 또는 몇 년이 걸릴 수 있다. 심하면 항암제가 폐, 신장, 심장, 생식기관에 영구적인 손상을 줄 수도 있다.

부작용과 관리방법

- 오심과 구토

항암화학요법 동안 나타나는 주된 증상이다. 약 70~80%의 환자가 항암제 투여 중 오심, 구토를 경험한다. 대개 항암제를 투여한 지 1~8시간 후부터 증상이 나타나기 시작해, 항암제 투여 후 1주까지도 나타날 수 있다. 생강을 조금씩 씹으면 효과가 있고 심한 경우는 치료를 받아야 한다.

- 탈모

항암화학요법 후 1~2주부터 머리카락이 빠지기 시작해 2개월에 가장 심하다. 항암화학요법이 끝난 지 6~12개월이 지나면 탈모가 사라진다.

- 피부, 손톱의 변색

피부색이 검어지고, 손톱, 발톱이 검어지고 갈라지기도 한다. 또 피부가 건조해져 가렵거나 여드름이 생기는 등 피부 변화가 있다.

여드름이 생겼다면 얼굴을 청결하게 하고, 피부용 연고나 치료용 비누를 사용해도 좋다. 피부가 건조해져 가려운 경우 샤워는 짧은 시간에 마치고 크림, 로션을 바르는 습관으로 수분 증발을 예방할 수 있다. 가려운 부위에는 옥수수 전분을 발라주면 도움이 된다.

항암제를 정맥주사하는 경우 항암제에 따라서는 혈관을 자극해 경미한 통증이 나타난다. 또한 혈관에 염증을 일으켜 혈관이 딱딱해지고, 혈관 위의 피부색이 혈관을 따라 검게 변하기도 한다.

- 점막염

항암제로 인해 구강점막 상피세포가 손상되면 입안이 헐고 통증을 느낄 수 있다. 음식물을 씹고 삼키지 못해 전혀 먹지 못하는 경우에는 정맥주사로 수액을 공급해 준다.

심한 경우 입안의 상처를 통해 세균이 침투, 염증이 생길 수 있다. 이때는 입안을 구강청정액으로 자주 헹구고 자극성 있는 음식을 삼가는 것이 점막염 예방에 도움이 된다.

구강뿐만 아니라 내장에 점막염이 생기면 설사를 한다. 설사가 심한 경우 탈수를 막기 위해 적당한 수분 공급이 중요하다.

- 신경계 부작용

가장 흔한 것은 말초신경병증으로 손끝, 발끝이 저리고 무감각해지고 약해지고 통증까지 찾아올 수 있다. 대부분 증상이 가벼워 치료가 끝난 후에는 완전히 회복되지만, 약에 따라 그리고 투여된 용량과 기간에 따라 치료가 끝난 후에도 증상이 지속되는 경우도 있다.

또한 내장을 지배하는 신경에 부작용이 생기는 경우에는 복통, 구토, 변비 등 증상을 보일 수 있다. 변비를 막는 데는 물을 많이 마시고 채소를 많이 섭취하며, 규칙적인 활동과 운동을 하는 것이 좋다.

- 감염

대부분의 항암제는 혈액세포를 활발히 만들어내는 골수의 기능을 저하시키고, 백혈구 수가 줄어들면 감염의 위험성이 높아진다. 백혈구 감소가 있는 경우 균이 몸에 들어오면 급속도로 감염이 진행, 패혈증으로 사망할 수도 있으므로 주의를 요한다. 이런 감염은 구강, 피부, 폐, 요로, 직장, 생식기 등 신체 어디에서도 발생할 수 있다.

이때는 면역기능을 높여주는 식품을 잘 섭취하는 게 좋다. 또한 가능하면 많은 사람이 모이는 공공장소에 가는 것을 피한다. 손은 자주 씻고, 대변을 보고 나서는 좌욕을 하고, 매일 샤워를 하는 것이 감염 예방에 도움이 된다.

- 빈혈

항암화학요법은 산소를 공급하는 적혈구 생성을 저하시켜 빈혈을 일으킨다. 빈혈로 인해 무기력과 피곤함을 느낄 수 있고 어지럼증,

숨이 차는 등 증상이 나타난다.

이 경우 충분한 휴식을 취하는 것이 좋고, 힘든 운동은 피한다.

• 출혈

항암제에 의한 골수억제 부작용 중 가장 드문 부작용이 혈소판 감소이다. 지혈작용을 하는 혈소판이 심하게 줄어드는 경우 자발성 출혈이 생길 수 있다. 특히 출혈이 뇌, 내장에서 발생하면 자칫 생명을 위협한다. 붉은색 소변, 검거나 붉은색 대변을 보일 때는 치료를 받아야 한다.

• 생식기 부작용

항암화학요법은 생식기관에도 영향을 줄 수 있다. 발생 여부와 정도는 항암제의 종류, 환자의 나이 등에 따라 다르다. 남성의 경우 정자의 수와 운동성이 감소해 불임이 생길 수 있는데, 일시적인 경우도 있고 영구히 지속되는 경우도 있다. 여성은 월경주기가 불규칙해지거나 아예 없어지는 경우가 있고, 일시적 혹은 영구적 불임이 올 수 있다.

최근에는 이런 부작용을 줄이고 효과를 높이기 위한 연구가 진행되고 있다. 특히 천연물을 이용해 항암효과는 높이고 부작용을 줄일 수 있는 연구들이 진행, 임상에도 적용하고 있다.

• 피로

건강한 혈액의 재생이 불가능해지고, 혈액을 통한 산소와 영양의 공급에 심한 제한을 받는다. 오히려 활성산소가 급속도로 증가돼 혈액을 타고 활성산소가 전신의 세포와 기관들을 공격, 전신피로감이 찾아온다.

예방과 치료를 위해서는 충분한 음이온 산소를 공급받을 수 있는 주거공간과 함께 강력한 항산화제의 대량공급, 신선한 채소와 과일, 조혈작용이 있는 물질의 꾸준한 공급이 필요하다.

표적치료제

최근 들어 암의 분자생물학적 특성이 속속 규명되면서 특정 암세포만 공격하는 표적치료제가 개발돼 많은 주목을 받고 있다. 암세포가 증식하는 과정을 연구한 결과, 증식경로를 차단하는 신약을 개발한 것이다.

표적 암치료는 표적치료제로 암의 성장과 발암에 관여하는 특별한 분자 활동을 방해함으로써 암이 성장하고 퍼지는 것을 막는 것을 말한다. 즉 특정 유전자 변이에 맞는 치료이다.

표적치료제의 등장으로 기존의 부작용을 줄이고 효과는 높일 수 있게 됐다. 하지만 특정 경로에만 작용하다 보니 암세포가 새로운 경로를 이용하는 경우에는 막지 못한다. 약에 내성이 생기는 것이다. 즉 암세포가 성장하는 일부 경로만을 차단하므로, 변이가 되는 암세포에는 효과를 보지 못하는 것이다.

허대석 서울대학교병원 종양내과 교수는 "기존 항암제는 부작용과 내성 등 점이 있고, 특히 적용하는 데도 제한이 많다."고 말하고 있다.

방사선 치료

방사선을 세포에 조사하면 방사선이 세포의 생존에 필수적인 기관인 DNA와 세포막에 작용해 세포를 죽인다.

방사선 조사 후에는 세포가 손상돼 대부분 세포분열을 할 때 죽고, 일부는 세포는 노화가 촉진되어 세포사멸과정을 통해 죽는다. 문제는 방사선 조사로 인해 정상조직과 암조직 모두 방사선으로 인한 장애를 일으킨다는 점으로, 정상조직보다 암조직의 타격이 훨씬 심하다. 방사선 치료의 부작용은 항암제 부작용과 비슷하게 나타난다.

때문에 정상조직의 방사선 장애를 최소화하면서 암조직에 대한 파괴효과를 높일 때 효율적인 치료가 가능하다. 최근 방사선 치료와 천연물을 같이 사용하는 비교동물 실험에서 대조군 동물은 모두 죽었지만, 천연물을 투여한 쥐에서는 10마리 중 9마리가 생존하는 결과가 나왔다.

방사선 치료 시기에는 활성산소가 증가해 주변 세포가 파괴되고 면역기능이 약해지므로, 충분한 채소와 과일 섭취, 영양 공급이 중요하다.

항암치료

항암치료 후 항호르몬제 복용기간의 식물성 에스트로겐 등 복용 여부는 아직 논란이 계속되는 부분이다. 하지만 콩류처럼 식물성에스트로겐이 있는 식물 섭취와 항호르몬제 사용은 정제된 식물성 호르몬이 아닌 콩류 등 전체적인 식품 섭취는 유방암 등의 암환자들에게 도움을 주는 것으로 본다. 콩에 있는 식물성 에스트로겐은 항호르몬 치료 기간에 나타나는 부작용을 줄일 수 있고, 그 외의 플라보노이드는 항암 효과를 나타낸다.

02. 암환자가 고기를 먹어도 될까?

붉은색 고기에는 빈혈을 예방하는 중요한 역할과 함께 암 발생을 촉진시키는 것으로 알려져 있는 철분이 풍부하게 들어 있다. 이 철분은 체내에서 발암물질인 엔니트로소 화합물(N-nitroso compounds)와 세포독성과 유전자독성을 가진 알데하이드의 생성에 관여한다.

하루 100g 이상의 붉은색 고기를 섭취하는 경우 대장암 발생 위험이 높아진다는 연구, 육류 섭취가 담낭암과 전립선암의 발생을 높인다는 보고도 나와 있다.

붉은색 고기 섭취에 의한 식도, 폐, 췌장, 자궁내막 부위의 암발생 위험도는 3등급(limited evidence, 근거 부족한 위험요인)으로 판정하였다.

육류 섭취가 유방암, 신장암, 방광암의 위험을 증가시키는지에 대해서도 연구 결과들이 나오고 있다.

세계 암연구재단·미국 암연구소(WCRF·AICR)에 따르면 매주 500g 이상 또는 매일 70g 이상 요리된 붉은색 고기를 섭취하면 결장암 위험이 높아진다고 보고하였다. 이를 뒷받침하는 연구로 영국 임페리얼 칼리지(Imperial College London)의 노라트(Norat T)는 가공된 붉은색 고기를 매일 100g 이상 먹으면 직장암이 위험률이 29% 늘어난다고 발표했다. 암 외에 심장질환 위험률도 증가된다.

단백질 섭취가 부족하면 적절한 면역작용을 할 수 없게 되지만, 그렇다고 과량의 단백질 섭취는 IGF 같은 성장인자를 증가시켜 암세포 증식에 도움을 준다.

일반적으로 붉은색 고기(Red Meat)는 요리할 때 짙은 색을 띤다. 이와 달리 흰색 고기(White Meat)는 요리할 때 옅은 색을 띤다.

영양학적으로 쇠고기나 돼지고기 등 붉은색 고기는 철을 포함하고 있는 미오글로빈(Myoglobin)이 닭고기나 일부 생선 등의 흰색 고기보다 더 많이 들어 있다.

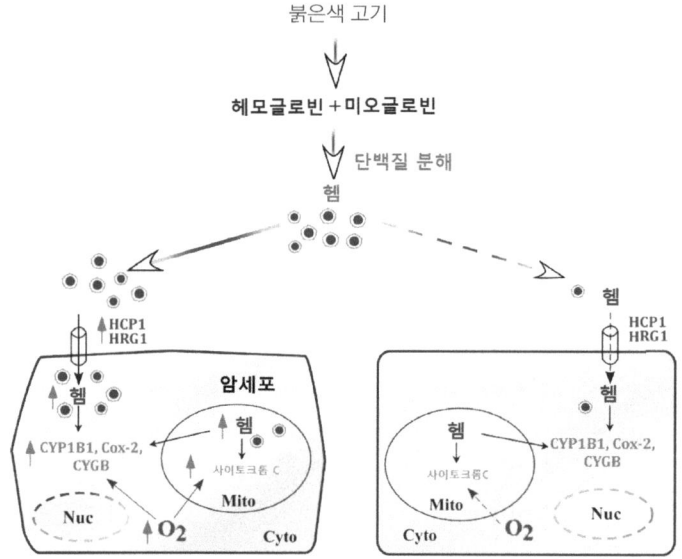

〈그림 50〉 암세포 증식을 돕는 붉은색 고기
HCP1(heme carrier protein 1) : 헴 운반 단백질 1,
HRG-1(heme responsive gene-1) : 헴 반응 유전자-1,
CYP1B1(Cytochrome P450, Family 1, Subfamily B, Polypeptide 1) :
사이토크롬 P450 중 1과 B종의 폴리펩타이드 1,
Cox-2(cyclooxygenase-2) : 고리형 산소화효소-2,
CYGB(cytoglobin):사이토글로빈, Nuc(nucleus):핵,
Mito(mitochondria):미토콘드리아, Cyto(cytoplasm):세포질
Cancer Prev Res(Phila). 2014 Aug; 7(8):777-80

단백질은 인체의 구성을 이루고 에너지를 생산하는 영양소이다. 대부분의 동물성 단백질에는 철이 들어 있는데, 성인은 하루에 3~4g의 철이 필요하다. 동물성 단백질에 있는 철분은 헴(Heme) 형태로 이루어져 쉽게 흡수된다. 인체에 존재하는 기능성 철분의 95% 이상이 헴 형태로 존재한다. 반면 식물에 존재하는 철분은 헴 형태로 아니므로 흡수가 잘 되지 않는다.

단백질의 중요한 공급원인 고기는 우리 몸에 필요한 필수아미노산을 제공하고, 헴도 풍부하게 들어 있다. 붉은색 고기에는 흰색 고기에 비하여 10배 이상의 헴이 들어 있다.

역학적 조사에 의하면 고기에 있는 높은 농도의 헴은 심장질환, 당뇨병을 비롯해 여러 가지 종류의 암 발생률을 높인다. 식습관의 차이가 다양한 암 발생과 관련되는 한 예이다.

세포들은 혈액에서 헴운반단백질(HCP1)을 이용해 헴을 흡수한다. 암세포들은 헴운반체를 통해 헴의 흡수를 늘리고, 내부에서 헴을 더 많이 합성할 수 있다. 헴운반체들도 정상세포보다 암세포에서 훨씬 증가된다. 이렇게 증가된 헴단백질들(Hemo Proteins)은 산소 소비와 세포성 에너지 생산을 늘려 암세포의 증식과 이동을 촉진시킨다.

03. 암치료 중 체력을 보충하는 방법이 있다면

암환자들은 삶의 질과 생명을 연장시킬 수 있는 식생활, 운동에 관한 정보에 관심이 많다.

미국암학회(ACS)에서 영양학자와 운동 전문가들로부터 암 진단 후 최적의 영양상태와 운동에 관한 과학적 의견을 들었다. 이것으로 암환자들에게 최적의 정보를 제공하고, 가족에게도는 영양과 운동에 관한 정보를 제공했다. 2012년에 나온 이 보고서에는 계속 치료 중인 환자를 포함해 회복기에 있는 환자들을 위한 식생활과 운동요령에 대하여 자세히 알려주고 있어 여기에 소개한다.

암환자들은 일반적으로 세 그룹으로 분류된다. ① 치료단계를 거쳐 회복단계 ② 암이 완전히 치료되거나 혹은 자라지 않고 안정된 상태로 회복 중인 상태 ③ 암이 진행돼 삶의 끝자락에 있는 사람이다. 미국에서는 암으로 진단받은 사람의 약 68%가 5년 이상 생존하며, 잔존하는 암에 따라 필요한 영양학적 상태가 다르다. 음식과 운동을 포함하는 암환자들의 습관은 완전한 치료와 생존을 연장시키는 데 매우 중요하다.

오래 생존하고 있는 암환자들은 재발과 2차적인 암 발생 그리고 다른 만성질환을 막는 건강한 체중 유지와 건강한 식생활 그리고 건강한 운동이 최우선이다.

진단을 받은 대부분의 암환자들은 흔히 먹을거리를 어떻게 바꿔야 할까? 운동을 더 해야 하나? 체중은 늘려야 되나, 줄여야 되나? 어떤 보조식품을 먹어야 될까? 등에 대해 매우 궁금해 한다. 그리고 주변으로부터 이런 질문에 대한 많은 정보를 얻는다. 문제는 이런 정보들은 일관성이 없고 과학적이지 못한 경우가 많아 신중해야 한다.

완전히 암을 극복하였거나 혹은 아직 투병 중인 환자 모두 자신에게 맞는 먹을거리와 운동방법을 찾아야 한다.

암치료와 회복기에 있는 사람들의 영양과 운동

영양 암의 종류에 관계없이, 늦게 암을 발견한 대부분의 사람들은 이미 체중 감소와 피로, 입맛 감소 등을 특징으로 하는 악액질(Cachexia)에 시달릴 수 있다. 암치료 중인 환자라면 치료하기 힘든 구토를 겪게 된다.

의학의 발달로 초기에 암 진단을 받는 사람들이 늘어나는 요즘, 암치료를 받는 사람 중에는 과체중이거나 비만인 사람들도 있다. 물론 암의 종류에 따라 차이가 있으나, 암은 영양학적인 영향을 받은 대사적 질환이다. 식욕부진이나 포만감, 입맛과 후각 변화, 위장 저해 같은 일반적인 암의 증상과 치료 중에도 부적절한 영양 흡수로 영양실조에 걸릴 수 있다. 진단 받은 암의 형태에 따라 체중 감소, 영양 불균형이 다르게 나타날 수는 있으나, 진행된 대부분의 암에서 나타날 수 있다.

이미 영양부족이나 항암치료 중 위장관 장애가 있는 환자라면 충분한 칼로리 섭취가 과소체중을 막는 데 중요한 것은 틀림이 없다. 항암치료나 방사선 치료, 그리고 수술을 받은 환자들은 먹는 습관이 달라지고 흡수력도 변한다. 때문에 암을 진단받은 후에는 바로 영양학적인 검사를 해서 치료 목적을 고려하는 것이 좋다.

암을 치료하는 동안 영양상태를 고려하는 식사를 해서 영양부족을 막고, 건강한 체중을 유지하는 것이 바람직하다. 영양과 관련된 부작용을 최소화하고, 삶의 질을 높일 수 있다.

암영양학자들이 제시하는 개별 영양 섭취로 식욕을 돋구고, 암치료와 관련된 독성을 낮출 수 있다.

• 식욕부진과 초기 포만감으로 소량을 섭취하는 환자들은 저체중 위험이 있으므로 음식 섭취량을 늘리는 데 신경 쓴다. 탈수를 피하기 위해 식사 사이에 수분을 섭취하는 게 좋다.

• 급격한 식욕부진으로 인해 음식만으로는 영양 상태를 해결하지 못하는 환자들은 영양이 농축돼 있는 식품으로 에너지와 영양 흡수를 개선한다.

• 이런 방법으로도 영양섭취가 어려운 환자들은 식욕촉진제나 비경구적인 방법을 사용한다.

사실 암치료 기간의 비타민과 미네랄, 다른 식이보조제에 대해서는 아직 논란이 많다. 한 예로 메토트렉세이트(Methotrexate) 같은 항엽산 치료를 받고 있는 환자들이 엽산이 농축된 보조제를 먹는 것이 나쁜 것인지, 좋은 것인지는 논란거리이다.

대부분의 건강식품은 일반 식품에서 발견되는 농도보다 훨씬 더 농도가 높다. 일부 암에서 식이보조제가 해로운 영향을 미친다는 증거들이 있으므로, 대부분의 암전문의들은 암치료 전후의 건강식품 섭취에 대해 반대하거나 제한을 두고 있다. 건강식품 중 하나인 항산화제는 항암제와 방사선 치료를 할 때 암세포에 효과적인 세포성 산화 충격(Cellular Oxidative Damage)을 막을 수 있다는 보고가 있다. 이러한 치료를 할 때 항산화제가 이차적인 충격에서 정상세포를 보호한다는 주장도 있다.

때문에 상반된 주장이 있는 비타민이나 미네랄, 보조제를 선택할 때는 주의가 필요하다. 건강식품에 관심이 있다면, 환자들은 우선 자신이 영양 결핍인지 확인한다. 자신의 상태를 잘 파악하는 것이 필요 이상의 공급은 피하고 부작용을 줄이는 길이다.

운동 원발성 암을 치료하는 기간의 운동효과에 관해서는 많은 연구들이 있다. 암치료 기간의 운동이 안전하고 생리적 기능을 향상시키고, 뼈 건강과 근육 강도는 물론 피로를 개선하며, 여러 면에서 삶의 질을 향상시킨다는 증거이다. 일부 연구에서는 생리적 활동이 암 치료율을 높인다는 결과도 있다.

운동과 항암제 치료효과의 관련성은 명확하지 않지만, 최소한 임파종 환자들의 연구 결과 운동이 항암에 나쁘다는 결과는 없다. 그런가 하면 동물 연구에서 운동이 항암과는 관련이 없다는 보고도 있다.

운동을 시작할 때 어떻게 해야 하는지에 대해서는 개인차가 있다. 이미 운동 프로그램을 진행 중인 항암제, 방사선 치료 환자들은 치료 중에는 강도를 낮추고 시간을 줄일 필요가 있다. 그러나 근본적인 목표는 가능하면 운동을 유지하는 것이다.

수술이나 항암치료 후에 운동이 힘든 경우에는 스트레칭, 가벼운 걷기 정도라도 해주는 것이 좋다. 나이가 든 환자나 암이 뼈로 전이된 환자, 골다공증·관절염·말초신경염 환자들은 운동을 할 때 더 세심하게 주의해 위험을 줄인다. 운동을 할 때 운동 전문가나 도우미가 있으면 많은 도움이 된다.

침상 안정기간이 절대적으로 필요한 치료를 하거나 질환일 때는 실체중(지방을 제외한 체중) 손실, 근력 감소가 올 수 있다. 침상 안정시에는 근력과 관절가동력(Range of Motion)를 유지하는 데 도움이 되는 운동으로 피로, 우울증을 줄일 수 있다.

치료 후 즉각적인 회복

암치료가 완료된 후에는 암 회복과정에 들어선다. 이때는 치료과정에서 영양학적인 것과 생리적인 영향을 미친 많은 증상과 부작용이 회복되는 과정이다. 치료의 부작용은 치료가 끝난 후 몇 주 또는 몇 달 안에 없어지는데, 일부는 지속되는 경우도 있다. 길게는 몇 년 동안 지속되는 경우도 있다.

영양상태와 관련된 암치료의 부작용은 지속적인 피로, 말초신경염, 후각의 변화, 삼키는 것의 어려움, 변비와 설사 같은 장내 변화가 있다. 회복된 환자들이라도 영양상태를 확인해 관리해야 할 경우도 생긴다. 이와 함께 적절한 운동프로그램도 회복, 체력을 개선시키는 데 도움이 된다.

완쾌되었거나 안정된 상태의 암환자

이 과정에서는 적절한 체중관리와 신체적 활동방식, 그리고 건강식이 전체적인 건강과 삶의 질과 수명을 향상시키는 데 중요하다. 암을 극복한 사람들에 대한 연구는 새로운 분야로, 기본적으로 체중관리, 신체적 활동력 그리고 건강한 식습관 3가지 요소가 중요하다.

- 체중관리를 하라

과체중이나 비만일 때는 고열량 식품, 음료를 줄이고 체중을 줄일 수 있는 활동량으로 늘린다.

- 규칙적인 운동을 하라

가능하면 매일 일정한 활동을 해서 무기력한 생활을 피한다.

-일주일에 최소 150분은 운동하는 것을 목표로 한다.

-일주일에 최소 2번은 근력운동을 한다.

- 과일과 채소, 통곡물을 많이 섭취하라

한 번 암을 진단받은 경우 2차암 발병률이 높고 심장질환, 당뇨병, 골다공증 같은 만성질환의 위험이 높다. 때문에 이런 관리는 암환자는 물론 완쾌 또는 안정된 암환자들이 이런 질환을 막는 데 중요하다. 다시 말해 암환자들과 생존자들은 암 발병률이 더 높으므로, 영양과 운동요법이 필요하다.

비만과 유방암 재발률, 비만과 다른 암과의 연관성에 대한 증거들이 나타나고 있다. 이와 다른 관점이지만, 두부 경구암·식도암·폐암 같은 암을 가진 환자들은 영양이 결핍될 수 있고, 체중을 증가시켜야 한다. 일반인과 같이 암환자들도 영양이 풍부한 음식을 섭취하면서 건강한 체중을 유지하는 것이 장수와 웰빙의 비결이다.

회복기 암환자들에 대한 운동의 중요성에 관한 연구가 광범위하게 이루어졌고, 재발과 생존기간에 대한 연구도 늘어나고 있다.

암환자들은 운동을 통해 건강한 심장과 근육강도, 신체 구성성분, 피로·걱정·우울증 해소, 자존감, 행복, 그리고 여러 삶의 질을 건강하게 유지할 수 있다. 이뿐 아니라 특정 암과 특정 치료(유방암 생존자들에서의 림프부종)의 증상 개선을 위한 운동도 연구되고 있어 운동은 암과 관련해 유익한 영향을 미친다. 최소한 20여 개 이상의 연구에서 운동으로 암의 재발률을 낮추고 생존기간을 연장한다는 것을 보여주고 있다.

진행성 암을 가진 환자

암이 진행 중인 환자들도 식이와 운동요법이 생존기간과 삶의 질을 향상시키는 데 중요하다. 암이 진행되면 체중이 감소하므로 영양실조와 함께 체중 감소도 막아야 한다.

진행성 암인 환자들은 필요한 영양이나 피로, 장 이상(bowel changes), 그리고 입맛의 변화에 따라 식이요법을 해야 한다. 식욕부진과 체중감소를 겪고 있는 암환자들은 오렌지주스처럼 신맛 나는 음료가 식욕을 촉진시킨다. 메게스테롤 아세테이트(Megestrol Acetate)와 같은 약물도 식욕 촉진에 도움을 준다.

충분한 영양을 섭취하지 못하는 경우에는 영양이 농축된 음료와 식품보조제를 사용하는 것이 도움이 된다.

04. 암치료 중 체중관리 방법은?

과체중은 유방암과 직·결장암, 식도암, 신장암, 췌장암을 포함하는 대부분의 암 발생과 관련이 있다. 비만은 담도암을 비롯해 간암, 자궁경부암, 난소암, 비호지킨 림프종, 다발성 골수종, 전립선암과 관련이 있다.

대부분의 암환자들은 진단 당시 과체중이거나 혹은 비만이었다. 과체중은 암의 재발률을 높이고 생존률은 낮춘다. 이러한 사실은 치료기간 동안 체중 유지가 매우 중요하다는 것을 말해준다. 반대로 동물 연구에서 운동이 항암과는 관련이 없다는 보고가 있다. 이처럼 식욕부진으로 인한 저체중, 영양실조도 문제지만 과체중 또한 마찬가지이다.

여성에 대한 영양연구(Women's Intervention Nutrition Study; WINS)에 의하면 저지방 식단으로 초기 체중의 약 4%를 감소시킨 경우 폐경기 후의 유방암(특히 estrogen receptor; ER-negative tumors)의 재발률을 낮출 수 있다.

계획적인 운동과 칼로리 제한으로 비만, 과체중인 암환자들의 호르몬성 환경과 삶의 질 그리고 생리적 작용을 개선할 수 있다. 수술이나 항암치료 후에 체중을 감소하려고 계획하는 것은 좋지 않다. 현재 비만, 과체중이라면 당장 체중을 줄여야 한다. 안전한 체중 감소를 위해 환자의 상태에 맞는 적절한 영양 공급과 운동을 병행한다. 암치료 후에도 식이와 운동을 병행해 체중을 조절하도록 한다.

체중을 늘려야 하는 암환자는 소비되는 양보다는 많은 에너지를 섭취하고, 체중을 줄여야 하는 암환자는 소비되는 양보다 더 많은 양의 에너지를 섭취해야 한다. 다시 말해 비만인 환자들은 적은 양의 에너지를, 체중이 부족한 환자들은 영양이 풍부한 음식을 섭취하는 것이 암과 싸우는 중요한 전략이다.

칼로리 섭취를 줄이려면 수분과 식이섬유가 풍부한 채소, 과일을 많이 섭취하고, 지방과 당이 많은 음료와 음식은 제한한다.

신체적 운동 또한 체중 조절, 근육량 유지를 위해 암환자들에게는 중요한 요소이다. 심각한 과체중 환자일수록 더 엄격한 체중조절이 필요하다.

반면 암치료로 인한 저체중 환자들의 체중 감량은 삶의 질과 치료 효과를 떨어뜨리고 부작용을 증가시킨다. 이러한 환자들은 필요한 영양 섭취를 위해 여러 가지 노력을 해야 한다. 운동 또한 중요하다. 적절한 운동은 저체중 환자들의 체중을 늘릴 수 있다. 하지만 과도한 운동은 해롭다.

05. 암환자들과 운동의 관계는?

　운동이 여러 종류의 암에서 최적의 건강상태를 유지하는 데 도움을 준다는 것이 여러 연구에서 밝혀져 있다. 2006년 이후부터 초기 암환자 치료와 운동에 관한 많은 연구들이 이루어졌다. 암 재발, 암으로 인한 사망률과 전체적인 사망률 등 많은 결과들이 나오고 있다.
　이 중에는 운동이 유방암, 전립선암, 그리고 난소암을 포함한 다양한 암 생존자들의 전체적인 사망률을 감소시키고 재발률도 낮춘다는 연구들이 있다.
　유방암의 경우 암진단 후의 적절한 운동이 재발률과 사망률을 낮춘다. 유방암 사망률은 34% 낮추며 모든 암 사망률의 위험은 41%, 그리고 유방암 재발률은 24% 낮춘다는 보고가 있다.
　직장암의 경우 최소한 4개의 큰 코호트 그룹에서 운동과 재발의 역관계가 있다. 직장암과 대장암의 경우 사망률이 각기 50%가 감소되었다.

06. 활성산소를 없애주는 천연물은?

최근 식물에 존재하는 파이토케미칼(Phytochemicals)과 건강식품을 통한 최적화된 영양공급이 심혈관질환, 암 그리고 대사질환을 포함한 다양한 질환의 발생을 예방하고 치료에 도움을 주는 데 많은 관심을 가지고 있다. 식물성 물질 단독으로 또는 다른 영양물질과 함께 건강에 도움을 주고 이상 지질현상, 인슐린저항성, 고혈압, 염증성 질환, 산화적 스트레스 같은 대사질환에 많은 도움을 준다는 연구결과도 많이 나와 있다.

역학적 그리고 전임상적 연구로 카로티노이드(Carotenoids), 아이소플라본(Isoflavones), 파이토에스트로겐(Phytoestrogens), 그리고 파이토에스트롤(Phytosterols)이 풍부한 채소와 과일은 병리적 메커니즘과 상호작용해 여러 질환들의 작용을 지연시킨다. 파이토케미칼들은 콜레스테롤과 여러 가지 활성산소를 억제하고 항염증, 항증식 작용을 나타낸다.

풍부한 채소와 과일, 적당량의 통곡물, 약초(Herbs), 견과류와 여러 씨앗들이 건강에 많은 도움을 준다. 이들 식품은 염증과 대사를 조절하고, 세포자살(Apoptosis) 같은 여러 가지 세포성 신호경로들을 조절해 질병의 진행을 차단하는 데 도움을 준다.

폴리페놀(플라보노이드, 리그난, 스틸빈 등)들은 채소와 과일, 올리브오일, 포도주 등 다양한 곳에 분포한 식물성 화합물(Phytochemicals)로 여러 가지 질병의 진행을 차단한다.

유기유황(Organosulfur), 파이토스테롤(Organosulfur)은 NF-κB 경로를 막아 염증성 분자 생산을 억제하고 항산화 효과를 조절한다.

레스베라트롤, 에피갈로카테킨 갈레이트(Epigallocatechin Gallate), 진저롤(Gingerol), 피토스테롤(Phytosterol), 그리고 미리세틴(Myricetin) 같은 파이토케미컬은 연속적인 염증(Inflammation Cascade), 세포 증식·이동(Migration), 산화적 스트레스 그리고 대사장애 같은 비전염성 질환을 일으키는분자 신호전달 경로에 직접적으로 영향을 준다.

이처럼 식물에 있는 다양한 파이토케미칼들이 만성질환 개선에 좋은 영향을 주는 것으로 밝혀져, 구체적인 예방과 치료 경로를 밝히는 연구들이 꾸준히 진행되고 있다.

정상적인 생리적 작용을 위해 세포들은 효소와 산소를 사용한다. 활성산소(free radicals)는 하나 이상 쌍을 이루지 못한 전자를 가진, 매우 활발한 반응성을 가진 산소를 포함하고 있다. 이러한 매우 반응성 있는 산소들(Reactive Oxygen Species; ROS)은 과산화수소(H_2O_2), 수산기(OH), 그리고 초과산화된 음이온(O^{-2})처럼 환원된 산소 대사물들을 포함하고 있다.

ROS는 세포 내에서 정상적인 대사물의 부산물로 만들어지고, 다양한 신호경로에서 2차 전령물질로 작용한다. ROS는 세포 외부에 있는 물질을 세포가 흡입해 생성되거나 환경물질에 세포가 노출될 때 만들어진다. 이 ROS에는 여러 종류가 있고, 세포 내의 농도에 따라 몸에 유리하게도 또는 해롭게 작용한다. 저농도에서 ROS는 세포 증식과 생존은 물론 세포 항상성을 유지하는 데 관여한다. 그러나 과잉 생산된 ROS나 혹은 장기간 ROS에 노출된 세포들은 DNA, 단백질, 지질 등이 돌이킬 수 없을 정도로 손상될 수 있다.

그러므로 우리 몸의 초기 방어시스템은 ROS 해독을 막기 위해 존재해 왔다. 이런 비효소 분자로는 글루타치온, 비타민 A와 C, 플라보노이드들이 있다. 효소로는 과산화물제거 효소(Superoxide Dismutase; Sod), 카탈라아제(Catalase), 글루타치온 과산화효소(Glutathione peroxidase; GSH-Px), 힘옥시게나아제(Hemeoxygenase-1, HO-1)가 있다. 이들은 ROS를 제거하거나 혹은 세포 내에서 비활성화시킨다. ROS 생산과 방어기전이 불균형을 이루거나 혹은 부적절한 항산화 분자들의 존재는 산화적 스트레스(Oxidative Stress)로 알려진 상태를 유지하도록 한다. 병리학적인 조건에서 만성적, 과량의 ROS가 생산되면 암과 신경퇴화, 경화증이 유발되기 쉽다.

ROS 중 특히 H_2O_2는 암세포에서 발견된다. 암세포에서 정확한 H_2O_2의 생산 이유는 알려지지 않았지만, H_2O_2의 양이 많을수록 수산기(OH) 양이 증가된다. 이것은 다시 DNA 손상을 가져와 유전적으로 불안정해진다. 암세포의 증식과 관계가 많은 고리형산화효소(cyclo-oxygenase-2; COX-2), Matrix Metalloproteinases(MMPs), 그리고 cyclin B1와 같은 일부 유전자들의 전사 활성은 산화적 스트레스 또는 H_2O_2 생산 때문이다. 이러한 유전자들의 과잉발현은 유방암, 직장암, 자궁경부암 등 여러 종류의 암세포에서 발견된다.

일부 약초와 과일, 채소, 콩 그리고 견과류, 차에서 발견되는 페놀산과 여러 가지 물질들이 항산화 효소를 증가시키고, 직접적으로 항산화 작용을 하거나 항염증 효과를 보인다는 실험 결과와 임상적 연구들이 발표되고 있다.

쿠르쿠민(Curcumin), 레스베라트롤(Resveratrol), 털페노이드(Terpenoids), 에피갈로카테킨갈레트(Epigallocatechin-3-gallate; EGCG) 그리고 이소티오시아네이트류(Isothiocyanates)와 같은 파이토케미컬들은 공통적인 전사요소인 Nrf2(Nuclear factor(erythroid derived 2) related factor)를 타겟으로 하여 HO-1, GSH-Px, GST(Glutathione-S-transferase)와 같은 항산화효소 그리고 phase II 해독계를 활성화시키는 데 중요한 역할을 한다.

역학적인 연구에 의하면 토마토와 시금치를 규칙적으로 섭취하면 풍부한 라이코펜(Lycopene)으로 인해 SOD, GSH-Px, 그리고 글루타티온환원효소(glutathione reductase; GR)가 많이 유도된다. 라이코펜은 말론디알데하이드(Malondialdehyde) 수치를 낮추고 ROS로 유발되는 DNA 손상도 예방한다. 말론디알데하이드는 신체 세포의 쇠약, 산화스트레스 정도를 보여주는 생체지표이다.

산화 환원의 민감한 전사인자(Redox-Sensitive Transcription Factor) Nrf2는 산화적 스트레스를 방어하거나 세포 방어기전에 중요한 역할을 하는 phase II 해독이나 항산화효소(HO-1, SOD 등) 유도에 중요한 역할을 한다. Nrf2를 활성화시키는 분자 메커니즘을 연구한 결과 밝혀진 사실이다.

차 추출물에는 테아플라빈(theaflavins), 카테킨(Catechins), 에

피카테킨(Epicatechins), 에피카테킨-3-갈레이트(Epicatechins-3-gallate; EGCG) 등 많은 폴리페놀들이 들어 있다. 이 폴리페놀은 하나 이상의 수산기를 가지고 있는데, 수산기들은 효과적으로 단원자 활성산소(예로 일산화질소(NO)를 제거한다.

많은 연구에서 차에 들어 있는 폴리페놀, 특히 테아플라빈과 카테킨이 ROS를 생산하는 효소들(iNOS 등)을 억제해 NO가 만드는 활성산소들을 억제한다고 본다. NO는 암세포들이 신생혈관을 만들 때 사용된다. 급격하게 증가되는 암세포들은 새로운 혈관 없이는 영양과 산소를 공급받지 못해 더 이상 성장하지 못한다. 그러므로 암세포들은 혈관내피세포에 NO 자극을 해서 필사적으로 신생혈관을 만든다.

또한 차에 있는 EGCG는 신호경로 중 하나인 Akt와 Nrf2를 활성화시켜 내피세포에 있는 HO-1를 유도한다. 이렇게 되면 과산화수소(H_2O_2)에 의한 산화적 스트레스로부터 내피세포가 보호된다.

강황 등에 많은 쿠르쿠민도 EGCG와 마찬가지로 핵 안으로 Nrf2가 쉽게 접근하도록 하고, 유방 내피세포와 어린 B임파구 세포에서 HO-1을 활성화시켜 활성산소에서 세포를 보호한다.

계피 등에 있는 프로시아니딘(Procyanidin)은 Nrf2가 핵 안으로 진입하도록 도와 항산화 작용에 기여하는 것으로 알려져 있다.

07. 천연물로 염증을 막을 수 있나?

　면역반응은 세포 외부 또는 내부적 자극으로 인해 면역학적으로 발생되는 세포성 변화이다. 급성과 만성의 모든 염증은 염증과 관련된 과정과 관련된 세포들이(대식세포, 내피세포, 그리고 섬유아세포(Fibroblast) 국부적, 조직적으로 작용해 ROS, NO, 프로스타글란딘 E2(prostaglandin E2)와 같은 염증성 매개자와 사이토카인, TNF-α, 그리고 COX-2와 같은 전염증성 매개자(Proinflammatory mediators)를 유도한다.

　TNF-α와 인터루킨을 포함하는 전염증성 유전자들이 과잉발현되면 전사인자인 NF-κB가 활성화된다. 활성화된 전사인자는 핵으로 진입해 염증성 매개자들의 방출을 조절하거나 DNA에 결합, 염증성 유전자들의 발현을 향상시킨다.

　MAPK 경로는 NF-κB뿐 아니라 대식세포에서 일산화질소(NO) 생산을 조절해 만성염증에서 중요한 역할을 한다.

　때문에 염증성 분자를 조절하는 것은 암을 비롯한 많은 질병 치료에 매우 중요하다. 여러 가지 식물성 천연물질에는 염증성 분자를 조절하는 효과가 있으므로, 암 진행을 억제하는 데 중요한 역할을 한다.

08. 천연물을 이용한 암치료는 어떻게 이루어지나?

암세포의 성장은 후성적(Epigenetic) 요인과 유전적 이상(Genetic Aberrations)으로 인하여 유전적 발현(Gene Expression)이 변형돼 나타난다. 암이 되기 전의 새로운 단계인 신생물(Neoplastic) 발생 초기 단계에 이미 후성적 변이가 발생, 악성으로의 변환을 촉진시키는 데 영향을 미친다.

이때 여러 가지 식물성 천연물들이 보호작용을 한다. 항염증작용을 비롯해 신생혈관 억제, 항산화작용 등으로 우리 몸의 면역기능을 높여 건강을 유지할 수 있도록 돕는다.

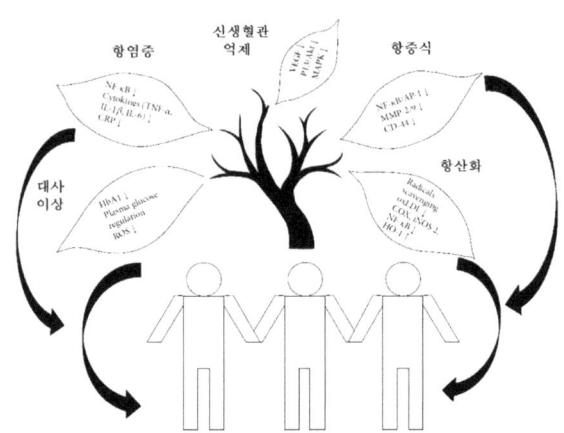

〈그림 51〉 천연물이 보호작용을 하는 기전과 신호전달 경로
Oxid Med Cell Longev. 2015

암은 각 민족의 특이적 유전자, 환경, 나이 등 여러 가지 요인의 영향을 받아 만들어진다. 예를 들어 나이가 많아질수록 유전적 충격을 받을 기회도 축적되므로, 그에 비례해 암의 발생 빈도가 증가한다.

이외에도 암 발생 요인은 약물, 스트레스 등으로 다양하다.

다행히 암 발생에 민감한 유전자를 가지고 있더라도 이를 막는 데 효과적인 천연물을 이용하면 어느 정도 그 영향을 벗어날 수 있다는 것은 많은 연구결과들이 증명해 주고 있다.

암이 발생된 후에도 천연물을 이용해 후성학적으로 조절하는 통합치료를 한다면 암을 극복할 수 있는 가능성을 높일 수 있을 것으로 기대된다. 물론 암세포를 만든 식습관이나 환경, 스트레스 등 위험요인을 자신의 생활 속에서 줄이는 노력을 병행해야 한다.

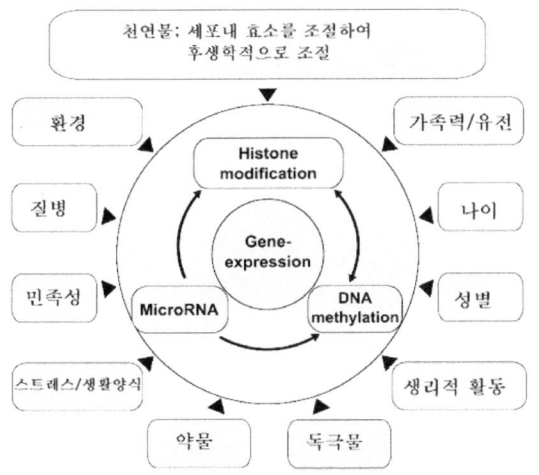

〈그림 52〉 후성적인 유전적 발현을 조절하는 여러 가지 요인

2017년 2월 15일 초판 1쇄 발행
지은이 BRM연구소
펴낸 곳 겨리 | 출판 등록 등록번호 제2013-000009호
주소 21347 인천광역시 부평구 부개로 58 110-803
전화 070.8627.0672 | 팩스 0505.273.0672
독자투고 이메일 gyeori_books@naver.com
홈페이지 www.gyeori.com   COVER_Designed by Freepik
ⓒ 박양호, 2017

ISBN 979-11-955334-7-3   13510

》이 책은 저작권법에 의해 보호받는 저작물이므로 무단 전재와 무단 복제를 금합니다.
》이 책 내용의 전부 또는 일부를 이용하려면 반드시 저작권자와 겨리의 서면동의를 받아야 합니다.
》책값은 뒤표지에 있습니다. 잘못 만들어진 책은 구입한 곳에서 바꾸어 드립니다.